Ch. Kopkow, B. Elsner

Physiotherapie evidenzbasiert

Christian Kopkow, Bernhard Elsner (Hrsg.)

Physiotherapie evidenzbasiert

Aktuelle Studien für Lehre, Forschung und Praxis

Mit Beiträgen von: Wencke Ackermann, Neustadt in Holstein; Dmitry Ayzikov, Köln; Carolin Bahns, Senftenberg; Linda Baumbach, Hamburg; Melissa Böttinger, Heidelberg; Tobias Braun, Köln; Annette Bretin; Hanna Brodowski, Lübeck; Anne Kathrin Brust, Lübeck; Ann Katrin Cordes, Hamburg; Christian Dettmers, Konstanz; Gudrun Diermayr, Heidelberg; Gabriele Eckhardt, Haan; Katja Ehrenbrusthoff, Bochum; Alexander Elser, Hildesheim; Bernhard Elsner, Lübeck; Robert-Christiopher Eschke, Lübeck; Jo-Isabelle Flor, Lübeck; Natalie Friedl, St. Peter am Ottersbach; Anna Gorsler, Beelitz-Heilstätten; Andrea Greisberger, Wien; Christian Grüneberg, Bochum; Verena Hackl, St. Pölten; Erik Halm, Senftenberg; Lisa Happe, Oldenburg; Eric Haschock, Senftenberg; Annett Heitling, Lübeck; Dominik Heußner, Bonn; Michael Jöbges, Konstanz; Andrés Jung, Erlangen; Michael Jung, Darmstadt; Bärbel Junginger; Anuprita Kanitkar, Trier; Sven Karstens, Trier; Christian Kopkow, Senftenberg; Inga Krauß, Tübingen; Sabine Lamprecht, Kirchheim/Teck; Joachim Liepert, Konstanz; Michael Maiwald, Halle/Saale; Marilena Marino, Heidelberg; Detlef Marks, Zihlschlacht; Thomas Platz, Greifswald; Robert Prill, Brandenburg/Havel; Martin Römhild, Emmerthal; Katrin Rösner, Lübeck; Susanne Saal, Jena; Axel Schäfer, Hildesheim; Bettina Scheffler, Senftenberg; Katja Schimske, Wien; Philipp Schneider, Beelitz-Heilstätten; Annika Schwarz, Bremen; Johannes Soff, Berlin/Hamburg; Maria Stadel, Heidelberg; Jesko Streeck, Obrigheim; Tibor Szikszay, Lübeck; Volker Völzke, Hattingen; Franziska Weber, Bochum; Marco Wurg, Senftenberg

Mit einem Geleitwort von: Christoff Zalpour, Osnabrück

ELSEVIER

Elsevier GmbH, Bernhard-Wicki-Str. 5, 80636 München, Deutschland
Wir freuen uns über Ihr Feedback und Ihre Anregungen an kundendienst@elsevier.com

ISBN 978-3-437-45065-5
eISBN 978-3-437-05744-1

Elsevier nimmt eine neutrale Position in Bezug auf territoriale Meinungsverschiedenheiten oder Zuständigkeitsansprüche in seinen veröffentlichten Inhalten ein, einschließlich Landkarten und institutionellen Zugehörigkeiten.

1. Auflage 2025

Wichtiger Hinweis
Die medizinischen Wissenschaften unterliegen einem sehr schnellen Wissenszuwachs. Der stetige Wandel von Methoden, Wirkstoffen und Erkenntnissen ist allen an diesem Werk Beteiligten bewusst. Sowohl der Verlag als auch die Autorinnen und Autoren und alle, die an der Entstehung dieses Werkes beteiligt waren, haben große Sorgfalt darauf verwandt, dass die Angaben zu Methoden, Anweisungen, Produkten, Anwendungen oder Konzepten dem aktuellen Wissensstand zum Zeitpunkt der Fertigstellung des Werkes entsprechen.
Der Verlag kann jedoch keine Gewähr für Angaben zu Dosierung und Applikationsformen übernehmen. Es sollte stets eine unabhängige und sorgfältige Überprüfung von Diagnosen und Arzneimitteldosierungen sowie möglicher Kontraindikationen erfolgen. Jede Dosierung oder Applikation liegt in der Verantwortung der Anwenderin oder des Anwenders. Die Elsevier GmbH, die Autorinnen und Autoren und alle, die an der Entstehung des Werkes mitgewirkt haben, können keinerlei Haftung in Bezug auf jegliche Verletzung und/oder Schäden an Personen oder Eigentum, im Rahmen von Produkthaftung, Fahrlässigkeit oder anderweitig übernehmen.

Für die Vollständigkeit und Auswahl der aufgeführten Medikamente übernimmt der Verlag keine Gewähr.
Geschützte Warennamen (Warenzeichen) werden in der Regel besonders kenntlich gemacht (®). Aus dem Fehlen eines solchen Hinweises kann jedoch nicht automatisch geschlossen werden, dass es sich um einen freien Warennamen handelt.

Bibliografische Information der Deutschen Nationalbibliothek
Die Deutsche Nationalbibliothek verzeichnet diese Publikation in der Deutschen Nationalbibliografie; detaillierte bibliografische Daten sind im Internet über https://www.dnb.deabrufbar.

25 26 27 28 5 4 3 2

In ihren Veröffentlichungen verfolgt die Elsevier GmbH das Ziel, genderneutrale Formulierungen für Personengruppen zu verwenden. Um jedoch den Textfluss nicht zu stören sowie die gestalterische Freiheit nicht einzuschränken, wurden bisweilen Kompromisse eingegangen. Selbstverständlich sind **immer alle Geschlechter** gemeint.

Planung: Laura Eichhorn, München
Projektmanagement: Sophie Eckart und Karin Kühnel, München
Redaktion: Michaela Mallwitz, Mühlhausen-Tairnbach
Rechteklärung: Andrea Ispan, Riemerling
Herstellung: Dietmar Radünz, Leipzig
Satz: Thomson Digital, Noida/Indien
Druck und Bindung: Rodona Industria Gráfica, S.L., Pamplona/Spanien
Umschlaggestaltung: SpieszDesign, Neu-Ulm

Aktuelle Informationen finden Sie im Internet unter **www.elsevier.de**

Geleitwort

Die Entwicklung der evidenzbasierten Medizin, EBM, konnte ich während meines Medizinstudiums in ersten Ansätzen verfolgen, vor allem aber während meiner Zeit an der Stanford-University in Kalifornien Anfang der 90er-Jahre einprägsam erfahren. Dort wurde damals noch viel mehr als zum selben Zeitpunkt in Deutschland das tägliche klinische Vorgehen anhand der am besten verfügbaren Evidenz ausgerichtet. Das war vielfältig erlebbar, z.B. auch in sog. Morbidity-and-Mortality-Konferenzen, die wöchentlich mit großem Aufwand durchgeführt wurden und bei denen unter der Moderation eines führenden Mitglieds der Fakultät aktuelle klinische Fälle unter Einbezug der beteiligten Fachdisziplinen vorgestellt und diskutiert wurden. Ziel dabei war es, die aktuellen, evidenzbasierten Standards der klinischen Versorgung zu vermitteln.

In Deutschland hat sich u.a. Prof. Dr. Gerd Antes nachhaltig dafür eingesetzt, klinische Entscheidungen in der Medizin evidenzbasiert zu treffen und damit das Versorgungsgeschehen nachhaltig an wissenschaftlich belastbaren Kriterien auszurichten.

Die evidenzbasierte Praxis, EBP begegnete mir dann als Begriff erstmals im Jahre 2002 anlässlich meiner bevorstehenden Probevorlesung an der Hochschule Osnabrück. Denn das Thema wurde mir von der Berufungskommission zugewiesen, und ich musste einen entsprechenden Vortrag dazu vorbereiten. Damals ahnte ich schon, dass es wohl einen Zusammenhang zwischen EBM und EBP geben würde, aber wie genau und wo die Unterschiede waren, das musste ich mir selbst erarbeiten. Ich nahm Kontakt zu der führenden Persönlichkeit auf dem Gebiet auf, Prof. Dr. Rob Herbert, Direktor des Centre of Evidence based Physiotherapy an der University of Sydney, der mich ganz unkompliziert, nämlich mit australischer Gelassenheit und großer Expertise mit weiteren Informationen und vor allem den wichtigsten Veröffentlichungen zum Thema versorgte. Diese gute Vorbereitung war sicher ein wichtiger Grund, warum ich dann auch einige Monate später selbst zum Professor der Physiotherapie in Osnabrück berufen wurde. In meinem Probevortrag habe ich u.a. stolz berichtet, dass in der von Herbert und Mitarbeitern konzipierten PEDro-Datenbank rund 2.000 Studien mit physiotherapeutischem Bezug strukturiert gelistet waren, und welche Bedeutung dies für die moderne, an den Erkenntnissen der Wissenschaft ausgerichtete akademische Physiotherapie hat. Wahrscheinlich eine nette Anekdote, wenn man bedenkt, dass PEDro heute fast 61.000 (!) Einträge umfasst und natürlich täglich wächst.

Zurück zu Prof. Dr. Gerd Antes: Ich habe ihn 2018 auf der dritten Jahrestagung der Deutschen Gesellschaft für Physiotherapiewissenschaft, DGPTW als Key-Note Speaker in der Universität zu Lübeck wiedergesehen. Sein beeindruckender Hauptvortrag widmete sich dem Thema „Entscheidungshilfen für Physiotherapeuten aus den Ergebnissen vergleichender Patientenstudien". Der Nestor der EBM war nun auch zum Förderer der EBP geworden! Damit diese fantastische Idee auch in die tägliche Praxis umgesetzt wird, braucht es eine weitere Aufschlüsselung entlang beispielhafter physiotherapeutischer Tätigkeitsfelder.

Das vorliegende Werk **„Physiotherapie evidenzbasiert – Studien für Lehre, Forschung und Praxis"**, das von den von mir sehr geschätzten Kollegen Prof. Dr. Christian Kopkow und Prof. Dr. Bernhard Elsner herausgegeben wird, setzt genau hier an: Es soll den in der Physiotherapie Tätigen die Bedeutung evidenzbasierten Vorgehens nahebringen, und das ist ganz großartig gelungen! Denn mithilfe ausgewählter, bedeutsamer Studien aus den jeweiligen Fachgebieten der Physiotherapie wird die aktuelle Evidenz zugänglich gemacht und in den Kontext der praktischen Versorgung gesetzt. Es sei allen klinisch tätigen Expertinnen und Experten ans Herz gelegt, ihr Handeln an den Standards der EBP auszurichten. Das vorliegende Buch ist dabei eine sehr große Hilfe.

Prof. Dr. med. Christoff Zalpour
Direktor des INAP/O
Hochschule Osnabrück
www.hs-osnabrueck.de/prof-dr-christoff-zalpour/

Vorwort

"Health care providers, researchers and policy makers are inundated with unmanageable amounts of information […]" (Mulrow, 1994).

Das Zitat stammt aus dem Jahre 1994, aber es scheint besonders heute relevanter denn je: Von 1946 bis Ende 1994 verzeichnet die medizinische Datenbank PubMed 125.595 Einträge der Klasse „Randomisierte kontrollierte Studie" oder „Klinische kontrollierte Studie", der Königsklasse an Studien, wenn es um das experimentelle Messen von Therapieeffekten geht. Mittlerweile finden sich 704.585 Einträge der o.g. Publikationstypen (13.05.2024). Niemand ist in der Lage, mit diesem rapiden Wissenszuwachs mitzuhalten.

Gleichzeitig wissen wir, dass der Wissenstransfer in die Praxis lange braucht: Es dauert zwischen geschätzten 17 und 24 Jahren, bis sich neues Wissen seinen Weg in die Praxis gebahnt hat (Balas und Boren, 2000). Häufige Barrieren bei der Anwendung von neuem Wissen in der Praxis sind Zeitmangel, fehlende Kenntnisse in Bezug auf Forschung und Statistik und kritische Beurteilung der Publikationen sowie ein Mangel an Ressourcen (z. B. Zugriff auf Fachzeitschriften/Publikationsdatenbanken) (Salbach et al., 2007). Dabei ist neues Wissen wesentlich für eine bestmögliche Versorgung von Patientinnen und Patienten und notwendige Voraussetzung für die Weiterentwicklung der physiotherapeutischen Versorgung. In diesem Zusammenhang gilt es auch, Altbekanntes kritisch zu evaluieren und nicht ungeprüft weiter anzuwenden – auch so kann sich Wissen erneuern.

In der Praxis stehen Physiotherapeutinnen und Physiotherapeuten häufig vor der Herausforderung, klinische Entscheidungen treffen zu müssen. Die evidenzbasierte Praxis ist hierfür ein geeigneter Problemlösungsansatz, bei welchem unter Einbezug der besten verfügbaren, aktuellen und relevanten Forschungsevidenz, klinischer Erfahrung und der Charakteristika, Präferenzen und Werte der individuellen Patientin bzw. des individuellen Patienten Entscheidungen getroffen werden (Herbert et al., 2005; Guyatt et al., 2004; Dawes et al., 2005).

Bei den o. g. Problemen (i) Informationsflut, (ii) langsamer Praxistransfer und (iii) Barrieren bei der Anwendung setzt dieses Buch an: 58 Expertinnen und Experten im Bereich evidenzbasierte Physiotherapie haben 53 verschiedene Studien zu 8 verschiedenen Fachbereichen für Sie gesichtet, kuratiert, deren wissenschaftliche Aussagekraft eingeschätzt und Ihnen die wesentlichsten Ergebnisse in kurzen, prägnanten Aussagen für die Praxis notiert. Dabei wurden die Expertinnen und Experten noch durch eine Künstliche Intelligenz unterstützt, indem die Abstracts der jeweiligen Studien maschinell vorübersetzt wurden. Möglicherweise ist das ein gewisser Ausblick auf eine Zukunft, die Expertinnen und Experten zunehmend weniger relevant werden lässt. Zum jetzigen Zeitpunkt sind diese jedoch keinesfalls ersetzbar und haben zum Entstehen dieses Buches wertvoll beigetragen. So halten Sie nun ein Buch in den Händen, das Sie von Anfang bis Ende lesen können, sich durch die für Ihren Fachbereich relevantesten Kapitel arbeiten oder nur die Einschätzung zu einzelnen Studien lesen – ganz, wie Sie möchten.

Das Ziel von uns Herausgebern und vom Verlag war es, Ihnen – als Leserin/Leser dieses Buches – möglichst schnell das aktuelle und essenzielle Handwerkszeug zur Verfügung zu stellen, um beim Bau der Brücke zwischen Wissenschaft und Praxis mitwirken zu können. Da uns Herausgebern und ebenso dem Verlag bekannt ist, dass nicht alle Personen Fachartikel lesen können oder wollen, die in englischer Sprache verfasst sind – zumal dann, wenn hierfür noch hohe Gebühren zu zahlen sind –, ist dieses Buch auch ein Versuch, Barrieren zu überwinden und insofern Brücken über Hindernisse zu bauen.

Senftenberg und Lübeck, im Mai 2024
Prof. Dr. Christian Kopkow und Prof. Dr. Bernhard Elsner

LITERATUR

BALAS EA, BOREN SA. Managing Clinical Knowledge for Health Care Improvement. Yearb Med Inform. 2000; 09:65–70.

DAWES M, SUMMERSKILL W, GLASZIOU P, CARTABELLOTTA A, MARTIN J, HOPAYIAN K, PORZSOLT F, BURLS A, OSBORNE J. Sicily statement on evidence-based practice. BMC Medical Education. 2005; 5:1.

GUYATT G, COOK D, HAYNES BEvidence based medicine has come a long way. BMJ. 2004; 329 990–901.

HERBERT R, JAMTVEDT G, MEAD J, HAGEN KH. Practical Evidence-Based Physiotherapy London Elsevier; 2005.

MULROW CD. Rationale for systematic reviews. BMJ. 1994; 309:597–599.

SALBACH NM, JAGLAL SB, KORNER-BITENSKY N, RAPPOLT S, DAVIS D. Practitioner and organizational barriers to evidence-based practice of physical therapists for people with stroke. Phys Ther. 2007; 87:1284–303.

Die Herausgeber

Prof. Dr. Christian Kopkow
Brandenburgische Technische Universität
Cottbus-Senftenberg (BTU)
Fachgebiet Therapiewissenschaften I

Prof. Dr. Bernhard Elsner
Universität zu Lübeck
Institut für Gesundheitswissenschaften,
Studiengang Physiotherapie

Die Autorinnen und Autoren

Wencke Ackermann
Kinderzentrum Pelzerhaken gGmbH
Neustadt/Holstein

Dmitry Ayzikov
Help yourself Physiotherapy
Köln

Carolin Bahns
Brandenburgische Technische Universität
Cottbus-Senftenberg (BTU)
Fachgebiet Therapiewissenschaften I
Senftenberg

Dr. Linda Baumbach
Universitätsklinikum Hamburg-Eppendorf
Institut für Gesundheitsökonomie und
Versorgungsforschung
Hamburg

Melissa Böttinger
Digital Unit, Geriatrisches Zentrum am
Universitätsklinikum Heidelberg
Heidelberg

Prof. Dr. Tobias Braun
HSD Hochschule Döpfer
Köln

Annette Bretin
Lübeck

Dr. Hanna Brodowski
Universität zu Lübeck
Institut für Gesundheitswissenschaften,
Studiengang Physiotherapie
Lübeck

Anne Kathrin Brust
Fraunhofer-Einrichtung für Individualisierte und Zellbasierte Medizintechnik IMTE
AI Motion Labs
Lübeck
und
Universität zu Lübeck
Institut für Gesundheitswissenschaften
Studiengang Physiotherapie
Lübeck

Ann Katrin Cordes
Hamburg

Prof. Dr. Christian Dettmers
Ärztliche Leitung Schwerpunkt MS
Kliniken Schmieder (Stiftung & Co.) KG
Konstanz

Prof. Dr. Gudrun Diermayr
SRH Hochschule Heidelberg
Campus Heidelberg
Heidelberg

Dr. Gabriele Eckhardt
International Bobath Instructors Training
Association (IBITA)
Zentrum für Physiotherapie und ambulante
Rehabilitation
Haan

Prof. Dr. Katja Ehrenbrusthoff
HS Gesundheit Bochum
Department für Angewandte Gesundheitswissenschaften
Bochum

Alexander Elser
Hochschule für angewandte Wissenschaft
und Kunst Hildesheim/Holzminden/
Göttingen – HAWK
Hildesheim

Prof. Dr. Bernhard Elsner
Universität zu Lübeck
Institut für Gesundheitswissenschaften,
Studiengang Physiotherapie
Lübeck

Robert-Christiopher Eschke
Universität zu Lübeck
Institut für Gesundheitswissenschaften,
Studiengang Physiotherapie
Lübeck

Jo-Isabelle Flor
Universität zu Lübeck
Institut für Gesundheitswissenschaften,
Studiengang Physiotherapie
Lübeck

Natalie Friedl
St. Peter am Ottersbach (A)

Prof. Dr. Anna Gorsler
Neurologische Fachkliniken Beelitz
Beelitz-Heilstätten

Andrea Greisberger
Department Gesundheitswissenschaften,
FH Campus Wien
Wien (A)

Prof. Dr. Christian Grüneberg
Hochschule für Gesundheit Bochum
Bochum

Verena Hackl
Fachhochschule St. Pölten, Department für Gesundheit, Bachelor-Studiengang Physiotherapie
St. Pölten (A)

Erik Halm
Brandenburgische Technische Universität Cottbus-Senftenberg (BTU)
Fachgebiet Therapiewissenschaften I
Senftenberg

Dr. Lisa Happe
Carl von Ossietzky Universität Oldenburg
Fakultät VI, Department für Versorgungsforschung, Nachwuchsgruppe Ernährung und Funktionalität im Alter
Oldenburg

Eric Haschock
Brandenburgische Technische Universität Cottbus-Senftenberg (BTU)
Fachgebiet Therapiewissenschaften I
Senftenberg

Annett Heitling
Universität zu Lübeck
Institut für Gesundheitswissenschaften, Studiengang Physiotherapie
Lübeck

Dominik Heußner
Bonn

Prof. Dr. Michael Jöbges
Kliniken Schmieder
Konstanz

Andrés Jung
Friedrich-Alexander Universität Erlangen-Nürnberg
Erlangen

Prof. Dr. Michael Jung
IBA – University of Cooperative Education
Darmstadt

Dr. Bärbel Junginger
Charité / Praxis Junginger
Gerstetten

Dr. Anuprita Kanitkar
Hochschule Trier
Fachbereich Informatik; Therapiewissenschaften
Trier

Prof. Dr. Sven Karstens
Hochschule Trier
Fachbereich Informatik; Therapiewissenschaften
Trier

Prof. Dr. Christian Kopkow
Brandenburgische Technische Universität Cottbus-Senftenberg (BTU)
Fachgebiet Therapiewissenschaften I
Senftenberg

Apl. Prof. Dr. Inga Krauß
Universitätsklinikum Tübingen
Medizinische Klinik, Abteilung Sportmedizin
Tübingen

Sabine Lamprecht
HSH Lamprecht GbR
Kirchheim/Teck

Prof. Dr. Joachim Liepert
Kliniken Schmieder
Konstanz

Prof. Dr. Michael Maiwald, M.SDc.
PhysioDeutschland, Diploma
Halle /Saale

Marilena Marino
Fakultät für Therapiewissenschaften, SRH Hochschule Heidelberg
Campus Heidelberg

Detlef Marks
Rehaklinik Zihlschlacht
Zihlschlacht (CH)

Prof. Dr. Thomas Platz
Institut für Neurorehabilitation und Evidenzbasierung
An-Institut der Universität Greifswald, BDH-Klinik Greifswald und AG Neurorehabilitation der Universitätsmedizin Greifswald
Greifswald

Dr. Robert Prill
Medizinische Hochschule Brandenburg Theodor Fontane (MHB)
Zentrum für Orthopädie und Unfallchirurgie
Brandenburg/Havel

Martin Römhild
FortbildungsInstitut für EvidenzOrientierte Medizin – FIEOM.de
Emmerthal

Katrin Rösner
Universität zu Lübeck
Institut für Gesundheitswissenschaften, Studiengang Physiotherapie
Lübeck

Prof. Dr. Susanne Saal
Ernst-Abbe-Hochschule Jena
Jena

Prof. Dr. Axel Schäfer
Hochschule für angewandte Wissenschaft und Kunst Hildesheim/Holzminden/Göttingen – HAWK
Fakultät Soziale Arbeit und Gesundheit
Lehrbereich Gesundheit
Hildesheim

Bettina Scheffler
Brandenburgische Technische Universität Cottbus-Senftenberg (BTU)
Fachgebiet Therapiewissenschaften I
Senftenberg

Katja Schimske
Wien (A)

Philipp Schneider
Neurologische Fachkliniken Beelitz
Beelitz-Heilstätten

Prof. Dr. Annika Schwarz
Hochschule Bremen
Fakultät für Gesellschaftswissenschaften
Studiengang Angewandte Therapiewissenschaften
Logopädie/Physiotherapie
Bremen

Johannes Soff
Deutsche Krebsgesellschaft e. V.
Berlin
und
Arbeitsgemeinschaft der DKG-zertifizierten
Deutschen Darmkrebszentren e. V.
Hamburg

Maria Stadel
Fakultät für Therapiewissenschaften
SRH Hochschule Heidelberg
Campus Heidelberg

Jesko Streeck
Obrigheim

PD Dr. Tibor Szikszay
Universität zu Lübeck
Institut für Gesundheitswissenschaften,
Studiengang Physiotherapie
Lübeck

Dr. Volker Völzke
VAMED Hattingen
Hattingen

Franziska Weber
Hochschule für Gesundheit Bochum

Marco Wurg
Brandenburgische Technische Universität
Cottbus-Senftenberg (BTU)
Fachgebiet Therapiewissenschaften I
Senftenberg

Abkürzungen

6MWT	6 Minutes Walk Test (6-Minuten-Gehtest)
95 %-KI	95 %-Konfidenzintervall
ADL	„activities of daily living“ (Aktivitäten des täglichen Lebens)
AR	Augmented Reality
AWMF	Arbeitsgemeinschaft der Wissenschaftlichen Medizinischen Fachgesellschaften e. V.
BfArM	Bundesministerium für Arzneimittel und Medizinprodukte
CDC	Centers for Disease Control and Prevention (USA)
DiGA	digitale Gesundheitsanwendung
EBM	„evidence based medicine“ (evidenzbasierte Medizin)
EBP	evidenzbasierte Praxis
E-Health	Electronic Health
EMA	Europäische Arzneimittel-Agentur
GKV	Gesetzliche Krankenversicherung
ICD-10/ICD-11	International Statistical Classification of Diseases and Related Health Problems (Internationale statistische Klassifikation der Krankheiten und verwandter Gesundheitsprobleme), 10. (11.) Revision
ICF	International Classification of Functioning, Disability and Health (Internationale Klassifikation der Funktionsfähigkeit, Behinderung und Gesundheit)
ICIDH	Internationale Klassifikation der Beeinträchtigungen, Behinderungen und Handicaps
MD	Mittelwertdifferenz
MSK	muskuloskelettale Physiotherapie
NICE	National Institute for Health and Care Excellence (UK)
pAVK	periphere arterielle Verschlusskrankheit
PhysTh-APrV	Ausbildungs- und Prüfungsverordnung für Physiotherapeuten
PRO	„patient-reported outcome“ (vom Patienten berichtetes Ergebnis)
PROM	„patient-reported outcome measures“ (Messung des vom Patienten berichteten Ergebnisses)
QALY	„quality adjusted life years“ (qualitätsadjustierte Lebensjahre)
QoL	„quality of life“ (Lebensqualität)
RCT	randomisierte kontrollierte Studie
ROM	„range of motion“ (Bewegungsumfang)
RR	relatives Risiko
SAE	„serious adverse event“ (schwerwiegendes unerwünschtes Ereignis)
SGB	Sozialgesetzbuch
SMD	standardisierte mittlere Differenz
VAS	Visuelle Analogskala
VR	Virtuelle Realität
WHO	World Health Organization (Weltgesundheitsorganisation)

Abbildungsnachweis

Der Verweis auf die jeweilige Abbildungsquelle befindet sich bei allen Abbildungen im Werk am Ende des Legendentextes in eckigen Klammern.

H284-002 Cormican A, Hirani SP, McKeown E. Healthcare professionals' perceived barriers and facilitators of implementing clinical practice guidelines for stroke rehabilitation: A systematic review. Clinical Rehabilitation. Sage. 2023; 37(5):701-712.

H439-001 Kwakkel G, Stinear C, Essers B, et al. Motor rehabilitation after stroke: European Stroke Organisation (ESO) consensus-based definition and guiding framework. European Stroke Journal. 2023; 8(4):880-894.

H440-001 Harrison AM, Safari R, Mercer T, et al. Which exercise and behavioural interventions show most promise for treating fatigue in multiple sclerosis? A network meta-analysis. Multiple Sclerosis Journal. 2021; 27(11):1657-1678.

H440-001 Harrison AM, Safari R, Mercer T, et al. Which exercise and behavioural interventions show most promise for treating fatigue in multiple sclerosis? A network meta-analysis. Multiple Sclerosis Journal. 2021; 27(11):1657-1678.

H441-001 Niederer, Daniela et al.: Machine learning-based identification of determinants for rehabilitation success and future healthcare use prevention in patients with high-grade, chronic, nonspecific low back pain: an individual data 7-year follow-up analysis on 154,167 individuals. PAIN 165(4): p 772-784, April 2024.

H442-001 Saúl Peñín-Grandeset al.: Winners do what they fear: exercise and peripheral arterial disease—an umbrella review, European Journal of Preventive Cardiology, Volume 31, Issue 4, March 2024, Pages 380–388.

L143 Heike Hübner, Berlin

Fehler gefunden?

An unsere Inhalte haben wir sehr hohe Ansprüche. Trotz aller Sorgfalt kann es jedoch passieren, dass sich ein Fehler einschleicht oder fachlich-inhaltliche Aktualisierungen notwendig geworden sind.

Sobald ein relevanter Fehler entdeckt wird, stellen wir eine Korrektur zur Verfügung. Mit diesem QR-Code gelingt der schnelle Zugriff.

https://else4.de/978-3-437-45065-5

Wir sind dankbar für jeden Hinweis, der uns hilft, dieses Werk zu verbessern. Bitte richten Sie Ihre Anregungen, Lob und Kritik an folgende E-Mail-Adresse: kundendienst@elsevier.com

Inhaltsverzeichnis

I Didaktik

KAPITEL

1

Andrés Jung, Tobias Braun

Möglichkeiten zur Förderung der evidenzbasierten Praxis

1.1 Einleitung

Die evidenzbasierte Praxis (EBP) ist ein Problemlösungsansatz zum Treffen klinischer Entscheidungen, unter Einbezug der aktuell besten Forschungsevidenz, klinischer Erfahrung und der Charakteristika, Präferenzen und Werten der individuellen Patientin bzw. des individuellen Patienten (sogenanntes 3-Säulen-Modell der EBP) (Dawes et al., 2005). Der Prozess der EBP umfasst 5 Schritte (Dawes et al., 2005; Albarqouni, Hoffmann und Straus et al., 2018):

1. Formulierung einer strukturierten, beantwortbaren klinischen Fragestellung,
2. systematische Suche nach der besten verfügbaren Evidenz (Literaturrecherche),
3. Bewertung und Interpretation der externen Evidenz (z. B. Studien, Leitlinien) hinsichtlich Gültigkeit, Relevanz und Anwendbarkeit,
4. Anwendung der Evidenz in der klinischen Praxis unter Berücksichtigung der Prinzipien der geteilten Entscheidungsfindung und des Clinical Reasoning,
5. Evaluation der Wirksamkeit.

Es gibt starke Hinweise, dass die Prinzipien der EBP in der physiotherapeutischen Versorgung in Deutschland nicht ausreichend berücksichtigt werden. Dies zeigt sich beispielsweise daran, dass zu selten nach externer Evidenz gesucht und diese zu wenig angewendet wird (Braun et al., 2022), Leitlinien nicht hinreichend bekannt sind und deren Empfehlungen nicht umfänglich berücksichtigt werden (Bahns et al., 2021; Diermayr et al., 2021; Bahns und Kopkow, 2023) sowie daran, dass standardisierte Assessments nur selten angewendet werden (Braun et al., 2018; Diermayr et al., 2021).

Die Umsetzung der EBP in der (physiotherapeutischen) klinischen Versorgung hängt maßgeblich von verschiedenen Förderfaktoren und Barrieren ab. Zu den intrinsischen Faktoren gehören unter anderem die Einstellung gegenüber der EBP und die Kompetenzentwicklung der individuellen Therapeutinnen und Therapeuten. Extrinsische strukturell-organisatorische Faktoren sind beispielsweise die Ausbildungsstruktur, der Zugang zu wissenschaftlicher Literatur sowie zeitliche und finanzielle Ressourcen (Scurlock-Evans et al., 2014; Böttinger et al., 2023; Reinecke, Mijic und Ernst et al., 2024). Je nach Ausprägung können alle Faktoren fördernd oder hemmend wirken.

Es gibt verschiedene Möglichkeiten, die Umsetzung der EBP zu fördern und/oder Barrieren abzubauen, wie beispielsweise sogenannte Journal-Clubs, Workshops und Schulungen sowie die Optimierung der Berufsausbildung (Scurlock-Evans et al., 2014; Albarqouni, Hoffmann und Glasziou, 2018; Albarqouni, Hoffmann und Straus et al., 2018). Die Studie von Takasaki et al. 2023 beschreibt die Entwicklung und Priorisierung von möglichen Lösungsansätzen zur Förderung der EBP in der rehabilitativen Versorgung.

Takasaki H, Ueno, T. Possible solutions to enhance evidence-based practice proposed by rehabilitation professionals in Japan: a Delphi study. J Phys Ther Sci. 2023; 35: 31–39 https://doi.org/10.1589/jpts.35.31

Abstract

Possible solutions to enhance evidence-based practice proposed by rehabilitation professionals in Japan: a Delphi study

Ziele

Unser Ziel war es, Möglichkeiten zur Verbesserung der evidenzbasierten Praxis (EBP) bei Rehabilitationsfachkräften in Japan zu ermitteln.

Teilnehmer und Methoden

Eine Kohorte von klinisch tätigen Therapeuten (328 Physiotherapeuten, 55 Ergotherapeuten und 6 Logopäden) wurde in 3 Runden nach dem Delphi-Verfahren befragt. In der 1. Runde listeten die Teilnehmer mögliche Maßnahmen zur Förderung der EBP auf, die sich von den 12 in einer früheren Studie vorgestellten Möglichkeiten unterschieden; anschließend wurde eine neue Liste erstellt. In der 2. Runde wurde den Teilnehmern diese neu erstellte Liste von Maßnahmen vorgelegt, und sie gaben auf einer 5-stufigen Likert-Skala an, in welchem Ausmaß die jeweilige Möglichkeit zur Förderung der EBP bei japanischen Rehabilitationsfachkräften ihre Zustimmung fand. In der 3. Runde wurde die Verteilung der in der 2. Runde erhaltenen Antworten präsentiert, und der Grad der Zustimmung der Teilnehmer wurde erneut auf einer 5-Punkte-Likert-Skala bewertet.

Ergebnisse

In den 3 Runden wurden Daten von 33,7–47,0 % aller in Frage kommenden Teilnehmer erhoben. Nach der 1. Runde wurden 17 mögliche Maßnahmen ermittelt, und in der 2. Runde kam eine Liste von 29 Maßnahmen zur Anwendung. Nach der 3. Runde wurden die vorgegebenen Konsenskriterien von 10 der vorgeschlagenen Maßnahmen erfüllt.

Schlussfolgerung

In dieser Studie wurden von den japanischen Rehabilitationsfachkräften 10 mögliche Maßnahmen zur Förderung der EBP vorgeschlagen.

1.2 Kommentar

1.2.1 Zusammenfassung

Bei der vorliegenden Publikation von Takasaki et al. 2023 handelt es sich um eine Delphi-Studie. Das Ziel einer Delphi-Studie ist es, in einem iterativen Prozess Meinungen von Expertinnen und Experten zu einer bestimmten Fragestellung zu ermitteln und über mindestens 2–3 Befragungsrunden einen Konsens (oder Dissens) zu erzielen. An dieser Delphi-Studie mit insgesamt 3 Befragungsrunden haben 183 klinisch tätige Expertinnen und Experten aus Japan aus den Bereichen Physiotherapie, Ergotherapie und Logopädie teilgenommen. Nach 3 Befragungsrunden wurde ein Konsens über 10 von 29 vorgeschlagenen Kriterien oder Lösungsansätzen zur Verbesserung der Umsetzung der EBP erzielt. Diese 10 Ansätze mit höchstem Konsens sind in der Übersicht aufgeführt.

10 konsensbasierte Lösungsansätze zur Förderung der evidenzbasierten Praxis (EBP) in den Rehabilitationsberufen

- 1. Verbesserung der kommunikativen Kompetenzen des medizinischem Personas, Patientinnen und Patienten und akademisch ausgebildeten Physiotherapeutinnen und Physiotherapeuten Ergotherapeutinnen und Ergotherapeuten und Logopädinnen und Logopäden.
- 2. Förderung des Bewusstseins der Therapeutinnen und Therapeuten für das Konzept der EBP und des objektiven Nutzens von Leitlinien als Instrument zur Umsetzung von EBP.
- 3. Verbesserung des Zugangs zu Informationen zur EBP und zu Leitlinien für Therapeutinnen und Therapeuten und Patientinnen und Patienten.
- 4. Kontinuierliche Unterstützung anbieten.
- 5. Schrittweise Einführung neuer Praktiken bei Therapeutinnen und Therapeuten, um Genauigkeit, Vollständigkeit und Kontinuität sicherzustellen.
- 6. Schulungen und Workshops anbieten.
- 7. Beobachten, wie EBP von anderen Berufsgruppen aktiv umgesetzt wird (z. B. Medizinerinnen und Mediziner).
- 8. Sensibilisierung der Auszubildenden und Studierenden der Gesundheitsfachberufe für die Notwendigkeit von EBP bereits in der Ausbildung.
- 9. Durchführung von Schulungen, um das Bewusstsein für die EBP zu steigern, das Personal zu motivieren und die Bereitschaft zu erhöhen, den Patientinnen und Patienten die bestmögliche Versorgung zu bieten.
- 10. Gründung einer Gesellschaft oder Einrichtung anderer Förderprogramme, um Möglichkeiten zu schaffen, sich am Arbeitsplatz über EBP zu informieren.

(gekürzte und modifizierte Darstellung der Übersicht von Takasaki et al. 2023)

1.2.2 Wissenschaftliche Einordnung

Studien haben gezeigt, dass Physiotherapeutinnen und Physiotherapeuten in Deutschland zwar generell eine positive Einstellung gegenüber EBP haben, diese aber in der Praxis noch nicht ausreichend berücksichtigt wird (Braun et al., 2022). Auch wenn die vorliegende Studie von Takasaki et al. 2023 in Japan durchgeführt wurde, sind die konsensbasierten Lösungsansätze zur Verbesserung der Umsetzung von EBP auch für Deutschland und andere Länder relevant. Häufig berichtete Barrieren der EBP sind z. B. der Zeitmangel, um wissenschaftliche Literatur zu recherchieren und die vorhandene Evidenz mit den Patientinnen und Patienten zu diskutieren, um zu einer gemeinsamen informierten Entscheidung zu kommen (Salbach et al., 2007). Die eingeschränkte Verfügbarkeit von wissenschaftlicher Literatur (am Arbeitsplatz) ist eine weitere Barriere (Scurlock-Evans et al., 2014; Ehrenbrusthoff et al., 2022).

Nicht zuletzt ist die EBP gar nicht oder nur unvollständig in das deutsche Ausbildungscurriculum integriert; die Prinzipien und Kompetenzen zur Umsetzung der EBP werden in der Regel in Studiengängen an Hochschulen/Universitäten gelehrt. Dies könnte erklären, warum akademisch ausgebildete Therapeutinnen und Therapeuten in Deutschland mit größerer Wahrscheinlichkeit EBP anwenden als nicht-akademisch ausgebildete Therapeutinnen und Therapeuten (Reinecke, Mijic und Gerhard et al., 2024). In Deutschland haben jedoch nur weniger als 5 % der Physiotherapeuten eine akademische Ausbildung (PhysioDeutschland und Deutscher Verband für Physiotherapie, ZVK e. V., 2018).

In dieser Delphi-Studie werden mögliche Lösungsansätze für die genannten Barrieren vorgeschlagen, wie z. B. die Sensibilisierung von Studierenden und Auszubildenden der Gesundheitsfachberufe für die Notwendigkeit von EBP während ihrer Ausbildung. Im deutschen Kontext sollten daher Kompetenzen und Prinzipien der EBP noch stärker in die physiotherapeutische Ausbildung integriert werden. Letztendlich kann eine adäquate Vermittlung von wissenschaftlichen Kompetenzen, die Voraussetzung für die Umsetzung von EBP sind, jedoch nur im Rahmen einer akademischen Ausbildung erfolgen.

1.2.3 Praxistipp

Die Umsetzung der Prinzipien der EBP hat international in vielen Bereichen zu großen Fortschritten bei der Verbesserung der Qualität der erbrachten Gesundheitsversorgung sowie der Patientenergebnisse geführt (Glasziou, 2006). Eine stärkere Anwendung der EBP-Prinzipien in der physiotherapeutischen Versorgung in Deutschland ist daher anzustreben, um die Versorgungsqualität zu optimieren. Die 10 Lösungsansätze zur Stärkung der EBP in der rehabilitativen Versorgung von Takasaki et al. 2023 (s. Übersicht) sind somit für alle Physiotherapeutinnen und Physiotherapeuten relevant, die eine Verbesserung der Versorgung der Patientinnen und Patienten durch eine (stärkere) Berücksichtigung der EBP-Prinzipien anstreben. Die Lösungsansätze können von Personen berücksichtigt werden, die in leitenden Funktionen tätig sind, an berufspolitischen Entscheidungen mitwirken und/oder in der Lehre tätig sind. Auf individueller Ebene können Physiotherapeutinnen und Physiotherapeuten prüfen, welche eigenen Kompetenzen zur Umsetzung der EBP gestärkt werden könnten und welche Angebote und Lösungsansätze hierfür zur Verfügung stehen.

Die Kompetenzen in der Anwendung der evidenzbasierten Praxis gelten als Schlüsselkompetenz für Gesundheitsfachpersonen aus unterschiedlichen Berufen und Kulturen (Dawes et al., 2005).

TAKE HOME MESSAGE

- Es gibt verschiedene Lösungsansätze zur Förderung der evidenzbasierten Praxis, wie z. B. die Verbesserung der kommunikativen Kompetenzen der Therapeutinnen und Therapeuten, die Förderung des Bewusstseins für das Konzept der evidenzbasierten Praxis und die Verbesserung des Zugangs zu evidenzbasierten Informationen.
- Physiotherapeutinnen und Physiotherapeuten können prüfen, welche eigenen Kompetenzen zur Umsetzung der EBP gestärkt werden könnten und welche Angebote und Lösungsansätze hierfür zur Verfügung stehen.

LITERATUR

Albarqouni, L., Hoffmann, T. & Glasziou, P. (2018) Evidence-based practice educational intervention studies: A systematic review of what is taught and how it is measured. BMC Medical Education, 18(1), 177. Available from: https://doi.org/10.1186/s12909-018-1284-1.

Albarqouni, L., Hoffmann, T., Straus, S., Olsen, N.R., Young, T. & Ilic, D. et al. (2018) Core Competencies in Evidence-Based Practice for Health Professionals. JAMA Network Open, 1(2), e180281. Available from: https://doi.org/10.1001/jamanetworkopen.2018.0281.

Bahns, C., Happe, L., Thiel, C. & Kopkow, C. (2021) Physical therapy for patients with low back pain in Germany: a survey of current practice. BMC Musculoskeletal Disorders, 22(1), 563. Available from: https://doi.org/10.1186/s12891-021-04422-2.

Bahns, C. & Kopkow, C. (2023) Physiotherapy for patients with hip and knee osteoarthritis in Germany: a survey of current practice. BMC Musculoskeletal Disorders, 24(1), 424. Available from: https://doi.org/10.1186/s12891-023-06464-0.

Böttinger, M.J., Elgeti, M., Tschaggeny, D., Wasner, M. & Diermayr, G. (2023) Barrieren und Förderfaktoren für die Implementierung eines Konzepts zur Förderung evidenzbasierten Arbeitens in der Physiotherapie – Eine Mixed-Methods-Studie. Physioscience. Available from: https://doi.org/10.1055/a-1720-8262.

Braun, T., Ehrenbrusthoff, K., Bahns, C., Happe, L. & Kopkow, C. (2022) Adhärenz und Einflussfaktoren evidenzbasierter Praxis in der physiotherapeutischen Versorgung in Deutschland – eine Querschnittstudie. Zeitschrift fur Evidenz, Fortbildung und Qualitat im Gesundheitswesen, 168, 8–20. Available from: https://doi.org/10.1016/j.zefq.2021.10.004.

Braun, T., Rieckmann, A., Weber, F. & Grüneberg, C. (2018) Current use of measurement instruments by physiotherapists working in Germany: A cross-sectional online survey. BMC health services research, 18, 810. Available from: https://doi.org/10.1186/s12913-018-3563-2.

Dawes, M., Summerskill, W., Glasziou, P., Cartabellotta, A., Martin, J. & Hopayian, K. et al. (2005) Sicily statement on evidence-based practice. BMC Medical Education, 5(1), 1. Available from: https://doi.org/10.1186/1472-6920-5-1.

Diermayr, G., Schomberg, M., Barthelmes, L.-S., Greisberger, A., Elsner, B. & Salbach, N. M. (2021) Current practice of physical therapists in outpatient stroke rehabilitation: a cross-sectional survey in Baden-Württemberg and Thuringia/Arbeitsweise von Physiotherapeut*innen in der ambulanten Schlaganfallrehabilitation: eine Querschnittsumfrage in Baden-Württemberg und Thüringen. International Journal of Health Professions, 8(1), 48–59. Available from: https://doi.org/10.2478/ijhp-2021-0005.

Ehrenbrusthoff, K., Braun, T., Bahns, C., Happe, L. & Kopkow, C. (2022) Adherence to evidence-based practice across healthcare professionals in Germany: results from a cross-sectional, nationwide survey. BMC health services research, 22, 1285. Available from: https://doi.org/10.1186/s12913-022-08682-z.

Glasziou, P. (2006) Why is evidence-based medicine important? Evidence-Based Medicine, 11(5), 133–135. Available from: https://doi.org/10.1136/ebm.11.5.133.

PhysioDeutschland, Deutscher Verband für Physiotherapie (ZVK) e.V. (2018) Zahlen, Daten, Fakten aus berufsrelevanten Statistiken. Available from: https://www.physio-deutschland.de/fileadmin/data/bund/Dateien_oeffentlich/Beruf_und_Bildung/Zahlen__Daten__Fakten/Zahlen_Daten_Fakten.pdf.

Reinecke, S., Mijic, M., Ernst, K., Lohmann, M., Koch, M. & Dreher, C. et al. (2024) Expert*innen-Interviews zur Einschätzung der Implementation, Barrieren und Ressourcen der Evidenzbasierten Praxis (EBP) in der Physio-, Ergo- und Sprachtherapie in Deutschland, basierend auf den Ergebnissen einer EBP-Umfrage. Physioscience. Available from: https://doi.org/10.1055/a-2188-6271.

Reinecke, S., Mijic, M., Gerhard, J., Jung, A., Ernst, K. & Dreher, C. et al. (2024) Evidence-based practice - implementation level and attitude among physical, occupational, and speech and language therapists in Germany: status quo. JBI Evidence Implementation. Available from: https://doi.org/10.1097/XEB.0000000000000420.

Salbach, N.M., Jaglal, S.B., Korner-Bitensky, N., Rappolt, S. & Davis, D. (2007) Practitioner and organizational barriers to evidence-based practice of physical therapists for people with stroke. Physical Therapy, 87(10), 1284–1303. Available from: https://doi.org/10.2522/ptj.20070040.

Scurlock-Evans, L., Upton, P. & Upton, D. (2014) Evidence-based practice in physiotherapy: a systematic review of barriers, enablers and interventions. Physiotherapy, 100(3), 208–219. Available from: https://doi.org/10.1016/j.physio.2014.03.001.

KAPITEL

2

Erik Halm

Zur Überwindung der Theorie-Praxis-Lücke

2.1 Einleitung

Physiotherapeutische Handlung findet oft an komplexen und mehrdimensionalen Klienten- und Klientinnenfällen statt. Auszubildende und Studierende, aber auch versierte Praktikerinnen und Praktiker stehen dabei in ihrem praktischen Handeln immer wieder verschiedenen Herausforderungen gegenüber. Um im klinischen Setting handlungsfähig zu werden oder zu sein, sollte ein umfassender Blick auf das Beschwerdebild der Klientinnen und Klienten erarbeitet werden. Dabei können Theorien und Modelle helfen, die physiotherapeutisches Handeln begründen.

Durch die Integration und die Verinnerlichung in das physiotherapeutische Verständnis, im Rahmen der physiotherapeutischen Lehre an Berufsfachschulen und Hochschulen, sollte es möglich sein, über die reine biomedizinische Sichtweise hinaus zu denken. Die Übertragung von Theorien und Modellen auf das physiotherapeutische Handeln an Klientinnen und Klienten stellt sich allerdings als eine Schwierigkeit in der Lehre heraus. Das wirft die Frage auf, wie die Nutzung und Umsetzung aktueller Theorien und Modelle in die Praxis hinein gelingen können. Denn komplexe Fälle brauchen komplexe Vorgehensweisen, die die Multidimensionalität, also Vielschichtigkeit und Komplexität, aller Beteiligten berücksichtigen und beachten.

Schwab SM, Andrade V, Moreira TS, Cavanaugh JT et al. Narrowing the physiotherapy knowledge-practice gap: faculty training beyond the health sciences. Physiotherapy Theory and Practice. 2023; 39, 4: 675–689. https://doi.org/10.1080/09593985.2022.2027585

Abstract

Narrowing the physiotherapy knowledge-practice gap: faculty training beyond the health sciences

Physiotherapeuten sind bestrebt, die Bewegungsabläufe ihrer Klienten zu verbessern und die Funktion innerhalb der einzigartigen ökologischen und sozialen Gegebenheiten des Einzelnen zu fördern. Trotz dieser Absicht gibt es eine viel beachtete Wissenslücke in der Praxis, d. h. Therapeuten sind im Allgemeinen nicht ausreichend vorbereitet, um die gesellschaftlichen Herausforderungen, die sich auf die heutige Gesundheitsversorgung auswirken, effektiv zu bewältigen.

Als einen Schritt zur Lösung dieses Problems schlagen wir einen pädagogischen Ansatz vor, der sich an derzeitige und künftige Physiotherapie-Dozenten richtet, deren Verantwortung für die Entwicklung von Einführungskursen und die Gestaltung von Lehrplänen einen wesentlichen Einfluss auf die Bereitschaft der Studenten für die klinische Praxis hat. Wir haben den Eindruck, dass Physiotherapie-Dozenten, die eine postprofessionelle Ausbildung in einem nicht-biomedizinischen Bereich (z. B. Psychologie, Pädagogik und Philosophie) absolviert haben, in einzigartiger Weise darauf vorbereitet sind, den Studenten Werkzeuge für den Umgang mit komplexen sozialen Problemen, mit denen ihre Klienten konfrontiert sind, kritische Analysefähigkeiten, eine Ausbildung in Statistik und Technologie sowie ein tieferes theoretisches und philosophisches Verständnis der Praxis zu vermitteln.

Zusammengenommen könnten solche interdisziplinären Instrumente dazu beitragen, die Wissenslücke für Physiotherapeuten zu schließen und die kontinuierliche Weiterentwicklung des Berufs im Einklang mit der modernen Gesundheitsversorgung zu fördern. Physiotherapeuten, die ein interdisziplinäres Studium absolvieren, können die Herausforderungen, mit denen Kliniker konfrontiert sind, besser verstehen und sind in der Lage, das Wissen und die Methoden einer anderen wissenschaftlichen Disziplin zu nutzen, um ihr Handlungsspektrum für diese Herausforderungen zu erweitern und zu verändern.

2.2 Kommentar

2.2.1 Zusammenfassung

Die internationale Physiotherapieausbildung sieht sich aktuell vor der Herausforderung, theoretische Konzepte in eine praktische Umsetzung an den Klientinnen und Klienten zu übertragen. Es wurde herausgestellt, dass es angehenden und frisch ausgebildeten Physiotherapierenden schwerfällt, das theoretische Wissen fachpraktisch umzusetzen und die biomedizinischen Dogmen zu überwinden.

Konzepte wie die Internationale Klassifikation der Funktionsfähigkeit, Behinderung und Gesundheit (ICF), mit dem biopsychosozialen

Modell als Hintergrund, sind Bestandteil der Lehre an den meisten Lehreinrichtungen. Sie werden z. B. von Studierenden aus den USA und Brasilien begriffen, finden aber in der Praxis kaum bis keine Anwendung. Es fehlt an der Übertragung auf die Betreuungssituation von Klientinnen und Klienten und damit die praktische Anwendung.

2.2.2 Praxistipp

Physiotherapie und die physiotherapeutische Arbeit an Klientinnen und Klienten ist eine praktische Tätigkeit. Hier anzunehmen, es brauche keine Theorien oder Modelle, ist schlicht falsch. So stehen hinter allen praktischen Ansätzen in der Physiotherapie immer – teilweise wissenschaftliche und teilweise übernatürliche – Erklärungsansätze. Diese sollen die Handlung erklären und begründen. Einige davon beruhen eher auf internen Erkenntnisprozessen (Gibson et al., 2018).

Unweigerlich findet also eine theoretische Begründung der Praxis statt. Sollten diese Beobachtungen systematisch und strukturiert ablaufen, sprechen wir in der Regel von Forschung. So entstand z. B. das biomedizinische Modell. Aus medizinisch geprägten Beobachtungen und einer medizinischen Handlungspraxis, was sich in der aktuellen Internationalen Klassifikation von Krankheit (ICD) und der Internationalen Klassifikation der Beeinträchtigungen, Behinderungen und Handicaps (ICIDH) aus den 1980er-Jahren zeigt (vgl. Weltgesundheitsorganisation, 1989, 2004), werden im Verlauf der Anwendung Grenzen dieser Sichtweise offensichtlich. Die biomedizinische Sicht musste um eine psychologische und sozialtheoretische Perspektive erweitert werden. Dieses biopsychosoziale Modell ist die Grundlage der ICF und bietet einen erweiterten Blick auf Menschen in Gesundheitskrisen (vgl. Weltgesundheitsorganisation, 2001).

Neben dem biopsychosozialen Modell, das heute für die Physiotherapie um den ökologischen Aspekt zu erweitern wäre, gibt es eine Vielzahl von weiteren physiotherapeutisch relevanten Theorien und Modellen (vgl. Gibson et al., 2018; Maric et al., 2021; Maric & Nicholls, 2022), so z. B. die Movement Continuum Theory der Physiotherapie, das Mehrdimensionale Belastungs- und Belastbarkeitsmodell oder auch das Modell der menschlichen Bewegung (vgl. Gibson et al., 2018). Sie bilden die Grundlage für eine physiotherapeutische Professionalisierung hin zu einer Expertise hinsichtlich der menschlichen Bewegung und deren Störungen.

2.2.3 Wissenschaftliche Einordnung

Die Umsetzung in der Lehre und die praktische Anwendung stellen dabei vermutlich die größte Herausforderung dar. Die biomedizinische Sichtweise ist in der PhysTh-APrV von 1994 zentral. Über 1000 Stunden der Lehre entfallen auf die Handlungslogik der medizinischen Fachgebiete, wohingegen soziologische, pädagogische und psychologische Inhalte mit 60 Stunden festgelegt sind. Doch auch wenn das Framing der Lehre biomedizinisch ist, sind die Lehrinhalte an die Bildungseinrichtungen und Lehrpersonen geknüpft.

Dafür ist es bedeutend, dass die Lehre über die Wissensvermittlung hinausgeht. Ein narratives Lehrkonzept, sprich klassischer Frontalunterricht mit Lehrenden und zu Belehrenden, in dem die Lehrenden präsente und aktive Subjekte sind und die Lernenden passive, aufnehmende, wiederholende und reproduzierende Objekte, die es zu belehren gilt, ist durch aktuelle pädagogische Forschung überholt (vgl. Freire, 2018; German Science and Humanities Council, 2022; Hüther, 2016; Hüther et al., 2023; Kunze-Pletat, 2019; Simon, 2021; World Physiotherapy., 2021; Yacek, 2023).

Die Darstellung, Diskussion, Reflexion und Bearbeitung von komplexen Klientinnen- und Klientenfällen im Lernprozess durch die Lernenden selbst, die sich der Komplexität von Beschwerdephänomenen annehmen, scheint unausweichlich und essenziell. Es müssen Angebote geschaffen werden, die die biomedizinische Sichtweise auf Klientinnen und Klienten überwinden, indem vermehrt physiotherapeutische Modelle und Theorien in die Lehre einfließen und zur Anwendung gebracht werden. Auf dem Weg zur Profession muss sich die Physiotherapie ihrer eigenen und zukünftigen Identität bewusst werden. So stehen Physiotherapierende vor der Herausforderung, sich stärker für sozial gerechte Gesundheitsversorgung, eine gesunde und lebenswerte Umwelt oder eine aktive, autonome und zunehmend gestaltende Rolle im Gesundheitswesen einzunehmen (vgl. Maric et al., 2021; Nicholls, 2018, 2022; WCPT, 2019). Die Berufsangehörigen stehen vor der Hürde und Aufgabe, diese kontinuierlich zu aspirieren und weiterzudenken, um mit den anderen Gesundheitsprofessionen erfolgreich zu kooperieren. Damit sollte es möglich sein, der Multidimensionalität aller Beteiligten gerecht werden zu können.

TAKE HOME MESSAGE

Was bedeuten diese Erkenntnisse nun für meine Arbeit als Physiotherapeut in der Praxis?

Die Lehre muss die Komplexität der Patientenfälle stärker berücksichtigen und dafür Tools wie die ICF sowohl theoretisch vermitteln als auch in der praktischen Anwendung schulen. Lehre sollte sich außerdem stärker auf ein lernerzentriertes Lehren fokussieren. Darüber hinaus muss sich stärker mit den Berufsanforderungen an Physiotherapeuten befasst werden.

Wie setze ich dieses Wissen in der Praxis um?

Die zu nutzenden Modelle müssen in anwendbare Tools übertragen werden und im praktischen Prozess Bedeutung bekommen. Zusätzlich muss sich lernerzentrierter Lehrkonzepte, wie z. B. der transformativen Lehre, bedient werden.

LITERATUR

Freire, P. (2018). The Banking Concept of Education. In E. B. Hilty (Hrsg.), *Thinking About Schools* (1. Aufl., S. 117–127). Routledge. https://doi.org/10.4324/9780429495670-11.

German Science And Humanities Council. (2022). *Empfehlungen für eine zukunftsfähige Ausgestaltung von Studium und Lehre* [Application/pdf]. 136 pages. https://doi.org/10.57674/Q1F4-G978.

Gibson, B., Grüneberg, C., & Handgraaf, M. (2018). *Theorie und Modelle der Physiotherapie: Ein Handbuch* (H. Höppner, R. Richter, C. Cott, & C. Cott, Hrsg.; 1. Auflage). hogrefe.

Hüther, G. (2016). Mit Freude lernen – ein Leben lang: Weshalb wir ein neues Verständnis vom Lernen brauchen; sieben Thesen zu einem erweiterten Lernbegriff und eine Auswahl von Beiträgen zur Untermauerung. Vandenhoeck & Ruprecht.

Hüther, G., Heinrich, M., & Senf, M. (2023). *#EducationForFuture: Bildung für ein gelingendes Leben* (1. Auflage, vollständige Taschenbuchausgabe). Goldmann.

Kunze-Pletat, D. (2019). *Personzentrierte Erwachsenenpädagogik: Die pädagogische Beziehung als Mittelpunkt im Lehr-Lern-Prozess.* Springer Fachmedien Wiesbaden. https://doi.org/10.1007/978-3-658-24545-0.

Maric, F., Chance-Larsen, K., Chevan, J.et al. (2021). A progress report on planetary health, environmental and sustainability education in physiotherapy – Editorial. *European Journal of Physiotherapy, 23*(4), 201–202. https://doi.org/10.1080/21679169.2021.1932981.

Maric, F., & Nicholls, D. A. (2022). Environmental physiotherapy and the case for multispecies justice in planetary health. *Physiotherapy Theory and Practice, 38*(13), 2295–2306. https://doi.org/10.1080/09593985.2021.1964659.

Nicholls, D. (2018). *The end of physiotherapy.* Routledge, Taylor & Francis Group.

Nicholls, D. (2022). *Physiotherapy otherwise.* Tuwhera Open Books, Auckland University of Technology.

Simon, N. (2021). *Wissensbestände (be)herrschen(d): Zur (Un)Möglichkeit herrschaftskritischer (Deutsch)(Hochschul)Didaktik.* Springer Fachmedien Wiesbaden. https://doi.org/10.1007/978-3-658-32674-6.

WCPT (Hrsg.). (2019). Description of physical therapy. https://world.physio/sites/default/files/2020-07/PS-2019-Description-of-physical-therapy.pdf (letzter Zugriff: 17.04.2024).

Weltgesundheitsorganisation (Hrsg.). (1989). International classification of impairments, disabilities, and handicaps: A manual of classification relating to the consequences of disease (Repr). WHO.

Weltgesundheitsorganisation (Hrsg.). (2001). *International classification of functioning, disability and health: ICF.* World Health Organization.

Weltgesundheitsorganisation (Hrsg.). (2004). International statistical classification of diseases and related health problems. 1 (2nd. ed).

World Physiotherapy. (Hrsg.). (2021). Physiotherapist education framework.

Yacek, D. (2023). Begeisterung wecken: Anleitung zu transformativem Lehren und Lernen. Reclam.

Robert-Christopher Eschke

KAPITEL 3

Die Kompetenz der Physiotherapie in Diagnose und Triage: Ein Paradigmenwechsel in der MSK-Versorgung

3.1 Einleitung

Die Anzahl von Patientinnen und Patienten mit muskuloskelettalen (MSK) Beschwerden und die resultierenden Kosten weltweit sind in den vergangenen Jahren drastisch gestiegen und haben das Gesundheitssystem stark strapaziert (Gill et al., 2023; McIntyre and Chow, 2020). Zusätzlich entstanden in Zeiten der Corona-Pandemie lange Wartezeiten für Patienten, da aufgrund begrenzter medizinischer Ressourcen Termine bei Fachärzten verlegt oder abgesagt werden mussten und dadurch Konsultationen nicht stattfinden konnten (Knebel et al., 2021). In diesem Zusammenhang ist die Optimierung der Bereitstellung von Gesundheitsressourcen entscheidend, um den Bedarf an muskuloskelettaler Versorgung zu bewältigen.

Während des Vietnamkriegs wurde in den 1970er-Jahren in der US-Armee aufgrund stark steigender MSK-Verletzungen ein ähnliches Problem mit langen Wartezeiten für die Behandlung festgestellt. Um die Versorgung zu verbessern, wurden Patienten mit nicht lebensbedrohlichen MSK-Verletzungen zur Beurteilung, Triage und Behandlung an qualifizierte Physiotherapeutinnen und Physiotherapeuten verwiesen, was zu verkürzten Wartezeiten und einer höheren Rückkehr-zum-Dienst-Rate führte (Greathouse et al., 1994). Diese Initiative wurde von militärischen Orthopäden nachdrücklich befürwortet, da sie es ihnen ermöglichte, sich auf Soldaten mit schweren Verletzungen zu konzentrieren. Dies war die erste Anwendung von sogenannten fortschrittlichen Physiotherapiepraktiken (FPP) in der MSK-Versorgung.

Ein vergleichbares Vorhaben waren die Modellprojekte zum „Direktzugang" aus dem Jahr 2008 in Deutschland (Scheel, 2012). Im Gegensatz zum deutschen Projekt „Direktzugang" haben das Vereinigte Königreich, Australien und Kanada FPP-Projekte in der primären Notfall- und spezialisierten medizinischen Versorgung entwickelt, die explizit die chirurgische Triage und vor allem Diagnosestellung beinhalten (Tawiah et al., 2021). Um dies auf größere und auch internationale Maßstäbe übertragen zu können, muss selbstverständlich nachgewiesen werden, dass diese Modelle effizient und sicher sind. Zusätzlich muss belegt sein, dass die Diagnose und chirurgische Triage von fortschrittlichen Praxis-Physiotherapeuten (FPPTs) mit denen von medizinischen Fachkräften übereinstimmen. Darüber hinaus sollten FPP-Versorgungsmodelle mindestens genauso effektiv wie die übliche medizinische Versorgung (ÜMV) sein und müssen den Zugang zur Gesundheitsversorgung auf kosteneffiziente Weise verbessern, während sie gleichzeitig eine hohe Patientenzufriedenheit gewährleisten.

Aus vorherigen systematischen Überprüfungen ging bereits hervor, dass FPP-Modelle den Zugang zur Gesundheitsversorgung verbessern können, indem sie die Wartezeit für Konsultationen reduzierten (Marks et al., 2017; Matifat et al., 2019). Des Weiteren spricht geringgradige Evidenz aus einer systematischen Literaturrecherche und Metaanalyse dafür, dass Gesundheitskosten gesenkt und gleichzeitig hohe Zufriedenheitswerte bei Patienten, Ärzten und Administratoren aus dem Gesundheitswesen sichergestellt werden konnten (Lafrance et al., 2021).

Die in diesem Kapitel ausgewählte Studie zielt darauf ab, die verfügbare Evidenz zur Übereinstimmung bei der Diagnose und Triage zwischen FPPT und Ärzten sowie die klinische Wirksamkeit von FPP-Versorgungsmodellen im Vergleich zur üblichen medizinischen Versorgung bei der Behandlung von MSK-Patienten einzuordnen und zu bewerten und somit diese Wissenslücke zu schließen.

Lafrance S, Vincent R, Demont A, Charron M et al. Advanced practice physiotherapists can diagnose and triage patients with musculoskeletal disorders while providing effective care: a systematic review. J Physiother. 2023; 69(4): 220–231.
https://doi.org/10.1016/j.jphys.2023.08.005

Abstract

Advanced practice physiotherapists can diagnose and triage patients with musculoskeletal disorders while providing effective care: a systematic review

Fragestellung
Wie hoch ist die diagnostische und chirurgische Triage-Konkordanz zwischen erfahrenen praktizierenden Physiotherapeuten (FPPTs) und Ärzten? Wie hoch ist die klinische Wirksamkeit einer erweiterten physiotherapeutischen Behandlung im Vergleich zur üblichen medizinischen Behandlung?

Studiendesign
Systematisches Review mit Metaanalyse.

Literatursuche
Die Datenbanken Medline, Embase, Cochrane CENTRAL und CINAHL wurden bis zum März 2022 durchsucht.

Auswahlkriterien für die Studie
Konkordanzstudien zur diagnostischen oder chirurgischen Triage zwischen FPPTs und Ärzten sowie randomisierte kontrollierte Studien zum Vergleich zwischen der klinischen Wirksamkeit eines erweiterten physiotherapeutischen Versorgungsmodells (FPP) und der üblichen medizinischen Versorgung von Betroffenen mit Erkrankungen des Bewegungsapparats.

Datensynthese
Für die Konkordanz und die klinischen Ergebnisse wurden Metaanalysen durchgeführt. Zur Bewertung der Evidenz wurde das GRADE-Verfahren (Grading of Recommendations, Assessment, Development and Evaluations – Einstufung von Empfehlungen, Bewertung, Entwicklung und Evaluierungen) verwendet.

Ergebnisse
19 Konkordanzstudien (n = 1.745) und 6 randomisierte Studien (n = 1.960) wurden einbezogen. Basierend auf mäßiger Evidenz betrug das gepoolte Kappa für die diagnostische Übereinstimmung zwischen FPPTs und Ärzten 0,76 (95 %-KI 0,68–0,85, n = 1.108). Das gepoolte Kappa für die Übereinstimmung der chirurgischen Triage betrug bei hoher Evidenz 0,71 (95 %-KI 0,63–0,78, n = 1 128). Auf der Grundlage von Belegen mit mittlerer Evidenz führte die FPP-Behandlung zu einer vergleichbaren oder stärkeren Verringerung der Schmerzen (Mittelwertdifferenz, MD –0,92 von 10; 95 %-KI –1,75 bis –0,10, n = 494) im Vergleich zur üblichen medizinischen Versorgung bei der mittelfristigen Nachbeobachtung. Auf der Grundlage von Belegen mit geringer Evidenz führte die FPP-Behandlung zu einer vergleichbaren oder stärkeren Verringerung der Behinderung (standardisierte Mittelwertdifferenz, SMD –0,31, 95 %-KI –0,67–0,04, n = 535) im Vergleich zur üblichen medizinischen Versorgung bei der mittelfristigen Nachbeobachtung.

Schlussfolgerung
Die Übereinstimmung zwischen FPPTs und Ärzten ist wahrscheinlich sowohl gut bis sehr gut bei der Diagnose als auch gut bis sehr gut bei der chirurgischen Triage von Erkrankungen des Bewegungsapparats. Patienten mit Muskel-Skelett-Erkrankungen, die im Rahmen eines FPP-Versorgungsmodells behandelt werden, geben wahrscheinlich eine vergleichbare oder stärkere Verringerung ihrer Schmerzen und Behinderungen im Vergleich zur üblichen medizinischen Versorgung an.

3.2 Kommentar

3.2.1 Zusammenfassung

Die Studie evaluierte die Übereinstimmung zwischen fortgeschrittenen Physiotherapeuten und Ärzten bei der Diagnose und Triage von muskuloskelettalen Erkrankungen und verglich die klinische Wirksamkeit eines fortschrittlichen Physiotherapiepraktik-Versorgungsmodells mit der üblichen medizinischen Versorgung.

Die Metaanalyse von 19 Übereinstimmungsstudien und 6 randomisierten kontrollierten Studien mit 1.745 resp. 1.960 Teilnehmern zeigten eine gute bis sehr gute Übereinstimmung (Kappa-Werte: 0,76 für die Diagnose, 0,71 für die chirurgische Triage). Die FPP-Versorgung führte im Vergleich zur üblichen medizinischen Versorgung zu vergleichbaren oder größeren Reduktionen von Schmerzen (MD –0,92, 95 %-KI –1,75 bis –0,10) und Beeinträchtigungen (SMD –0,31, 95 %-KI –0,67 bis 0,04) bei der mittelfristigen Nachuntersuchung.

Somit wurde festgestellt, dass FPPTs muskuloskelettale Erkrankungen mit guter bis sehr guter Übereinstimmung diagnostizieren und triagieren konnten. Patientinnen und Patienten in einem FPP-Versorgungsmodell erlebten eine vergleichbare oder bessere Reduktion von Schmerzen und Beeinträchtigungen im Vergleich zur ÜMV.

3.2.2 Praxistipp

Aus den Ergebnissen wird deutlich, dass sich Physiotherapeutinnen und Physiotherapeuten, die die nötigen Kompetenzen für eine Diagnosestellung und Triagierung als Teil ihres Studiums erworben haben, keinesfalls scheuen sollten, den deutschen „Direct Access" auch entsprechend in der Praxis umzusetzen, sobald dieser eingeführt werden sollte.

3.2.3 Wissenschaftliche Einordnung

In Studien sowohl im Ausland als auch im Inland wurde gezeigt, dass Physiotherapeutinnen und Physiotherapeuten in einem „Direct Access"-Modellprojekt durch ihre Fähigkeiten eine deutliche Verbesserung in der Patientenversorgung erreichen konnten (Marks et al., 2017; Räbiger, 2017). Weitere nationale Studien konnten zeigen, dass die Forderungen nach mehr Autonomie und Anerkennung der Kompetenzen von Physiotherapeutinnen lauter werden (Räbiger und Schmidt, 2018, S. 7). Die Frage, wie dieser Kompetenzzuwachs zukünftig umgesetzt werden kann und ob ein ganzheitlicher Direktzugang in der Physiotherapie eingeführt wird, ist derzeit noch offen. Ein wichtiger Schritt in Richtung eigenverantwortliches Arbeiten ist aus Expertensicht jedoch die Akademisierung des Berufsstandes. Dies wurde kürzlich vom Wissenschaftsrat gegenüber dem Deutschen Ärzteblatt zum Ausdruck gebracht und ein dringender Handlungsbedarf für eine solche Maßnahme identifiziert (aerzteblatt.de, 2023).

TAKE HOME MESSAGE

Somit ist es sinnvoll, wenn sich Physiotherapeutinnen und Physiotherapeuten darauf vorbereiten, dass in Zukunft Veränderungen bevorstehen. Hierzu sollten sich physiotherapeutische Fachkräfte eine fundierte Grundlage aneignen und eine Meinung bilden, damit sie auf Diskussionen mit Kollegen, Patienten und anderen Professionen vorbereitet sind. Zusätzlich ist dies sinnvoll, damit die Anpassungen in der Praxis frühzeitig überlegt werden können und die Gestaltung der physiotherapeutischen Zukunft bedacht geschehen kann.

LITERATUR

aerzteblatt.de, 2023. Wissenschaftsrat für stärkere Akademisierung der Gesundheits-Fachberufe. https://www.aerzteblatt.de/nachrichten/146808/Wissenschaftsrat-fuer-staerkere-Akademisierung-der-Gesundheitsfachberufe (letzter Zugriff: 17.04.2024)

Gill, T. K., Mittinty, M. M., March, L. M., Steinmetz, J. D. et al. (2023). Global, regional, and national burden of other musculoskeletal disorders, 1990–2020, and projections to 2050: a systematic analysis of the Global Burden of Disease Study 2021. Lancet Rheumatol. 5, e670–e682. https://doi.org/10.1016/S2665-9913(23)00232-1

Greathouse, D. G., Schreck, R. C., Benson, C. J. (1994). The United States Army Physical Therapy Experience: Evaluation and Treatment of Patients With Neuromusculoskeletal Disorders. J. Orthop. Sports Phys. Ther. 19, 261–266. https://doi.org/10.2519/jospt.1994.19.5.261

Knebel, C., Ertl, M., Lenze, U., Suren, C. et al. (2021). COVID-19-related cancellation of elective orthopaedic surgery caused increased pain and psychosocial distress levels. Knee Surg. Sports Traumatol. Arthrosc. 29, 2379–2385. https://doi.org/10.1007/s00167-021-06529-4

Lafrance, S., Demont, A., Thavorn, K. et al. (2021). Economic evaluation of advanced practice physiotherapy models of care: a systematic review with meta-analyses. BMC Health Serv. Res. 21, 1214. https://doi.org/10.1186/s12913-021-07221-6

Marks, D., Comans, T., Bisset, L., Scuffham, P. A. (2017). Substitution of doctors with physiotherapists in the management of common musculoskeletal disorders: a systematic review. Physiotherapy 103, 341–351. https://doi.org/10.1016/j.physio.2016.11.006

Matifat, E., Méquignon, M., Cunningham, C., Blake, C.et al. (2019). Benefits of Musculoskeletal Physical Therapy in Emergency Departments: A Systematic Review. Phys. Ther. 99, 1150–1166. https://doi.org/10.1093/ptj/pzz082

McIntyre, D., Chow, C. K. (2020). Waiting Time as an Indicator for Health Services Under Strain: A Narrative Review. Inq. J. Health Care Organ. Provis. Financ. 57, 004695802091030. https://doi.org/10.1177/0046958020910305

Räbiger, J. (2017). Hohe Patientenzufriedenheit. VPTMAGAZIN 2017, 12–13.

Scheel, K. (2012). Modellvorhaben: Physiotherapie zwischen Autonomie und Fremdkontrolle. Public Health Forum 20, 20–21. https://doi.org/10.1016/j.phf.2012.10.006

Tawiah, A. K., Desmeules, F., Finucane, L. et al. (2021). Advanced practice in physiotherapy: a global survey. Physiotherapy 113, 168–176. https://doi.org/10.1016/j.physio.2021.01.001

Sven Karstens

KAPITEL 4

Selbstmanagement in der physiotherapeutischen Behandlung von Patientinnen und Patienten mit Kreuzschmerzen

4.1 Einleitung

Aktuelle Behandlungskonzepte zum nicht spezifischen Kreuzschmerz fordern ein biopsychosoziales Verständnis der Fähigkeiten und Beeinträchtigungen der Patientinnen und Patienten. Dies schließt neben somatischen und sozialen auch psychische Faktoren wie beispielsweise die Selbstwirksamkeit ein (BÄK/KBV/AWMF, 2017). „Selbstwirksamkeitserwartung wird definiert als die subjektive Gewissheit, neue oder schwierige Anforderungssituationen auf Grund eigener Kompetenz bewältigen zu können" (Schwarzer und Jerusalem, 2002). In der physiotherapeutischen Behandlungsplanung und -durchführung sollten solche Aspekte entsprechend Berücksichtigung finden (Didion et al., 2023). Es gilt, das Selbstmanagement der Patientinnen und Patienten gezielt zu fördern.

Monk, Sole, Perry Physiotherapists' attitudes and beliefs about self-management as part of their management for low back pain. In Musculoskelet Sci Pract. 2023 Apr:64:102727. Epub 2023 Feb 14. https://doi.org/10.1016/j.msksp.2023.102727

Abstract

Physiotherapists' attitudes and beliefs about self-management as part of their management for low back pain

Hintergrund

Es wird eine Diskrepanz zwischen Forschungsergebnissen und der klinischen physiotherapeutischen Praxis zur Unterstützung des Selbstmanagements bei Menschen mit Kreuzschmerzen wahrgenommen (Lumbalgie; „lower back pain", LBP).

Ziel

Ziel dieser Studie war es, das Verständnis von Physiotherapeuten für LBP zu erforschen, ihr Wissen über Selbstmanagementkonzepte zu ermitteln und ihre Einstellungen und Überzeugungen zur Unterstützung des Selbstmanagements bei LBP in der gegenwärtigen Physiotherapiepraxis im privaten und stationären Bereich zu untersuchen.

Studiendesign

Zur Anwendung kam die qualitative Methode der interpretativen Deskription, was eine eingehende Analyse der Daten für die klinische Praxis bedeutet.

Methoden

Per Videokonferenz wurden semi-strukturierte Interviews mit Physiotherapeuten in ganz Neuseeland durchgeführt. Die Daten wurden analysiert und die Themen festgelegt.

Ergebnisse

17 Physiotherapeuten (Alter: 24–65 Jahre) mit einer Berufserfahrung zwischen 1 und > 40 Jahren nahmen teil. 4 Hauptthemen wurden definiert: 1) Entwicklung des Verständnisses von LBP, 2) Zuweisung von Verantwortung, 3) Bedeutung von Selbstmanagement, 4) Verständnis von Selbstmanagement.

Schlussfolgerung

Neue Erkenntnisse aus dieser Untersuchung zeigen Beispiele für Einstellungen und Überzeugungen, die bestimmen, wann und wie Selbstmanagement von Menschen mit LBP umgesetzt wird. Aufgrund dieser Einstellungen und Überzeugungen bieten Physiotherapeuten Menschen mit Lumbalgie möglicherweise nicht konsequent Unterstützung beim Selbstmanagement an. Die Teilnehmer hatten ein gutes Verständnis von LBP, aber es fehlte ihnen an aktuellem Wissen über dessen natürlichen Verlauf, und sie neigten dazu, die Verantwortung für anhaltende oder wiederkehrende Episoden den Betroffenen selbst zuzuschreiben.

Physiotherapeuten sollten dazu ermutigt werden, ihre Erwartungshaltung an die Genesung von LBP durch die Berücksichtigung aktueller Forschungsergebnisse zu untermauern. Weitere Schulungen hinsichtlich der Rolle von Physiotherapeuten bei der Unterstützung des Selbstmanagements, zu den Kernkomponenten des Selbstmanagements einschließlich der Interaktion sowie die Reflexion über individuelle unbewusste Voreingenommenheit sollten gefördert werden.

4.2 Kommentar

4.2.1 Zusammenfassung

Selbstmanagement als Therapieansatz bedeutet, „... dass Klienten zu besserer Selbststeuerung angeleitet und möglichst aktiv zu einer eigenständigen Problembewältigung fähig werden. Wenn dieser systematische Lern- und Veränderungsprozess erfolgreich abläuft, sind Klienten (wieder) in der Lage, ihr Leben ohne externe professionelle Hilfe in Einklang mit ihren Zielen zu gestalten" (Kanfer et al., 2012; S. 5). Oder wie es eine Studienteilnehmerin aus der Arbeit von Monk et al. (2023) beschreibt: "[...] give a man a fish, you feed him for a day; teach a man to fish, you feed him for life."

Monk et al. (2023) untersuchen, welches Verständnis Physiotherapeutinnen und Physiotherapeuten zum Kreuzschmerz haben, ihr Wissen über Selbstmanagementkonzepte und ihre Einstellungen und Überzeugungen dazu, wie sie das Selbstmanagement in der Praxis fördern können. Erarbeitet wurden vier übergeordnete Themenfelder (s. oben). Hierauf aufbauend zeigen die Autorinnen, dass das biopsychosoziale Paradigma einerseits durch Physiotherapeutinnen und Physiotherapeuten Anerkennung findet, aktuelle Forschungserkenntnisse zur Unterstützung des Selbstmanagements in der Praxis aber umfassender Berücksichtigung finden sollten.

4.2.2 Praxistipp

Monk et al. (2023) selbst leiten aus ihren Ergebnissen verschiedene Kernbotschaften ab. Konkret mit Bezug zum Selbstmanagement stellen sie fest, dass Physiotherapeutinnen und Physiotherapeuten wissen sollten, was Selbstmanagement bedeutet und wie sie Selbstmanagementstrategien vermitteln können. Sie fordern, dass Strategien zur Förderung von Selbstmanagement mehr umfassen sollen als Edukation und die Vermittlung von Eigenübungen. Diese beiden Aspekte zeigten sich in ihren Interviews als derzeit dominant.

Um die Selbstwirksamkeit zu fördern, ist es wichtig, eine aktivierende und patientenzentrierte Therapie zu gestalten. Patientinnen und Patienten sind dabei als gleichgestellte Partnerinnen und Partner in der Therapie zu verstehen (Coulter and Oldham, 2016). Dies steht im Gegensatz zu Aussagen von Teilnehmenden aus der vorgestellten Studie, die sich als Problemlöser („the fixer") bezeichneten. Die Therapeutin bzw. der Therapeut nimmt zur Förderung der Selbstwirksamkeit eher eine Rolle als Coach ein. Die Autorinnen regen in diesem Zusammenhang an, die eigene Einstellung zur Therapie zu reflektieren (Monk et al., 2023).

Zentrale therapeutische Prinzipien, auf die die Autorinnen explizit hinweisen, sind die Entscheidungsfindung (auch im partizipativen Sinne) sowie die strukturierte Arbeit an Problemlösungsstrategien, Ressourcennutzung, Handlungsplanung, Reflexion und Verhaltensänderung (Monk et al., 2023). Sie propagieren, Selbstmanagement als einen Ansatz zu verstehen, der mit allen therapeutischen Handlungen verflochten wird. Therapieinhalte werden beispielsweise verstärkt gemeinsam gewählt, oder die Arbeit an häuslichen Übungen wird gezielt mit der Arbeit an Problemlösungsstrategien und mit eigenen Ressourcen verbunden.

Patientinnen und Patienten wünschen sich regelhaft Informationen zur „eigentlichen Ursache" ihrer Beschwerden (Karstens et al., 2020). Monk et al. (2023) beschreiben das Eingehen auf dieses Bedürfnis als eine wichtige Grundlage dafür, das Selbstmanagement verbessern zu können. Sie heben dabei den Spagat hervor, den Patientinnen und Patienten eine Erklärung für die Ursache ihrer Beschwerden zu geben, ohne den Gedanken der „nicht spezifischen" Kreuzschmerzen zu missachten. Hilfestellungen hierzu geben beispielsweise die Arbeiten von Moseley und Butler (2015).

Über das Selbstmanagement hinausgehend sprechen Monk et al. (2023) die Vorstellungen von Physiotherapeutinnen und Physiotherapeuten zum natürlichen Verlauf der Beschwerden an. Informationen zur Prognose beeinflussen die Erwartungen der Patientinnen und Patienten und damit auch ihr Selbstwirksamkeitserleben. Die Autorinnen beschreiben, dass nur ein Drittel der Menschen mit Kreuzschmerzen eine zügige Genesung erfährt (Downie et al., 2016), und stellen dem die heterogenen Perspektiven ihrer Teilnehmenden und insbesondere die Vorstellung von Kreuzschmerzen als selbstlimitierend gegenüber. Dies führt zu dem Appell, sich intensiv mit aktuellen Erkenntnissen zum natürlichen Verlauf auseinanderzusetzen.

4.2.3 Wissenschaftliche Einordnung

Bei der vorgestellten Arbeit handelt es sich um eine qualitative Studie. Für die Ergebnisse ist kein Anspruch auf Repräsentativität zu stellen, sie zeigen aber sehr gut die Komplexität der Thematik auf. Die Umsetzung der Arbeit erfüllt hohe methodische Ansprüche. Die angewendete Interpretative Deskription ist ein eher jüngerer analytischer Ansatz, dessen Entwicklung explizit der Zweck zugrunde gelegt wurde, praktisches Handeln zu beeinflussen (Thorne et al., 1997). Die Ergebnisse spiegeln dies wider. Zugleich akzeptiert der Ansatz den starken Einfluss, den die Untersucherinnen auf die herausgearbeiteten Themen nehmen. Dies kann einerseits im Ergebnisteil der Arbeit nachvollzogen werden, andererseits begegnen die Untersucherinnen diesem Umstand, indem sie, dem Anspruch an qualitative Arbeiten entsprechend, die jeweils eigene Person vorstellen und im Verlauf der Studie kontinuierlich Selbstreflexionen durchführen. Die Erstautorin ist selbstständige Physiotherapeutin mit über 30 Jahren Erfahrung in der Behandlung von Patientinnen und Patienten mit Beschwerden im Bereich des Bewegungsapparats. Sie selbst legt in der Praxis großen Wert auf Selbstmanagement. Dies harmoniert auch mit ihrer Qualifikation als McKenzie-Therapeutin. Die vorgestellte Arbeit ist ihre Masterarbeit.

Die Anzahl der Teilnehmenden ist mit 17 gut geeignet gewesen, das Thema in seiner Breite zu erfassen. Weiter gefördert wurde dies durch die Rekrutierung über diverse Institutionen und in verschiedenen Settings. Zukünftig wäre es interessant, die Förderung von Selbstwirksamkeit durch Physiotherapeutinnen und Physiotherapeuten noch unmittelbarer in der praktischen Umsetzung zu erfassen und zu analysieren.

TAKE HOME MESSAGE

- Selbstmanagement ist in der Therapie gezielt zu fördern.
- Es sollte mit allen therapeutischen Handlungen verflochten werden.
- Der Gedanke der „nicht spezifischen" Kreuzschmerzen sollte bei der Besprechung möglicher Ursachen beachtet werden.

LITERATUR

BÄK/KBV/AWMF. 2017. *Bundesärztekammer/ Kassenärztliche Bundesvereinigung/ Arbeitsgemeinschaft der Wissenschaftlichen Medizinischen Fachgesellschaften: Nationale VersorgungsLeitlinie Kreuzschmerz – Langfassung. 2. Aufl. Version 1* [Online]. Available: http://www.versorgungsleitlinien.de/themen/kreuzschmerz [Accessed 20.01.2024].

COULTER, A. & OLDHAM, J. 2016. Person-centred care. What is it and how do we get there? *Future hospital journal* 3, 114–116.

DIDION, N., KRAMP, A. & KARSTENS, S. 2023. Der Einfluss von Selbstwirksamkeit auf die tägliche Bewältigung von Schmerzen bei Patient*innen mit muskuloskelettalen Beschwerden. Eine qualitative Synthese. physioscience.

DOWNIE, A. S., HANCOCK, M. J., RZEWUSKA, M., WILLIAMS, C. M., LIN, C. C. & MAHER, C. G. 2016. Trajectories of acute low back pain: a latent class growth analysis. *Pain,* 157, 225–234.

KANFER, F. H., REINECKER, H. & SCHMELZER, D. 2012. Selbstmanagement-Therapie. Ein Lehrbuch für die klinische Praxis. *SpringerLink.* 5., korrigierte und durchgesehene Auflage ed. Heidelberg: Springer.

KARSTENS, S., LANG, S. & SAUNDERS, B. 2020. Patients' Views on the Implementation Potential of a Stratified Treatment Approach for Low Back Pain in Germany. A Qualitative Study. *Health Serv Insights,* 13, 1178632920977894.

MONK, C., SOLE, G. & PERRY, M. 2023. Physiotherapists' attitudes and beliefs about self-management as part of their management for low back pain. *Musculoskeletal Science and Practice,* 64, 102727.

MOSELEY, G. L. & BUTLER, D. S. 2015. Fifteen Years of Explaining Pain. The Past, Present, and Future. *J Pain,* 16, 807–13.

SCHWARZER, R. & JERUSALEM, M. 2002. Das Konzept der Selbstwirksamkeit. In: JERUSALEM, M. & HOPF, D. (eds.) *Selbstwirksamkeit und Motivationsprozesse in Bildungsinstitutionen.* Weinheim: Beltz.

THORNE, S., KIRKHAM, S. R. & MACDONALD-EMES, J. 1997. Interpretive description: a noncategorical qualitative alternative for developing nursing knowledge. *Research in* nursing *& health,* 20, 169–77.

Michael Jöbges

KAPITEL 5

Konsentierung eines didaktischen Modells zur gemeinsamen Entscheidungsfindung („shared decision making“)

5.1 Einleitung

Das Therapeut-Patient-Verhältnis befindet sich in einem Wandel. Gemeinsame Entscheidungsfindung im englischen „shared decision making“ spiegelt diesen Wandel wider. Er ist gekennzeichnet durch intensive und informierte Beteiligung der Patientinnen und Patienten an Entscheidungen. Dies entspricht im Prinzip bereits jetzt dem Selbstbild der meisten Therapeutinnen und Therapeuten und auch Ärztinnen und Ärzte. Doch wie informiert man Patientinnen und Patienten gut und trifft gemeinsam Entscheidungen? Eine didaktische Hinführung zu diesem Themenkomplex findet in den wenigsten Ausbildungen bzw. Studiengängen statt.

Trudy van Weijden stellte im Rahmen des „International Congress on Neurorehabilitation and Neural Repair“ 2023 in Maastricht ein Modell mit drei Bestandteilen eines Shared-decison-making-Prozesses vor. In diesem Artikel wird die Entwicklung dieses Modells nachvollziehbar gemacht (Elwyn et al., 2017).

Elwyn G, Durand MA, Song J et al. A three-talk model for shared decision making: multistage consultation process. BMJ. 2017; 359: j4891. http://dx.doi.org/10.1136/bmj.j4891

Abstract

A three-talk model for shared decision making: multistage consultation process

Ziele

Überarbeitung eines bestehenden Drei-Gespräche-Modells, um zu ermitteln, wie eine gemeinsame Entscheidungsfindung erreicht werden kann, und Konsultation der relevanten Interessengruppen zur Aktualisierung und zum Erhalt einer breiteren Beteiligung.

Design

Mehrstufiger Beratungsprozess.

Setting

Gruppe von Schlüsselinformanten, Interessengemeinschaften und Umfrage in klinischen Fachkreisen.

Teilnehmer

19 Schlüsselinformanten, 153 Antworten von Mitgliedern aus verschiedenen Interessengemeinschaften und 316 Antworten auf eine Online-Umfrage von medizinisch qualifizierten Klinikern aus 6 Fachgebieten.

Ergebnisse

Nach ausführlicher Beratung in 3 Schritten überarbeiteten wir das Drei-Gespräche-Modell, indem wir eine Gesprächskategorie änderten, die Notwendigkeit hinzufügten, die Ziele des Patienten zu eruieren, eine klare Reihe von Aufgaben für jede Gesprächskategorie bereitstellten und vorgeschlagene Unterlagen zur Veranschaulichung der einzelnen Schritte integrierten. Es wird ein neues Drei-Gespräche-Modell für die gemeinsame Entscheidungsfindung vorgeschlagen, das auf einem „Teamgespräch“, einem „Optionsgespräch“ und einem „Entscheidungsgespräch“ basiert, um einen Prozess der Zusammenarbeit und Beratung darzustellen. In Teamgesprächen wird betont, dass die Patienten unterstützt werden müssen, wenn sie auf ihre Wahlmöglichkeiten aufmerksam gemacht werden, und dass ihre Ziele ermittelt werden müssen, um den Entscheidungsprozess zu steuern. Der Begriff „Optionsgespräch“ impliziert, Alternativen zu vergleichen unter Berücksichtigung der Grundsätze der Risikokommunikation. Unter Entscheidungsfindung versteht man die Aufgabe, Entscheidungen zu treffen, die die informierten Präferenzen der Patienten widerspiegeln und die von der Erfahrung und dem Fachwissen der Gesundheitsfachkräfte geleitet werden.

Schlussfolgerungen

Das überarbeitete Drei-Gespräche-Modell der gemeinsamen Entscheidungsfindung beschreibt Gesprächsschritte, die mit der Unterstützung bei der Vorstellung von Optionen beginnen, gefolgt von Strategien zum Vergleich und zur Erörterung von Kompromissen, bevor eine Beratung auf der Grundlage informierter Präferenzen erfolgt.

5.2 Kommentar

5.2.1 Zusammenfassung

In einem mehrschrittigen Prozess erfolgte unter Beteiligung von zahlreichen Akteuren des Gesundheitssystems in Großbritannien und den USA die Konsentierung eines didaktisch sinnvollen Modells von „shared decision making".

Der erste Schritt „Team Talk" (Teamgespräch) erklärt Patientinnen und Patienten, dass eine Entscheidung zu treffen ist und dass diese Entscheidung gemeinsam getroffen werden soll. Hierbei übernehmen die Patientinnen und Patienten auch einen Teil der Entscheidungsverantwortung. Damit dieser Prozess gelingen kann, ist ein gegenseitiges Vertrauensverhältnis notwendig. Ebenso notwendig ist, dass Patientinnen und Patienten ihre Ziele, Werte, Einstellungen und Vorlieben reflektieren und man sie in dem ganzen Entscheidungsfindungsprozess der therapeutischen Unterstützung versichert.

Im zweiten Teil „Option Talk" (Optionsgespräch) werden dann die verschiedenen alternativen Entscheidungsmöglichkeiten dargestellt. Wichtig ist es in diesem Zusammenhang, realistisch den Nutzen (wird gern von ärztlicher/Therapeutenseite überbewertet) und den notwendigen Aufwand bzw. die bestehenden Risiken (wird von Ärzten/Therapeuten manchmal unterschätzt) darzustellen.

Im dritten Teil „Decision Talk" (Entscheidungsgespräch) wird dann eine gemeinsame Entscheidung herbeigeführt. Wichtig in diesem Kontext ist die informierte Patienteneinschätzung der Situation auf der Basis der eigenen Ziele, Werte, Einstellungen und Vorlieben.

5.2.2 Praxistipp

Das vorgestellte Modell einer gemeinsamen Entscheidungsfindung ist sehr allgemein gehalten. Im Praxisalltag muss es natürlich gemäß dem vorhandenen Bedingungsgefüge gelebt werden. Gelegentlich hört man, dass diese Form der Entscheidungsfindung in unserem durchgetakteten klinischen Alltag schwierig zu realisieren sei.

Dem möchte ich einerseits entgegenhalten, dass natürlich nicht jede Entscheidung ein solch umfassendes Vorgehen benötigt. Einige Entscheidungen könnten aber sehr sinnvoll in einem solchen Prozess abgebildet werden. Hier denke ich z. B. an die Therapie einer zentralen Parese, in deren Rahmen die Fragestellung auftreten kann: „Arbeitet man in der Zukunft weiter restitutiv oder wählt man einen Ansatz, der auf Kompensation setzt?"

Patientinnen und Patienten haben das Recht, dass ihre Ziele, Werte und Einstellungen informiert in die Entscheidungen einfließen. Sie belohnen eine solche Entscheidungsfindung mit einer guten Compliance.

5.2.3 Wissenschaftliche Einordnung

Elwyn et al. zeigen in diesem Artikel Möglichkeiten auf, wie unter Einbeziehung von Akteuren aus dem Gesundheitswesen Kommunikationsmodelle entwickelt und konsentiert werden können. Dies ist ein sehr aufwendiger und zeitintensiver Prozess. Das hier vorgestellte generische Modell hat den Vorteil der Anwendbarkeit in vielfältigen Situationen. Ein wichtiges und von den Autorinnen und Autoren selbst auch vorgeschlagenes Forschungsziel ist die zusätzliche und explizite Einbeziehung von Patientinnen und Patienten, um ggf. dieses Modell weiter zu modifizieren.

Eine wissenschaftliche Aufgabe für die neurologische Rehabilitation kann aber auch sein, Unterstützungsmaterialien für diesen Prozess zu entwickeln. Hierbei wären zum einen Materialien denkbar, die auch neurologischen Patientinnen und Patienten bei der Reflexion ihrer eigenen Werte, Ziele und Einstellungen helfen, zum anderen könnten für bestimmte häufig wiederkehrende Situationen zusätzliche Informationsmaterialien entwickelt werden, die angemessen über Nutzen und Aufwand/Risiken informieren. Ein Cochrane Review zum Einsatz solcher Entscheidungshilfen für Patientinnen und Patienten wurde z. B. von Stacey verfasst (Stacey et al., 2017).

TAKE HOME MESSAGE

Gemeinsame Entscheidungsfindung („shared decision making") ist sinnvoll und wird mit einer hohen Adhärenz belohnt. Diese kann – gerade bei komplexen Erkrankungen – in einem neuartigen dreistufigen didaktischen Ansatz erfolgen:

1. Team Talk (Ziele erfragen),
2. Option Talk (Optionen vorstellen, Risiken abwägen),
3. Decision Talk (Entscheidung herbeiführen).

LITERATUR

ELWYN, G., DURAND, M. A., SONG, J., AARTS, J., BARR, P. J., BERGER, Z., COCHRAN, N., FROSCH, D., GALASINSKI, D., GULBRANDSEN, P., HAN, P. K. J., HARTER, M., KINNERSLEY, P., LLOYD, A., MISHRA, M., PERESTELO-PEREZ, L., SCHOLL, I., TOMORI, K., TREVENA, L., WITTEMAN, H. O. & VAN DER WEIJDEN, T. 2017. A three-talk model for shared decision making: multistage consultation process. *BMJ*, 359, j4891.

STACEY, D., LEGARE, F., LEWIS, K., BARRY, M. J., BENNETT, C. L., EDEN, K. B., HOLMES-ROVNER, M., LLEWELLYN-THOMAS, H., LYDDIATT, A., THOMSON, R. & TREVENA, L. 2017. Decision aids for people facing health treatment or screening decisions. *Cochrane Database Syst Rev*, 4, CD001431.

II Schmerz

KAPITEL

6

Dominik Heußner

Klinische Relevanz in Studien zu Interventionen bei chronischen unspezifischen Rückenschmerzen

6.1 Einleitung

Chronischer unspezifischer Rückenschmerz (CLBP) ist eins der weltweit häufigsten Störungsbilder mit großem Einfluss auf die körperliche, emotionale und soziale Funktion von Betroffenen. Aufgrund dieser Komplexität findet sich in der Literatur eine Vielzahl von Untersuchungen zu Behandlungs- und Präventionsmaßnahmen von CLBP (Artus et al., 2010; Ferreira et al., 2023).

Ziel dieser Studien ist es, Informationen zum klinischen Nutzen solcher Interventionen zu liefern. Ein Nutzen (oder Schaden) ist dann vorhanden, wenn ein positiver (oder negativer) Effekt erzielt wird, der bedeutsam für die Zielgruppe der Intervention – die Patientinnen und Patienten – ist (Walton et al., 2015). Zur Abbildung des Behandlungsnutzens ist eine sorgfältige Studienplanung notwendig. Dazu gehören z. B. die Auswahl des Studiendesigns, der zu messenden Ergebnisparameter und zugehöriger Messinstrumente sowie die Beurteilung der klinischen Relevanz der Studienergebnisse. Die klinische Relevanz ist hilfreich bei der Entscheidung, ob eine Gesundheitsmaßnahme in der Versorgung angewendet werden soll oder nicht. Sie gibt an, wie relevant der Unterschied der Ergebnisse zwischen Experimental- und Kontrollgruppe einer Studie aus Sicht verschiedener Interessengruppen ist (z. B. Patientinnen und Patienten, Forschende, Kostenträger).

Zur Beurteilung der klinischen Relevanz gibt es verschiedene Methoden. Die wohl bekannteste ist die sog. „minimal important difference", die jedoch einige Kritikpunkte aufweist. Eine Alternative stellt die Schätzung des „smallest worthwhile effect" (SWE) dar.

Innocenti T, Schleimer T, Salvioli S et al. In trials of physiotherapy for chronic low back pain, clinical relevance is rarely interpreted, with great heterogeneity in the frameworks and thresholds used: a meta-research study. In: J Physiother. 2024; 70 (1): 51–64. https://doi.org/10.1016/j.jphys.2023.11.007

Abstract

In trials of physiotherapy for chronic low back pain, clinical relevance is rarely interpreted, with great heterogeneity in the frameworks and thresholds used: a meta-research study

Fragestellungen
Wie interpretieren die Autoren randomisierter kontrollierter Studien (RCTs) die klinische Relevanz von Auswirkungen physiotherapeutischer Maßnahmen im Vergleich zu keiner Intervention auf die Schmerzintensität, die körperliche Funktion und die Zeit bis zur Genesung bei Menschen mit chronischen Kreuzschmerzen („chronic lower back pain")? Wie kann die klinische Relevanz basierend auf dem verfügbaren Schwellenwert des kleinsten lohnenden Effektes („smallest worthwile effect") für diesen Vergleich neu interpretiert werden? Sind die Studien in diesem Bereich ausreichend aussagekräftig?

Studiendesign
Durchgeführt wurde eine Querschnitts-Meta-Forschungsstudie.

Teilnehmer
Menschen mit chronischen Kreuzschmerzen (CLBP).

Ergebnisbezogene Maßnahmen
Schmerzintensität, körperliche Funktion und Zeit bis zur Genesung.

Ergebnisse
Diese Untersuchung umfasste 23 RCTs mit 1.645 Teilnehmern. 22 bzw. 18 Studien wurden in die Analyse der Schmerzintensität bzw. der körperlichen Funktion einbezogen. In keiner Studie wurde die Zeit bis zur Genesung untersucht. 16 Studien berichteten über unterschiedliche Schwellenwerte für die Interpretation der klinischen Relevanz von körperlicher Funktion und Schmerzintensität. In 5 Studien wurden Diskrepanzen zwischen der Interpretation anhand des minimalen wichtigen Unterschieds und den SWE-Werten festgestellt. Die Aussagekraft der Studien reichte von 9–98 %, wobei nur 4 Studien eine Aussagekraft von über 80 % aufwiesen.

Schlussfolgerung
Der klinischen Relevanz von RCTs, die Physiotherapie mit keiner Intervention bei CLBP vergleichen, wird nur wenig Aufmerksamkeit geschenkt. Darüber hinaus sind die verwendeten Settings und Schwellenwerte sehr heterogen. Künftige Studien sollten Patienten und Ärzte darüber informieren, ob die Wirkung einer Intervention einen ausreichenden Nutzen bringt, und dabei einen zuverlässigen und umfassenden Ansatz wie die verfügbaren SWE-Schätzungen verwenden.

Studienregistrierung
media https://doi.org/10.1101/2022.12.14.22283454.

6.2 Kommentar

6.2.1 Zusammenfassung

Die Arbeit von Innocenti et al. (2023) wurde nach den Kriterien des etablierten PRISMA-Statements für metaepidemiologische Studien angefertigt. Bei der Durchsuchung von 4 Datenbanken sowie grauer Literatur konnten 23 randomisierte kontrollierte Studien mit insgesamt 30 zulässigen Vergleichen (Physiotherapie vs. keine Intervention) identifiziert werden. Zunächst wurde geprüft, ob die klinische Relevanz der Studienergebnisse (Schmerzstärke, körperliche Funktionsfähigkeit, Zeit bis zur Genesung) auf Basis einer vorab festgelegten Definition interpretiert worden sind. Danach wurde die klinische Relevanz mithilfe der SWE-Schätzung neu interpretiert und verglichen.

Die Ergebnisse zeichnen sich durch *starke Heterogenität* aus: Zwar wurde in allen Studien ein einheitlicher Schwellenwert für die statistische Signifikanz bestimmt (α=0,05). Jedoch gab nur ein Teil der Studien vorab einen Schwellenwert für die Interpretation der klinischen Relevanz an. Für deren Berechnung wurde dann wiederum eine Vielzahl verschiedener Methoden genutzt. Bei Neuinterpretation mithilfe des SWE änderte sich die klinische Relevanz in vielen Fällen zu relevant bzw. nicht relevant.

Die Definition der Ergebnisparameter als primär bzw. sekundär fand ebenfalls meistens nicht statt, und auch der Stichprobenumfang war selten groß genug, sodass die Studien als „underpowered" eingestuft wurden.

6.2.2 Praxistipp

Der Tipp für klinische und wissenschaftliche Praxis heißt: „Vorsicht walten lassen" – und zwar bei der Interpretation von Studienergebnissen. Der vorgestellte Artikel zeigt an einem Beispiel eindrücklich, dass die Abbildung eines für Patientinnen und Patienten klinisch relevanten Behandlungsnutzens eine Herausforderung für die Forschung darstellt. Die Interpretation von Gruppenunterschieden spielt dabei eine große Rolle.

Aber auch die Auswahl und Erfassung von Ergebnisparametern hat einen großen Einfluss (Walton et al., 2015). Physiotherapeutinnen und Physiotherapeuten in der klinischen Versorgung, Leitlinienentwicklung, Lehre und Forschung sollten sich mit den Vor- und Nachteilen gängiger statistischer Methoden zur Bewertung der klinischen Relevanz vertraut machen, um die Relevanz der Ergebnisse für den jeweiligen Kontext einordnen zu können. Auch sollten Outcomes und zugehörige Messinstrumente kritisch ins Auge gefasst werden. In der Versorgung gilt des Weiteren das Problem der Generalisierung von Studienergebnissen auf den klinisch präsentierten Einzelfall: Im Rahmen des Clinical Reasoning sollte immer eine Abwägung zwischen Kosten und Nutzen aus Sicht von Behandelnden und Patientinnen und Patienten stattfinden.

6.2.3 Wissenschaftliche Einordnung

In Zeiten des Wandels von Gesundheitssystemen hin zu mehr Patientenzentrierung spielt die Relevanz von Ergebnissen klinischer Studien für Patientinnen und Patienten eine zunehmende Rolle. Mit dem Ziel, diese besser abzubilden, haben in den letzten Jahren in der wissenschaftlichen Literatur mehrere Ansätze an Aufmerksamkeit gewonnen. Ein Beispiel ist der Einsatz von „patient reported outcomes" und „patient reported outcome measures", bei deren Auswahl bzw. Entwicklung ein tiefer Einblick in die Patientensicht durch qualitative Methoden unabdingbar ist (Patrick et al., 2011a, 2011b). Ein weiterer Ansatz ist die Harmonisierung von Studienergebnissen durch Entwicklung und Etablierung von „core outcome sets" (Clarke, 2007).

Die vorgestellte Arbeit beschreibt die Beurteilung der klinischen Relevanz von Studienergebnissen durch den SWE. Dass eine alleinige Diskussion der statistischen Signifikanz hierfür nicht ausreicht, ist schon lange bekannt. Aber auch andere gängige Methoden wie die Berechnung der „minimal important difference", des Cohens d und anderer Effektmaße berücksichtigen meist weder die Unterschiede *zwischen* Gruppen noch die Patientenperspektive. Genau hier kann der „smallest worthwhile effect" eine gute Methode sein, zuverlässige Informationen über die klinische Relevanz von Interventionen bei CLPB zu liefern. Die Anwendung ist auf Vergleiche zwischen physiotherapeutischen Interventionen mit keiner Intervention limitiert, und eine Übertragbarkeit auf das deutsche Gesundheitssystem ist nicht geprüft. Dennoch kann der SWE eine Chance sein, eine Basis für Entscheidungen in der Leitlinienentwicklung oder Gesundheitspolitik zu liefern.

Für gesicherte Interpretation der klinischen Relevanz von Interventionsstudien werden SWE-Schwellenwerte für weitere relevante Störungsbilder und Interventionsvergleiche ebenso benötigt wie eine Evaluation von dessen Aussagekraft. International konsentierte Empfehlungen können dann bei der Etablierung zur einheitlichen Interpretation der klinischen Relevanz hilfreich sein.

TAKE HOME MESSAGE

„Inwiefern können diese Ergebnisse relevant für meine Patientinnen und Patienten sein?" – Diese Frage sollte man sich sowohl bei der Durchführung und Veröffentlichung als auch beim Lesen von klinischen Studien immer stellen. Durch die kritische Auseinandersetzung mit etablierten Methoden zur Ergebniserfassung und -interpretation sowie eine kritische Grundhaltung im Clinical Reasoning können Physiotherapeutinnen und Physiotherapeuten dazu beitragen, Studienergebnisse relevanter für unsere Patientinnen und Patienten zu machen.

LITERATUR

Artus, M., van der Windt, D. A., Jordan, K. P., Hay, E. M., 2010. Low back pain symptoms show a similar pattern of improvement following a wide range of primary care treatments: A systematic review of randomized clinical trials. Rheumatology 49, 2346–2356. https://doi.org/10.1093/rheumatology/keq245.

Clarke, M., 2007. Standardising outcomes for clinical trials and systematic reviews. Trials 8, 1–3. https://doi.org/10.1186/1745-6215-8-39.

Ferreira, M. L., De Luca, K., Haile, L. M. et al. , 2023. Global, regional, and national burden of low back pain, 1990–2020, its attributable risk factors, and projections to 2050: a systematic analysis of the Global Burden of Disease Study 2021. Lancet Rheumatol 5, e316–e329. https://doi.org/10.1016/S2665-9913(23)00098-X.

Innocenti, T., Schleimer, T., Salvioli, S., Giagio, S., Ostelo, R., Chiarotto, A., 2023. In trials of physiotherapy for chronic low back pain, clinical relevance is rarely interpreted, with great heterogeneity in the frameworks and thresholds used: a meta-research study. J Physiother 70, 51–64. https://doi.org/10.1016/j.jphys.2023.11.007.

Patrick, D. L., Burke, L. B., Gwaltney, C. J., Leidy, N. K., Martin, M. L., Molsen, E., Ring, L., 2011a. Content Validity – Establishing and Reporting the Evidence in Newly Developed Patient-Reported Outcomes (PRO) Instruments for Medical Product Evaluation: ISPOR PRO Good Research Practices Task Force Report: Part 1 – Eliciting Concepts for a New PRO Instrument. Value in Health 14, 967–977. https://doi.org/10.1016/j.jval.2011.06.014.

Patrick, D. L., Burke, L. B., Gwaltney, C. J., Leidy, N. K., Martin, M. L., Molsen, E., Ring, L., 2011b. Content Validity – Establishing and Reporting the Evidence in Newly Developed Patient-Reported Outcomes (PRO) Instruments for Medical Product Evaluation: ISPOR PRO Good Research Practices Task Force Report: Part 2 – Assessing Respondent Understanding. Value in Health 14, 978–988. https://doi.org/10.1016/j.jval.2011.06.013.

Walton, M. K., Powers, J. H., Hobart, J., Patrick, D. L., Marquis, P., Vamvakas, S., Isaac, M., Molsen, E., Cano, S., Burke, L. B., 2015. Clinical Outcome Assessments: Conceptual Foundation-Report of the ISPOR Clinical Outcomes Assessment-Emerging Good Practices for Outcomes Research Task Force. Value in Health 18, 741–752. https://doi.org/10.1016/j.jval.2015.08.006.

KAPITEL 7

Tibor M. Szikszay

Evidenz- und Wissensbilanz für die Behandlung von chronischen muskuloskelettalen Schmerzen

7.1 Einleitung

Chronische muskuloskelettale Schmerzen sind weltweit verbreitet und stellen eine enorme Belastung für Betroffene, ihre Familien, die Gesellschaft und die Gesundheitspolitik dar. Um den weiteren Forschungsprozess zu erleichtern, ist es sinnvoll, spezifische Forschungslücken zu identifizieren und die Qualität der bisherigen Forschung zu bewerten. Eine Methode, dies zu tun, ist die Evidenz- und Gap-Map (EGM). Diese Methode bietet eine umfassende Bewertung der gesundheitsbezogenen Evidenz durch die Erstellung systematischer Übersichten. In dieser Arbeit werden EGMs bei muskuloskelettalen Schmerzen untersucht, um künftige Forschung effektiv zu informieren.

Lyng K, Djurtoft C, Bruun M et al. What is known and what is still unknown within chronic musculoskeletal pain? A systematic evidence and gap map. In: Pain. 2023; 164 (7): 1406–1415. https://doi.org/10.1097/j.pain.0000000000002855

Abstract

What is known and what is still unknown within chronic musculoskeletal pain? A systematic evidence and gap map

Evidenz-Maps („evidence and gap maps", EGM) können zur Ermittlung von Lücken in bestimmten Forschungsbereichen verwendet werden und die Ermittlung künftiger Forschungsagenden und -richtungen erleichtern. Gegenwärtig gibt es keine EGMs im weiten Feld der chronischen Schmerzen des Bewegungsapparats bei Erwachsenen.

Ziel

Ziel dieser Studie war es, eine zeitgemäße EGM von Interventionen und Ergebnissen für die Forschung zu chronischen Muskel-Skelett-Schmerzen zu erstellen. Diese EGM stützt sich auf systematische Übersichtsarbeiten über Interventionen, die in den letzten 20 Jahren in wissenschaftlichen Zeitschriften veröffentlicht wurden.

Datenakquisition

Für die Suche nach einzuschließenden Studien wurden Embase, PubMed, die Cochrane Library und PsycINFO verwendet. Die Qualität der eingeschlossenen Reviews wurde mit AMSTAR-II bewertet. Die Interventionen wurden in die Kategorien physische, psychologische, pharmakologische, erzieherische/beratende, interdisziplinäre oder sonstige Maßnahmen eingeteilt. Die Ergebnisse wurden anhand der Empfehlungen der Initiative on Methods, Measurement, and Pain Assessment in Clinical Trials (IMMPACT) kategorisiert. Von 4299 systematischen Reviews wurden 457 berücksichtigt. Bei 50 % dieser Übersichtsarbeiten wurde die Qualität als kritisch niedrig eingestuft, bei 25 % als niedrig, bei 10 % als mäßig und bei 15 % als hoch.

Ergebnisse

Körperliche Interventionen (z. B. Bewegungstherapie) und Patientenschulung waren die häufigsten Maßnahmen, die in 80 % bzw. 20 % der Studien genannt wurden. Die in den systematischen Übersichten am häufigsten berichteten Ergebnisse betrafen Schmerzen (97 %) und körperliche Funktionsfähigkeit (87 %). Nur wenige systematische Übersichten befassten sich mit interdisziplinären Interventionen (3 %) und ökonomischen Ergebnissen (2 %).

Schlussfolgerungen

Diese aktuelle EGM ergab einen geringen Anteil an qualitativ hochwertiger Evidenz für die Behandlung chronischer Muskel-Skelett-Schmerzen. Die EGM macht darüber hinaus deutlich, dass es an qualitativ hochwertiger Forschung mangelt und dass der Schwerpunkt verstärkt auf Interventionen gelegt werden muss, die die gesamte biopsychosoziale Sichtweise chronischer Muskel-Skelett-Schmerzen umfassen.

7.2 Kommentar

7.2.1 Zusammenfassung

Die aktuelle EGM von Lyng et al. (2023) weist darauf hin, dass die Evidenz von hoher Qualität in Bezug auf die Strategien zur Behandlung von chronischen muskuloskelettalen Schmerzen begrenzt ist. Die meisten eingeschlossenen Übersichtsarbeiten konzentrierten sich auf physische Interventionen und die Schmerzintensität als Ergebnisse für die Behandlung. Dabei wurden insbesondere psychologische und interdisziplinäre Interventionen vernachlässigt. Die künftige Forschung sollte auch andere Ergebnisparameter berücksichtigen, wie z. B. unerwünschte Ereignisse, die subjektive Bewertung durch die Teilnehmenden sowie arbeits-, schlaf- und wirtschaftsbezogene Ergebnisse.

7.2.2 Praxistipp

Es wird allgemein propagiert, dass die klinische Praxis in der Physiotherapie evidenzbasiert sein soll. Es zeigen sich jedoch immer wieder erhebliche Schwierigkeiten bei der Umsetzung der evidenzbasierten Praxis in der klinischen Umsetzung. Diese Schwierigkeiten können sich auf den organisatorischen Kontext beziehen, z. B. Zeitmangel, mangelnder Zugang und Unterstützung, Ausbildung, Sprachbarrieren, mangelnde Kenntnisse über Forschung und Statistik, und persönliches Verhalten, z. B. mangelndes Interesse (Paci et al., 2021). Ein häufiges und weit verbreitetes Problem ist jedoch das mangelnde Verständnis der evidenzbasierten Praxis (Ehrenbrusthoff et al., 2022). Man sollte sich nicht ausschließlich auf externe Evidenz in Form von Studien konzentrieren. Evidenzbasierte Praxis ist daher definiert als die Integration der besten Forschungsergebnisse, klinischen Fachwissens und Patientenwerten (Sackett et al., 1996).

Die Arbeit von Lyng et al. zeigt eindrucksvoll, dass externe Evidenz nicht für alle Themen gleichermaßen verfügbar ist. Daher muss in Ermangelung externer Evidenz die Erfahrung (interne Evidenz) – natürlich nur in Verbindung mit den Präferenzen der Patientinnen und Patienten – stärker genutzt werden, um Patientinnen und Patienten mit chronischen muskuloskelettalen Schmerzen optimal zu helfen.

7.2.3 Wissenschaftliche Einordnung

In den letzten 3 Jahrzehnten hat die Forschung gezeigt, dass chronische muskuloskelettale Schmerzen mehr als nur eine Gewebeschädigung beinhalten. Das biopsychosoziale Modell ist eine heute akzeptierte Sichtweise in der Physiotherapie und beschreibt, wie biologische, psychologische, emotionale und soziale Faktoren in einer dynamischen Wechselwirkung zusammenwirken (Smart, 2023). Besorgniserregend ist aber, dass die muskuloskelettale Interventionsforschung stark biomedizinisch ausgerichtet ist. So zeigt diese Arbeit, dass überwiegend Interventionen wie körperliches Training, operative Eingriffe und Injektionen dominieren und multidisziplinäre und psychologische Interventionen nur in geringem Ausmaß vertreten sind. Ebenfalls fokussieren sich die Ergebnisparameter zu Überprüfung der Effektivität überwiegend auf Schmerz und körperliches „Funktionieren"; subjektive Bewertungen, Lebensqualität, Schlaf und Emotionen spielen dagegen eine untergeordnete Rolle. Dies ist insofern bedenklich, als sich internationale Organisationen wie die International Association for the Study of Pain (IASP) nachdrücklich für einen multidisziplinären Ansatz bei der Behandlung chronischer Schmerzen einsetzen (https://www.iasp-pain.org/) und dass es klare Empfehlungen gibt, nicht ausschließlich körperliche Parameter zu erheben (Turk et al., 2003).

Um den Forschungsprozess zu steuern, ist es daher wichtig, Forschungsvorhaben zu priorisieren und gezielt finanziell zu unterstützen (Stewart et al., 2011). Eine Möglichkeit, den praktischen Nutzen von Forschung zu erhöhen und „Research Waste" zu vermeiden, besteht darin, Evidenz durch die Einbeziehung von Interessensgruppen wie Patienten, Angehörigen, medizinischem Fachpersonal und auch die Politik zu generieren (Chalmers et al., 2014).

Leider sind bisherige internationale Forschungsprioritäten oft unzureichend definiert. Es ist wichtig, die Interessensgruppen aktiv in den Prozess der Forschungsprioritätensetzung einzubeziehen. Dadurch wird sichergestellt, dass die Forschung relevante Fragen adressiert und die Bedürfnisse der betroffenen Personen und der Gesundheitsversorgung erfüllt.

TAKE HOME MESSAGE

Die Studie betont, dass trotz weit verbreiteter muskuloskelettaler Schmerzen die Evidenz für Behandlungsstrategien begrenzt ist. Physiotherapeutinnen und Physiotherapeuten sollten daher nicht nur auf externe Evidenz setzen, sondern auch Patientenerfahrung und -präferenzen berücksichtigen und das biopsychosoziale Modell in die Behandlung integrieren.

LITERATUR

Chalmers, I., Bracken, M. B., Djulbegovic, B., Garattini, S., Grant, J., Gülmezoglu, A. M., Howells, D. W., Ioannidis, J. P. A., Oliver, S., 2014. How to increase value and reduce waste when research priorities are set. Lancet 383, 156–165. https://doi.org/10.1016/S0140-6736(13)62229-1.

Ehrenbrusthoff, K., Braun, T., Bahns, C., Happe, L., Kopkow, C., 2022. Adherence to evidence-based practice across healthcare professionals in Germany: results from a cross-sectional, nationwide survey. BMC Health Services Research 22, 1285. https://doi.org/10.1186/s12913-022-08682-z.

Paci, M., Faedda, G., Ugolini, A., Pellicciari, L., 2021. Barriers to evidence-based practice implementation in physiotherapy: a systematic review and meta-analysis. Int J Qual Health Care 33, mzab093. https://doi.org/10.1093/intqhc/mzab093.

Sackett, D. L., Rosenberg, W. M., Gray, J. A., Haynes, R. B., Richardson, W. S., 1996. Evidence based medicine: what it is and what it isn't. BMJ 312, 71–72. https://doi.org/10.1136/bmj.312.7023.71.

Smart, K. M., 2023. The biopsychosocial model of pain in physiotherapy: past, present and future. Physical Therapy Reviews 28, 61–70. https://doi.org/10.1080/10833196.2023.2177792.

Stewart, R. J., Caird, J., Oliver, K., Oliver, S., 2011. Patients' and clinicians' research priorities. Health Expect 14, 439–448. https://doi.org/10.1111/j.1369-7625.2010.00648.x.

Turk, D. C., Dworkin, R. H., Allen, R. R., Bellamy, N., Brandenburg, N., Carr, D. B., Cleeland, C., Dionne, R., Farrar, J. T., Galer, B. S., Hewitt, D. J., Jadad, A. R., Katz, N. P., Kramer, L. D., Manning, D. C., McCormick, C. G., McDermott, M. P., McGrath, P., Quessy, S., Rappaport, B. A., Robinson, J. P., Royal, M. A., Simon, L., Stauffer, J. W., Stein, W., Tollett, J., Witter, J., 2003. Core outcome domains for chronic pain clinical trials: IMMPACT recommendations. Pain 106, 337–345. https://doi.org/10.1016/j.pain.2003.08.001.

KAPITEL

8

Axel Schäfer

Kognitive funktionelle Therapie bei chronischen Rückenschmerzen

8.1 Einleitung

Chronischer Rückenschmerz ist weltweit eines der folgenschwersten Gesundheitsprobleme. Trotz aller Fortschritte in Prävention und Therapie steigt die Prävalenz, die Betroffenen sind physisch und psychisch stark belastet und die Folgekosten für Gesundheitssystem und Gesellschaft gravierend. Aufgrund der multifaktoriellen Ursachen und Einflussfaktoren wird eine multimodale Therapie empfohlen, die im ambulanten Sektor jedoch nur schwer umsetzbar ist. Kognitive funktionelle Therapie (CFT) ist ein individualisierter Ansatz, der auf negative schmerzbezogene Kognitionen, Emotionen und Verhaltensweisen abzielt, die zu Schmerzen und Behinderung beitragen. Aktuelle Forschungsergebnisse zeigen, dass CFT bei Menschen mit chronischen, behindernden Rückenschmerzen im Vergleich zur Routineversorgung große und nachhaltige Effekte bei geringeren gesellschaftlichen Kosten haben kann.

Kent P, Haynes T, O'Sullivan P et al. Cognitive functional therapy with or without movement sensor biofeedback versus usual care for chronic, disabling low back pain. In: Lancet 2023; 401, 10391: 1866–1877 https://doi.org/10.1016/s0140–6736(23)00441–5

Abstract

Cognitive functional therapy with or without movement sensor biofeedback versus usual care for chronic, disabling low back pain

Hintergrund

Kreuzschmerzen sind weltweit die Hauptursache für Behinderungen, aber die meisten Maßnahmen haben nur eine kurze geringe bis mittlere Wirkung. Die kognitiv-funktionelle Therapie (CFT) ist ein individueller Ansatz, der auf nicht hilfreiche schmerzbezogene Kognitionen, Gefühle und Verhaltensweisen abzielt, die zu Schmerzen und Behinderungen beitragen. Biofeedback mit Bewegungssensoren könnte die Wirkung der Behandlung verstärken. Das Ziel war es, die Wirksamkeit und Wirtschaftlichkeit von CFT mit oder ohne Bewegungssensor-Biofeedback mit der üblichen Behandlung von Patienten mit chronischen, behindernden Kreuzschmerzen zu vergleichen.

Methoden

RESTORE ist eine randomisierte, kontrollierte, dreiarmige, parallele Gruppenstudie der Phase III, die in 20 physiotherapeutischen Kliniken der Grundversorgung in Australien durchgeführt wurde. Wir rekrutierten Erwachsene (im Alter von ≥ 18 Jahren) mit Kreuzschmerzen, die länger als 3 Monate andauerten und zu einer mindestens mäßigen schmerzbedingten Einschränkung der körperlichen Aktivität führten. Ausschlusskriterien waren eine schwere Wirbelsäulenerkrankung (z. B. Fraktur, Infektion oder Krebs), eine Erkrankung, die eine körperliche Betätigung verhinderte, eine Schwangerschaft oder eine Entbindung innerhalb der letzten 3 Monate, unzureichende Englischkenntnisse für die Fragebögen und Anweisungen der Studie, eine Hautallergie gegen hypoallergene Klebebänder, eine innerhalb von 3 Monaten geplante Operation oder die mangelnde Bereitschaft, zu den Studienorten zu reisen. Die Teilnehmer wurden nach dem Zufallsprinzip (1:1:1) über einen zentralisierten adaptiven Zeitplan der üblichen Behandlung, nur CFT oder CFT plus Biofeedback zugewiesen. Das primäre klinische Ergebnis war die Aktivitätseinschränkung nach 13 Wochen, die von den Teilnehmern anhand des 24 Punkte umfassenden Roland Morris Disability Questionnaire (RMDQ) selbst angegeben wurde. Das primäre wirtschaftliche Ergebnis waren qualitätsbereinigte Lebensjahre (QALYs). Die Teilnehmer beider Interventionen erhielten bis zu 7 Behandlungssitzungen über 12 Wochen sowie eine Auffrischungssitzung nach 26 Wochen. Physiotherapeuten und Patienten waren nicht verblindet.
Diese Studie ist im australisch-neuseeländischen Register für klinische Studien unter der Nummer ACTRN12618001396213 registriert.

Ergebnisse

Zwischen dem 23. Oktober 2018 und dem 3. August 2020 haben wir 1011 Patienten auf ihre Eignung geprüft. Nach Ausschluss von 519 (51,3 %) nicht in Frage kommenden Patienten wurden 492 (48,7 %) Teilnehmer nach dem Zufallsprinzip zugewiesen; 164 (33 %) erhielten nur CFT, 163 (33 %) CFT plus Biofeedback und 165 (34 %) die übliche Behandlung.
Beide Interventionen waren wirksamer als die übliche Behandlung (nur CFT, mittlere Differenz –4,6 [95 %-KI –5,9 bis –3,4] und CFT plus Biofeedback, mittlere Differenz –4,6 [–5,8 bis –3,3]) in Bezug auf die Aktivitätseinschränkung nach 13 Wochen (primärer Endpunkt). Die Effektgrößen waren nach 52 Wochen ähnlich.
Beide Interventionen waren auch in Bezug auf die QALYs wirksamer als die übliche Versorgung und in Bezug auf die gesell-

schaftlichen Kosten (direkte und indirekte Kosten und Produktivitätsverluste; –AU$ 5276 [–10529 bis –24] und –8211 [–12923 bis –3500]) wesentlich kostengünstiger.

Schlussfolgerung
Die CFT kann bei Menschen mit chronischen, behindernden Kreuzschmerzen große und anhaltende Verbesserungen bewirken, und zwar zu erheblich geringeren gesellschaftlichen Kosten als bei der üblichen Behandlung.

8.2 Kommentar

8.2.1 Zusammenfassung

Die Arbeitsgruppe um Peter Kent untersuchte die Wirksamkeit der CFT-Intervention (mit und ohne Biofeedback-Bewegungssensor) im Vergleich zur Routineversorgung (bestehend aus der Intervention, die vom Erstversorger empfohlen bzw. verordnet wurde, z. B. Physiotherapie, Massage, Medikamente, Injektionen, Operationen etc.) sowie die Kosteneffektivität. Der primäre Endpunkt der Stude war die schmerzbedingte Aktivitätseinschränkung nach 13 Wochen gemessen mit dem Roland Morris Disability Questionnaire (RMDQ). Der primäre Endpunkt der Analyse der Kosteneffektivität waren qualitätskorrigierte Lebensjahre („quality-adjusted life years", QALY[1]).

Die Ergebnisse der Studie zeigen eine hochsignifikant stärkere Verbesserung um jeweils 4,6 Punkte der schmerzbedingten Aktivitätseinschränkung (gemessen mit dem RMDQ) nach 13 Wochen für die CFT-Gruppe im Vergleich zur Routineversorgung sowie der CFT+Biofeedback-Gruppe im Vergleich zur Routineversorgung ($p< 0{,}0001$). Dies entspricht großen Effektstärken (SMD 0,90 und 0,87). Rund 60 % der Teilnehmenden in der CFT-Gruppe und der CFT+Biofeedback-Gruppe erreichten eine klinisch bedeutsame Reduktion („within-person") der schmerzbedingten Aktivitätseinschränkung um mindestens 5 Punkte (RMDQ). Die Ergebnisse für die sekundären Endpunkte folgten einem ähnlichen Muster und zeigten große Effekte, die im Zeitverlauf stabil blieben. Zwischen CFT und CFT+Biofeedback gab es keine Unterschiede.

Die Analyse der Kosteneffektivität ergab, dass CFT und CFT+Biofeedback nicht nur effektiver, sondern auch kostengünstiger im Vergleich zu Routineversorgung waren mit einer Ersparnis von AU$ 5.276 bzw. AU$ 8.211 (unter Berücksichtigung aller Kosten, insbesondere Produktivitätsverlust) und einem Gewinn von 0,12 bzw. 0,13 QUALYs pro Teilnehmenden nach 12 Monaten. Auch wenn CFT aufgrund der längeren Zeitdauer mehr kostet als herkömmliche Physiotherapie, ist die Gesamtersparnis für die Gesellschaft ungleich größer. Dies wird unterstützt durch die Ergebnisse einer dänischen Studie, die zeigte, dass CFT (€ 267,90€ ± € 49,61) nur 7 % der Kosten im Vergleich zu multimodaler Therapie in einem Schmerzzentrum (€ 3.956,19 ± € 1.810,58) verursacht (Vaegter et al., 2020).

[1] Die Maßeinheit QUALY ist eine häufig genutzte Maßeinheit in gesundheitsökonomischen Evaluationen und bewertet die Relation eines Lebensjahres zur Gesundheit. Ein QALY von 1 entspricht dabei 1 Jahr in voller Gesundheit, ein QALY von 0 entspricht dem Versterben.

8.2.2 Praxistipp

Auch wenn einige Komponenten der Intervention (z. B. Edukation, aktivierende Übungsprogramme) in die physiotherapeutische Versorgung integrierbar sind, lassen sich für die Implementierung von CFT in den deutschen Kontext zwei Hauptbarrieren identifizieren. Zum einen wäre eine flexible Gestaltung der Therapieintervalle erforderlich (Stichwort Blankoverordnung). Zum anderen war im Rahmen der Studie der Schulungsaufwand für die Physiotherapeutinnen mit insgesamt 80 Stunden (2 Tage pro Monat über 5 Monate) zzgl. Online-Material und Online-Support hoch (Kent et al., 2023).

Die Studie zeigt jedoch das große Potenzial einer Physiotherapie auf, die edukative, kognitive und verhaltensorientierte Elemente integriert.

8.2.3 Wissenschaftliche Einordnung

Chronischer Rückenschmerz ist eine medizinische Katastrophe des 20. und 21. Jahrhunderts. Schon 1987 wurde eine Epidemie rückenschmerzbedingter Behinderung in westlichen Gesellschaften festgestellt, die trotz steigendem Ressourceneinsatz nicht in den Griff zu bekommen sei: „It is particularly disturbing that ever-increasing medical and health care resources are completely failing to alleviate the problem" (Besonders besorgniserregend ist, dass die ständig zunehmenden Ressourcen für Medizin und Gesundheitsfürsorge nicht ausreichen, um das Problem zu lindern; Waddell, 1987). Fast 40 Jahre später hat dieses Zitat leider immer noch eine beunruhigend hohe Aktualität.

Allerdings ist das Problem nicht nur auf westliche Gesellschaften beschränkt. Eine globale Studie mit Daten aus 195 Ländern (GBD, 2018) zeigt, dass Rückenschmerz seit 1990 durchgängig auf Platz 1 der Gründe für durch gesundheitliche Einschränkung (Behinderung) verlorene Lebensjahre („years lived with disability", YLD) liegt, mit steigender Tendenz. Von 1990 bis 2007 nahm die Zahl der YLD durch Rückenschmerz um rund 30 % zu, von 2007 bis 2017 um weitere 17 % (GBD, 2018). Es ist zu erwarten, dass bedingt durch den demografischen Wandel und zunehmend inaktive Lebensstile die Prävalenz von Rückenschmerzen noch weiter zunehmen wird (Knezevic et al., 2021).

In Deutschland beträgt die 12-Monats-Prävalenz chronischer Rückenschmerzen (definiert als mindestens 3 Monate dauernd und fast täglich auftretend) 18,5 % für Frauen und 12,4 % für Männer (von der Lippe et al., 2021). Die wirtschaftlichen Konsequenzen durch Produktivitätsverlust zeigen sich allein darin, dass fast jeder zweite Patient mit chronischen Rückenschmerzen, der eine allgemeinärztliche Praxis aufsucht, im Jahr nach der Erstdiagnose langfristig (> 42

Tage) krankgeschrieben war (Jacob et al., 2022). Jüngeres Alter, männliches Geschlecht und psychische mehr als physische Komorbiditäten waren dabei signifikant mit Langzeitkrankenständen assoziiert. Dies zeigt die hohe Bedeutung von psychosozialen Faktoren auf rückenschmerzbedingte Einschränkungen der Partizipation am Berufsleben.

Die Tatsache, dass chronischer Rückenschmerz häufig nicht auf strukturelle Korrelate zurückzuführen ist, ist ebenfalls keine neue Erkenntnis. 1987 wurde von George Waddell die Berücksichtigung von körperlichen, psychologischen und sozialen Aspekten in der Therapie und eine Fokussierung auf die Wiederherstellung von Funktion propagiert (Waddell, 1987), eine Idee, die sich in den von Leitlinien empfohlenen Therapiemaßnahmen widerspiegelt (AWMF, 2017) und im Rahmen von multimodaler Therapie, die in der Regel in Tageskliniken oder Schmerzambulanzen verortet ist, umgesetzt wird. Trotz vielversprechender Effekte auf Schmerz und körperliche Beeinträchtigung (Kamper et al., 2014) ist multimodale Therapie verhältnismäßig kostspielig, nicht überall verfügbar und nicht für alle Betroffenen zugänglich.

In Anbetracht der Tatsache, dass rund 30 % der Personen mit chronischen Rückenschmerzen Physiotherapie verordnet bekommen (Waltersbacher, 2019), die überwiegend in ambulanten Praxen stattfindet, stellt sich die Frage, wie psychologische und soziale Aspekte hier integriert werden können.

Kognitive funktionelle Therapie („Cognitive Functional Therapy", CFT) könnte zu einer solchen Integration einen wichtigen Beitrag leisten. CFT ist ein patientenzentrierter Ansatz, der Patientinnen und Patienten im Selbstmanagement unterstützt, indem Kognitionen, Emotionen und Verhalten adressiert werden, die zu Schmerz und Behinderung beitragen (Kent et al., 2023). Trotz vielversprechender Ergebnisse aus vorherigen Studien fehlte jedoch eine Studie mit ausreichender Teststärke, die CFT mit Routineversorgung vergleicht.

Aus diesem Grund verglich das australische Team um Peter Kent die Effektivität und Kosteneffizienz von CFT mit und ohne Biofeedback-Bewegungssensor mit Routineversorgung bei Patienten mit chronischen, beeinträchtigenden Rückenschmerzen (Kent et al., 2023). Es wurde eine dreiarmige, randomisierte, klinische Studie (Phase III) in 20 Physiotherapiepraxen in Perth und Sydney durchgeführt. Insgesamt fanden über einen Zeitraum von 12 Wochen bis zu 7 Therapiesitzungen statt, mit einer Booster-Sitzung nach 26 Wochen. Die erste Sitzung dauerte 60 Minuten, die Folgesitzungen 30–40 Minuten.

Die Intervention beinhaltet 3 Komponenten (Kent et al., 2023). Die 1. Komponente besteht darin, den eigenen Schmerz zu verstehen („making sense of pain"). Dabei handelt es sich um einen Reflexionsprozess, bei dem die Patientinnen und Patienten ihre eigene Geschichte und die im physiotherapeutischen Gespräch gewonnenen Erkenntnisse nutzen, um ihre Rückenschmerzen aus einer biopsychosozialen Perspektive zu rekonzeptualisieren. Dazu wird besprochen, wie individuelle schmerzbezogene Kognitionen (z. B. Überzeugungen über den Zusammenhang von Schmerz und Gewebeschaden), Emotionen (z. B. schmerzbedingte Ängste und Sorgen), soziale Faktoren (z. B. Lebensstressoren, Arbeit) und Verhaltensreaktionen (z. B. Schutzmaßnahmen, Vermeidung von Bewegung und Aktivität oder schlechte Schlafgewohnheiten) zu Schmerzen und Behinderung beitragen. Modifizierbare Faktoren werden als Ansatzpunkte für Veränderungen identifiziert, um den Teufelskreis von Schmerzen und Behinderung zu durchbrechen und individuell bedeutsame aktivitäts- und partizipationsbezogene Ziele zu erreichen. Gemeinsam werden Strategien bei Schmerzverschlimmerung entwickelt, die das Selbstmanagement fördern.

Die 2. Komponente besteht aus kontrollierter Exposition. Dies beinhaltet eine abgestufte Konfrontation mit Bewegungen und Aktivitäten, die schmerzhaft, gefürchtet oder vermieden werden. Hierbei werden Körperentspannungstechniken, Abbau von Schutzverhalten, Bewegungskontrolle und Haltungsänderungen geübt. Dazu wird ein entsprechendes tägliches Übungsprogramm zur Verfügung gestellt, um die Schmerzkontrolle zu verbessern, das Selbstvertrauen zu stärken, in Bewegung zu kommen und bedeutsame Aktivitäten mit Bezug zu individuellen Zielen zu unternehmen.

Die 3. Komponente zielt auf eine Änderung des Lebensstils ab und beinhaltet Coaching zur Entwicklung gesunder Lebensgewohnheiten, wie z. B. körperliche Aktivität, gesunde Schlaf- und Ernährungsgewohnheiten, Stressbewältigung und gegebenenfalls soziales Engagement.

Die Teilnehmenden beider CFT-Gruppen trugen für die gleiche Dauer und Häufigkeit Bewegungssensoren. In der CFT-Gruppe waren die Bewegungssensoren jedoch ein Placebo, d. h. die Sensoren sammelten zwar Daten, aber weder die Patientinnen und Patienten noch die Physiotherapeutinnen und Physiotherapeuten hatten Zugang dazu. In der CFT+Biofeedback-Gruppe hatten die Physiotherapeutinnen und Physiotherapeuten Zugang zu den Daten des Bewegungssensors, um sie für Evaluation, das Bewegungstraining und Biofeedback zu nutzen.

TAKE HOME MESSAGE

- Die Integration von verhaltenstherapeutischen und kognitiven Ansätzen mit Bewegungstherapie ist ein vielversprechender Ansatz in der Therapie von Menschen mit chronischen Rückenschmerzen.
- Individualisierte Übungsprogramme verbunden mit Edukation und Lebensstilberatung sollten deshalb in der ambulanten Physiotherapiepraxis umgesetzt werden.
- Eine Anpassung der personellen, institutionellen und strukturellen Rahmenbedingungen sind dabei wichtige Förderfaktoren.

LITERATUR

AWMF 2017. Nationale VersorgungsLeitlinie Nicht-spezifischer Kreuzschmerz. AWMF.

GBD 2018. Global, regional, and national incidence, prevalence, and years lived with disability for 354 diseases and injuries for 195 countries and territories, 1990–2017: a systematic analysis for the Global Burden of Disease Study 2017. *Lancet*, 392, 1789–1858.

JACOB, L., KOYANAGI, A., SMITH, L., SHIN, J. I., HARO, J. M., GARTHE, T. & KOSTEV, K. 2022. Prevalence of and factors associated with long-term sick leave in working-age adults with chronic low back pain in Germany. *Int Arch Occup Environ Health*, 95, 1549–1556.

KAMPER, S., J., APELDOORN, A., T., CHIAROTTO, A., SMEETS ROB, J. E. M., OSTELO RAYMOND, W. J. G., GUZMAN, J. & VAN TULDER, M., W. 2014. Multidisciplinary biopsychosocial rehabilitation for chronic low back pain. *Cochrane Database of Systematic Reviews* [Online]. Available: http://onlinelibrary.wiley.com/doi/10.1002/14651858.CD000963.pub3/abstract.

KENT, P., HAINES, T., O'SULLIVAN, P., SMITH, A., CAMPBELL, A., SCHUTZE, R., ATTWELL, S., CANEIRO, J. P., LAIRD, R., O'SULLIVAN, K., MCGREGOR, A., HARTVIGSEN, J., LEE, D.A., VICKERY, A. & HANCOCK, M. 2023. Cognitive functional therapy with or without movement sensor biofeedback versus usual care for chronic, disabling low back pain (RESTORE): a randomised, controlled, three-arm, parallel group, phase 3, clinical trial. *Lancet,* 401, 1866–1877.

KNEZEVIC, N.N., CANDIDO, K.D., VLAEYEN, J.W.S., VAN ZUNDERT, J. & COHEN, S.P. 2021. Low back pain. *Lancet,* 398, 78–92.

VAEGTER, H.B., USSING, K., JOHANSEN, J.V., STEGEMEJER, I., PALSSON, T.S., O'SULLIVAN, P. & KENT, P. 2020. Improvements in clinical pain and experimental pain sensitivity after cognitive functional therapy in patients with severe persistent low back pain. *Pain Rep,* 5, e802.

VON DER LIPPE, E., KRAUSE, L., PORST, M., WENGLER, A., LEDDIN, J., MÜLLER, A., ZEISLER, M.-L., ANTON, A. & ROMMEL, A. 2021. Prävalenz von Rücken- und Nackenschmerzen in Deutschland. Ergebnisse der Krankheitslast-Studie BURDEN 2020. Journal of Health Monitoring, 6.

WADDELL, G. 1987. 1987 Volvo award in clinical sciences. A new clinical model for the treatment of low-back pain. *Spine,* 12, 632–44.

WALTERSBACHER, A. 2019. Heilmittelbericht 2019. Berlin: WidO.

III Trainingslehre & Sportphysiotherapie

Annika Schwarz

KAPITEL 9

Was sind die richtigen Trainingsparameter mit therapeutischem Wert bei Migräne? Expertenkonsens und praktische Empfehlungen

9.1 Einleitung

Migräne ist eine vornehmlich pharmakologisch zu behandelnde neurologische Erkrankung (Diener et al., 2022). Es hat sich gezeigt, dass nicht-pharmakologische Interventionen wie Training sich positiv auf die Kopfschmerzfrequenz, -intensität, Lebensqualität und Einschränkungen durch Migräne auswirken (La Touche et al., 2020; Lemmens et al., 2019). Es gibt einige Untersuchungen zu Trainingsparametern und auch verschiedene Metaanalysen, doch die genaue Dosierung von Training und Trainingsformen werden in unterschiedlichen Studien unterschiedlich angegeben. Das Ziel der Arbeit von Rein-Varona et al. (2023) ist es, mittels Expertinnen und Experten, die genau zu diesem Thema geforscht und publiziert sowie klinische Erfahrung gemacht haben, klare Empfehlungen zu den Trainingsparametern zu geben.

Reina-Varona A, Madronero-Miguel B, Gaul C et al. Therapeutic exercise parameters, considerations, and recommendations for migraine treatment: An international Delphi study. In: Physio Ther. 2023;103(10): pzad080. https://doi.org/10.1093/ptj/pzad080

Abstract

Therapeutic exercise parameters, considerations, and recommendations for migraine treatment: An international Delphi study

Ziel
Ziel dieser Studie war es, einen Konsens zu finden über die besten Parameter für die Verordnung von Bewegungstherapie, die wichtigsten Überlegungen sowie andere Empfehlungen, die für die Verordnung von Bewegungstherapie für Migränepatienten nützlich sein könnten.

Methoden
Es handelt sich um eine internationale Studie, die zwischen dem 9. April 2022 und dem 30. Juni 2022 durchgeführt wurde. Es wurde ein Expertengremium bestehend aus Fachleuten aus den Bereichen Gesundheitswesen und Sport zusammengestellt, die in einer Delphi-Befragung in 3 Runden interviewt wurden. Ein Konsens wurde für jedes Item erzielt, wenn ein Aiken-V-Validitätsindex ≥ 0,7 erreicht wurde.

Ergebnisse
An der Studie nahmen 14 Experten teil, die in der 3. Runde einen Konsens bei 42 Items erzielen konnten. Die Verordnungsparameter mit der größten Zustimmung waren 30–60 Minuten Bewegung pro Sitzung, 3 Tage pro Woche kontinuierliche aerobe Belastung mit mäßiger Intensität sowie Entspannungs- und Atemübungen von 5–20 Minuten täglich. Wenn eine Übungsverordnung in Betracht gezogen wird, sollte die anfängliche Kontrolle zu Therapiebeginn in eine Selbstregulierung seitens des Patienten übergehen. Katastrophisierung, Angstvermeidungsüberzeugungen, kopfschmerzbedingte Einschränkungen, Ängste, Depressionen, das Ausgangsniveau der körperlichen Aktivität und die Selbstwirksamkeit können sowohl die Teilnahme der Patienten an den Übungen als auch die Wirksamkeit der Übungen beeinflussen. Eine schrittweise Heranführung an die Übungen könnte zur Verbesserung dieser psychologischen Variablen und zur Steigerung der Wirksamkeit beitragen. Yoga und begleitende Bewegungsbehandlungen wurden ebenfalls als empfohlene Maßnahmen genannt.

Schlussfolgerung
Nach Ansicht der Experten in der Studie sollten die Übungsvorgaben an die Besonderheiten von Migränepatienten angepasst werden. Dabei sollten verschiedene Übungsmodalitäten wie mäßig intensive aerobe Übungen, Entspannungsübungen, Yoga und gleichzeitige Übungen auf der Grundlage der Präferenzen der Patienten und psychologischer Überlegungen, des Umfangs der körperlichen Aktivität und möglicher unerwünschter Wirkungen berücksichtigt werden.

Auswirkungen
Der von den Experten erzielte Konsens kann dazu beitragen, Migränepatienten die passenden Übungen zu verordnen. Das Angebot verschiedener Bewegungsformen kann die Teilnahme an sportlichen Aktivitäten bei diesen Patienten verbessern. Die Bewertung des psychischen und physischen Zustands der Patienten kann auch die Anpassung der Übungsvorgaben an deren Fähigkeiten erleichtern und das Risiko unerwünschter Ereignisse verringern.

9.2 Kommentar

9.2.1 Zusammenfassung

Die Studie von Rein-Varona et al. (2023) präsentiert einen Expertenkonsens zu den optimalen Trainingsparametern für Menschen mit Migräne. 14 ausgewählte Expertinnen und Experten aus Gesundheitsversorgung und Sport einigten sich in einem dreistufigen Delphi-Verfahren auf 42 Items. Ein Großteil der Expertinnen und Experten (9 Personen) kam aus dem Bereich der Physiotherapie.

Die größte Übereinstimmung ergab sich für die Empfehlung von Ausdauertraining im Umfang von 30–60 Minuten pro Einheit an 3 Tagen pro Woche bei mittlerer Intensität. Zusätzlich geht die Empfehlung zu 5–20 Minuten Entspannungs- und Atemübungen täglich. Training sollte immer flankiert werden von Aufklärung, da verschiedene psychosoziale und krankheitsbezogene Faktoren beeinflussen können, wie gut die Adhärenz ist. Durch professionell begleitetes Training und einen langsamen, sich steigernden Aufbau können diese Faktoren adressiert werden.

9.2.2 Praxistipp

Ausdauertraining bietet eine gute Möglichkeit, nicht nur auf Frequenz und Intensität von Migräne einzuwirken, sondern auch psychologische Faktoren zu adressieren. Neben der Erkenntnis, dass die Trainingsintensität moderat sein sollte und die Umfänge von anfangs 30 Minuten auf später 60 Minuten gesteigert werden sollten, wird deutlich, dass diese Routine mindestens an 3 Tagen pro Woche durchgeführt werden sollte. Das Training sollte eng begleitet werden, besonders in der Anfangsphase.

Die diagnostischen Kriterien für Migräne besagen, dass körperliche Anstrengungen die Symptome während einer Attacke verstärken können (Headache Classification Committee of the IHS, 2018). Entsprechend sind viele Betroffene skeptisch, wenn ihnen Training empfohlen wird – bis hin zur Kinesiophobie. Daher ist es wichtig, dass entsprechend aufgeklärt und langsam begonnen wird. Sollte anfangs durch das Training eine Migräne-Attacke ausgelöst werden, wird empfohlen, die Belastung langsamer zu steigern. Das Training sollte nicht an einem Kopfschmerztag gestartet werden.

Katastrophisierung, Angstvermeidungsverhalten, Angstzustände, Depression und Beeinträchtigung und können die Umsetzung von Training negativ beeinflussen. Andererseits kann eine gute Selbstwirksamkeit sich positiv auf die Umsetzung von Ausdauertraining im Alltag auswirken (Reina-Varona et al., 2023). Idealerweise ist die Art des Trainings auf die persönlichen Präferenzen der Betroffenen zugeschnitten. Die Intensität sollte über die Borg-Skala überwacht werden, und die Patienten und Patientinnen sollten sich während des Trainings noch unterhalten können. Auch andere Trainingsformen wie Yoga und begleitendes Krafttraining sind empfohlen. Anders als das Training sollten Entspannungs- und Atemübungen täglich durchgeführt werden.

9.2.3 Wissenschaftliche Einordnung

Besonders wertvoll an dieser Arbeit ist die sorgfältige Auswahl internationaler Expertinnen und Experten, die nicht nur über klinische Erfahrung in der Behandlung von Patientinnen und Patienten mit Migräne verfügen, sondern auch aktiv zum Thema Training bei Migräne forschen und publizieren. Ein Delphi-Verfahren ist eine anerkannte Methode, um Konsens zu einer Fragestellung zu entwickeln. Die Expertinnen und Experten kommen zu einem Konsens, der darauf beruht, dass Ausdauertraining und Entspannungsverfahren bereits gut beschrieben sind, während für andere Trainingsformen noch weniger klare Evidenz vorliegt.

Negative Annahmen über Training können durch die Erwartungshaltung der Patientinnen und Patienten nicht nur Einfluss auf Studienergebnisse haben, sie können sich auch in der Therapie auswirken. Präferenzen von Patientinnen und Patienten sollten folglich in Forschung und Praxis berücksichtigt werden (Luedtke et al., 2020; Preference Collaborative Review Group, 2008), und das Training sollte von Aufklärung begleitet werden, um die Erkrankung zu verstehen, Adhärenz und Selbstwirksamkeit zu fördern und Ängste zu adressieren (Meise et al., 2022).

Möglicherweise gibt es unter den Menschen mit Migräne verschiedene Phänotypen, die unterschiedlich auf Interventionen reagieren. Diverse Arbeiten befassen sich mit der Stratifizierung von Migräne-Patientinnen und -Patienten durch physische Untersuchung (Di Antonio et al., 2023; Luedtke und May, 2017) und auch deren unterschiedliche Reaktion auf klinische Interventionen (Schwarz et al., 2021). Bei der Stratifizierung scheinen die Segmente C1 und C2 besonders relevant für die Beurteilung einer zervikalen Dysfunktion bei Migräne (Schwarz et al. 2022). Es konnte jedoch auch gezeigt werden, dass Menschen mit Migräne, die auf Palpation der oberen Halswirbelsäule mit zum Kopf ausstrahlendem Schmerz reagieren, mehr von Ausdauertraining profitierten als Personen ohne diese Reaktion (Luedtke et al., 2020).

LITERATUR

DI ANTONIO, S., ARENDT-NIELSEN, L., PONZANO, M., BOVIS, F., TORELLI, P., ELISA, P., FINOCCHI, C., CASTALDO, M., 2023. Profiling migraine patients according to clinical and psychophysical characteristics: clinical validity of distinct migraine clusters. Neurol Sci.

DIENER, H.-C., FÖRDERREUTHER S, KROPP, P. et al. 2022. Therapie der Migräneattacke und Prophylaxe der Migräne: S1 Leitlinie. DGN und DMKG, in: Deutsche Gesellschaftfür Neurologie (Hrsg.), Leitlinien für Diagnostik und Therapie in der Neurologie. 37, 689–715. (abgerufen am 07.02.2024).

HEADACHE CLASSIFICATION COMMITTEE OF THE IHS, 2018. The International Classification of Headache Disorders, 3rd edition. Cephalalgia 38, 1–211.

LA TOUCHE, R., FERNÁNDEZ PÉREZ, J.J., PROY ACOSTA, A., GONZÁLEZ CAMPODÓNICO, L., MARTÍNEZ GARCÍA, S., ADRAOS JUÁREZ, D., SERRANO GARCÍA, B., ANGULO-DÍAZ-PARREÑO, S., CUENCA-MARTÍNEZ, F., SUSO-MARTÍ, L., PARIS-ALEMANY, A., 2020. Is aerobic exercise helpful in patients with migraine? A systematic review and meta-analysis. Scand J Med Sci Sports 30, 965–982.

LEMMENS, J., DE PAUW, J., VAN SOOM, T., MICHIELS, S., VERSIJPT, J., VAN BREDA, E., CASTIEN, R., DE HERTOGH, W., 2019. The effect of aerobic exercise on the number of migraine days, duration and pain intensity in migraine: a systematic literature review and meta-analysis. The Journal of Headache and Pain 20, 16.

LUEDTKE, K., MAY, A., 2017. Stratifying migraine patients based on dynamic pain provocation over the upper cervical spine. The Journal of Headache and Pain 18.

LUEDTKE, K., STARKE, W., KORN, K. VON, SZIKSZAY, T. M., SCHWARZ, A., MAY, A., 2020. Neck treatment compared to aerobic exercise in migraine: A preference-based clinical trial: Cephalalgia Reports 3, 1–9.

MEISE, R., SCHWARZ, A., LUEDTKE, K., 2022. Effectiveness of Patient Education and Cognitive Behavioural Treatment as a Non-Pharmacological Intervention for Migraine in Adults – a Systematic Review. SN Compr. Clin. Med. 4, 197.

PREFERENCE COLLABORATIVE REVIEW GROUP, 2008. Patients' preferences within randomised trials: systematic review and patient level meta-analysis. BMJ 337, a1864–a1864. https://doi.org/10.1136/bmj.a1864.

REINA-VARONA, Á., MADROÑERO-MIGUEL, B., GAUL, C., HALL, T., OLIVEIRA, A. B., BOND, D. S., FERNÁNDEZ-DE LAS PEÑAS, C., FLORENCIO, L. L., CARVALHO, G. F., LUEDTKE, K., VARKEY, E., KRØLL, L. S., BEVILAQUA-GROSSI, D., KISAN, R., LA TOUCHE, R., PARIS-ALEMANY, A., 2023. Therapeutic Exercise Parameters, Considerations, and Recommendations for Migraine Treatment: An International Delphi Study. Physical Therapy 103, pzad080.

SCHWARZ, A., LUEDTKE, K., SCHÖTTKER-KÖNIGER, T., 2022. Only cervical vertebrae C0-C2, not C3 are relevant for subgrouping migraine patients according to manual palpation and pain provocation: secondary analysis of a cohort study. BMC Musculoskelet Disord 23, 379.

SCHWARZ, A., ZIEGELER, C., DANESHKHAH, S., MAY, A., LUEDTKE, K., 2021. Predicting the outcome of the greater occipital nerve block - an observational study on migraine patients with and without musculoskeletal cervical impairment. Cephalalgia 41, 78–89.

KAPITEL

10 Trainingstherapie zur Nackenschmerzprävention

Martin Römhild

10.1 Einleitung

Nackenschmerzen sind nach Beschwerden im unteren Rücken die zweithäufigste muskuloskelettale Erkrankung in Deutschland (Institute for Health Metrics and Evaluation, 2020). Ein Büroarbeitsplatz stellt neben vielen anderen Faktoren einen wichtigen Risikofaktor dar (Kazeminasab et al., 2022). Außerdem entwickeln sich Nackenschmerzen bei Büroangestellten signifikant häufiger zu persistierenden (chronischen) und rezidivierenden Beschwerden. Die Kosten für die Behandlung von Rückenschmerzen (ICD: M54.x) belaufen sich allein in Deutschland auf 3,8 Milliarden Euro (Statistisches Bundesamt, 2023). Die genannte Summe bezieht sich ausschließlich auf den Ressourcenverbrauch und enthält beispielsweise keine Arbeitskraftverluste für die Wirtschaft. Daher ist die Frage nach effektiven Präventionsmaßnahmen ein zentrales Thema in der therapeutischen Forschung.

Um den aktuellen Stand wissenschaftlicher Erkenntnisse zusammenzufassen, erstellten Florian Teichert und seine Kolleginnen und Kollegen der Hochschule für Gesundheit (HSG) Bochum eine Übersichtsarbeit mit Metaanalyse (Teichert et al., 2023).

Teichert F, Karner V, Döding R. Effectiveness of exercise interventions for preventing neck pain: a systematic review with meta-analysis of randomized controlled trials. J Orthop Sports Phys Ther 2023; 53(10): 594–609. http://doi.org/10.2519/jospt.2023.12063

Abstract

Effectiveness of exercise interventions for preventing neck pain: a systematic review with meta-analysis of randomized controlled trials

Ziel
Aktualisierung der Evidenz zur Wirksamkeit von Bewegungsinterventionen zur Vorbeugung von Episoden von Nackenschmerzen.

Studiendesign
Systematische Übersichtsarbeit mit Metaanalyse.
Literaturrecherche in MEDLINE, Embase, CENTRAL, CINAHL, SPORTDiscus, PEDro und Studienregister von Beginn bis 2. Dezember 2022. Vorwärts- und Rückwärtssuche von Zitationen.

Auswahlkriterien für die Studie
Randomisierte kontrollierte Studien (RCTs), in die Erwachsene ohne Nackenschmerzen zu Studienbeginn aufgenommen wurden und in denen folgende Trainingsinterventionen verglichen wurden: keine Intervention, Placebo-/Scheinintervention, Aufmerksamkeitskontrolle und minimale Intervention. Angehörige des Militärs und Astronauten wurden ausgeschlossen.

Datenakquisition
Metaanalyse mit zufälligen Effekten. Das Risiko für Bias wurde mit dem Cochrane-RoB 2-Tool bewertet. Die Vertrauenswürdigkeit der Evidenz wurde nach dem GRADE-Ansatz bewertet.

Ergebnisse
Von 4703 untersuchten Datensätzen wurden 5 Studien (1722 Teilnehmer zu Studienbeginn) eingeschlossen und kamen für eine Metaanalyse in Frage. Die meisten Teilnehmer (80 %) waren Bürokräfte. Das Risiko für Bias wurde für 2 Studien als besorgniserregend und für 3 Studien als hoch eingestuft. Es gab Evidenz von mäßiger Vertrauenswürdigkeit, dass körperliche Interventionen kurzfristig (≤ 12 Monate) wahrscheinlich das Risiko einer neuen Episode von Nackenschmerzen verringern (Odds Ratio: 0,49; 95 %-KI: 0,31 bis 0,76) im Vergleich zu keiner oder minimaler Intervention. Die Ergebnisse waren nicht robust gegenüber Sensitivitätsanalysen für fehlende Ergebnisdaten.

Schlussfolgerungen
Es gab Evidenz von mäßiger Vertrauenswürdigkeit, welche den Nutzen von Bewegungsinterventionen zur Verringerung des Risikos für eine Episode von Nackenschmerzen in den folgenden 12 Monaten unterstützte. Die klinische Bedeutung des Effekts ist unklar.

10.2 Kommentar

10.2.1 Zusammenfassung

Nackenschmerzen verursachen erhebliche Kosten für die Sozialversicherung und die Wirtschaft. Die letzte Übersichtsarbeit zur Wirksamkeit von Präventionsmaßnahmen ist bereits über 5 Jahre alt (Campos et al., 2018). Seitdem wurden mehr als 800 randomisiert kontrollierte Studien durchgeführt und veröffentlicht (PubMed, 2024). Das Team der HSG hat eine neue systematische Übersichtsarbeit mit Metaanalyse erstellt, um die neuesten Erkenntnisse zu berücksichtigen (Teichert et al., 2023). Im Dezember 2022 wurden die einschlägigen Datenbanken durchsucht, wobei der Fokus auf der Identifikation neuerer Studien als in Campos' Veröffentlichung lag. Insgesamt konnten 5 Primärquellen eingeschlossen werden.

Die jüngeren Studien bestätigen die bisherigen Erkenntnisse, dass trainingstherapeutische Maßnahmen zur Prävention von Nackenschmerzen wirksam sind. Daher bleibt die Empfehlung für ein gezieltes Präventionsprogramm bei Personen mit erhöhtem Risiko für solche Beschwerden weiterhin bestehen.

Anhand der Metaanalyse wird ersichtlich, dass ein gezieltes Trainingsprogramm das Risiko, Nackenbeschwerden zu entwickeln, durchschnittlich um die Hälfte (Odds-Ratio 0,49) reduzieren kann.

10.2.2 Praxistipp

Präventionsmaßnahmen gegen Nackenschmerzen sollten flächendeckend angeboten werden. Gezielte trainingstherapeutische Strategien könnten den bislang weit verbreiteten Ansätzen der Arbeitsplatzanpassung überlegen sein. Es liegen bisher keine Vergleichsstudien mit direkter Gegenüberstellung dieser Präventionsprogramme vor. Kombinationsprogramme mit Übungen und Arbeitsplatzanpassungen zeigen allerdings keine deutliche Überlegenheit gegenüber ausschließlicher Bewegungstherapie (Frutiger & Borotkanics, 2021). Als Kernkompetenz von Physiotherapeutinnen und Physiotherapeuten bietet diese Sparte ein weiteres Geschäftsfeld. Die Ausgaben für betriebliche Gesundheitsförderung sollten entsprechend überdacht werden.

Zum Einsatz kamen Krafttraining mit und ohne Ausdauerübungen sowie Beweglichkeits- und Motor-Control-Übungen. Typische Übungen waren beispielsweise Schulterheben (Shrugs), Seitheben, Vorgebeugte Fliegende und Frontheben (Zebis et al., 2011). Doch auch ein allgemeiner Bewegungsausgleich durch regelmäßiges Gehen in der Freizeit kann bei einigen Personen bereits eine Reduktion des Erkrankungsrisikos erzielen (Sitthipornvorakul et al., 2020).

10.2.3 Wissenschaftliche Einordnung

Obwohl die Daten der Trainingstherapie eine enorme präventive Wirksamkeit attestieren, sollten diese Ergebnisse sorgfältig in den klinischen Alltag eingeordnet werden. Einerseits weisen die inkludierten Primärstudien deutliche Verzerrungsrisiken und moderate Qualität auf. Außerdem fehlt es an gezielten Vergleichen verschiedener Präventionsstrategien. Veröffentlichungen, die diese Gegenüberstellung betrachteten, wurden in dem aktuellen Review nicht einbezogen. Dazu zählt auch eine randomisiert kontrollierte Studie aus Australien (Pereira et al., 2019), welche neben der Häufigkeit von Krankschreibungstagen auch die Kosten verglich. Im Vergleich erwies sich das Trainingsprogramm als wirksamer als die Arbeitsplatzergonomie. Die Abwesenheit vom Arbeitsplatz betrug im Durchschnitt halb so viele Tage (0,7 versus 1,4). Obwohl dieser Wert aufgrund der hohen Streuung nicht statistisch signifikant war, entstanden 7 % weniger Kosten ($p < 0,01$). Es bleibt unklar, welche Maßnahmen oder Kombinationen davon gleichwertig oder sogar effektiver sein könnten. Zudem konnten aufgrund der geringen Teilnehmerzahl keine Subgruppenanalysen durchgeführt werden. Dies erschwert eine direkte Übertragung der Ergebnisse in die klinische Praxis.

Aufgrund der Komplexität der Risikofaktoren für Nackenschmerzen könnte es notwendig sein, neben dem Trainingsprogramm auch weitere Maßnahmen zu ergreifen, um beispielsweise psychosoziale Faktoren zu beeinflussen.

TAKE HOME MESSAGE

Therapeutinnen und Therapeuten, die betriebliches Gesundheitsmanagement (BGM) mit Arbeitsplatzberatung in Bürobetrieben anbieten, sollten möglicherweise den Schwerpunkt auf trainingstherapeutische Präventionsprogramme legen und den Stellenwert der Arbeitsplatzergonomie eher an die zweite Stelle setzen.

In der ambulanten Praxis sollte dieses Wissen an Patientinnen und Patienten mit Nackenbeschwerden weitergegeben werden, um die Wahrscheinlichkeit eines erneuten Auftretens zu reduzieren.

Zu bedenken ist dabei, dass es sich um Trainingsprogramme handelt: kein einfaches Durchbewegen, sondern adäquate Trainingsreize mit moderater bis hoher Intensität.

LITERATUR

Campos, T. F. de, Maher, C. G., Steffens, D., Fuller, J. T. & Hancock, M. J. (2018) "Exercise programs may be effective in preventing a new episode of neck pain: a systematic review and meta-analysis", *Journal of Physiotherapy,* Vol. 64, No. 3, S. 159–165 [Online]. DOI: 10.1016/j.jphys.2018.05.003.

Frutiger, M. & Borotkanics, R. (2021) "Systematic Review and Meta-Analysis Suggest Strength Training and Workplace Modifications May Reduce Neck Pain in Office Workers", *Pain Practice,* Vol. 21, No. 1, S. 100–131 [Online]. DOI: 10.1111/papr.12940.

Institute for Health Metrics and Evaluation (2020) *GBD Compare* [Online]. Verfügbar unter https://vizhub.healthdata.org/gbd-compare (Abgerufen am 29 Januar 2024).

Kazeminasab, S., Nejadghaderi, S. A., Amiri, P., Pourfathi, H., Araj-Khodaei, M., Sullman, M. J. M., Kolahi, A.-A. & Safiri, S. (2022) "Neck pain: global epidemiology, trends and risk factors", *BMC Musculoskeletal Disorders,* Vol. 23, No. 1, S. 26 [Online]. DOI: 10.1186/s12891-021-04957-4.

Pereira, M., Comans, T., Sjøgaard, G., Straker, L., Melloh, M., O'Leary, S., Chen, X. & Johnston, V. (2019) "The impact of workplace ergonomics and neck-specific exercise versus ergonomics and health promotion interventions on office worker productivity: A cluster-randomized trial", *Scandinavian journal of work, environment & health,* Vol. 45, No. 1, S. 42–52 [Online]. DOI: 10.5271/sjweh.3760.

PubMed (2024) *neck pain - Search Results - PubMed* [Online]. Verfügbar unter https://pubmed.ncbi.nlm.nih.gov/?term equals;neck plus;pain&filter=-pubt.randomizedcontrolledtrial&filter=years.2018–2022 (Abgerufen am 29 Januar 2024).

Sitthipornvorakul, E., Sihawong, R., Waongenngarm, P. & Janwantanakul, P. (2020) "The effects of walking intervention on preventing neck pain in office workers: A randomized controlled trial", *Journal of occupational health,* Vol. 62, No. 1, e12106.

Statistisches Bundesamt (2023) *Krankheitskosten: ICD10-M54 Rückenschmerzen* [Online]. Verfügbar unter https://www-genesis.destatis.de/genesis/online?sequenz=tabelleErgebnis&selectionname=23631-0003&sachmerkmal=ICD10Y&sachschluessel=ICD10-M54&transponieren=true#abreadcrumb (Abgerufen am 29 Januar 2024).

Teichert, F., Karner, V., Döding, R., Saueressig, T., Owen, P. J. & Belavy, D. L. (2023) "Effectiveness of Exercise Interventions for Preventing Neck Pain: A Systematic Review With Meta-analysis of Randomized Controlled Trials", *The Journal of orthopaedic and sports physical therapy,* Vol. 53, No. 10, S. 594–609.

Zebis, M. K., Andersen, L. L., Pedersen, M. T., Mortensen, P., Andersen, C. H., Pedersen, M. M., Boysen, M., Roessler, K. K., Hannerz, H., Mortensen, O. S. & Sjøgaard, G. (2011) "Implementation of neck/shoulder exercises for pain relief among industrial workers: a randomized controlled trial", *BMC Musculoskeletal Disorders,* Vol. 12, S. 205.

KAPITEL

11

Christian Kopkow

Bewegung und Edukation oder Injektion von Kochsalz bei Gonarthrose?

11.1 Einleitung

Arthrose ist die häufigste chronische Gelenkerkrankung und eine der häufigsten Ursachen für Einschränkungen; die Betroffenen leiden häufig unter Schmerzen, Steifheit, Funktionseinschränkungen und verminderter Lebensqualität (GBD 2017 Disease and Injury Incidence and Prevalence Collaborators, 2018, Hunter and Bierma-Zeinstra, 2019, Whittaker et al., 2021). GLA:D® (Good Life with osteoArthritis in Denmark) wurde als standardisiertes und evidenzbasiertes Behandlungsprogramm bestehend aus Edukation und Bewegungstherapie für Personen mit Kox- und Gonarthrose entwickelt und 2013 in Dänemark mit dem Ziel, internationale und wissenschaftsbasierte Behandlungsrichtlinien in der Praxis umzusetzen, eingeführt (Roos et al., 2018, Holm et al., 2019). Mittlerweile ist GLA:D® in mehreren Ländern weltweit implementiert, darunter auch Deutschland.

Die Wirksamkeit von GLA:D® wurde in mehreren Studien belegt, jedoch bisher nicht in randomisiert kontrollierten Studien im Vergleich mit anderen Interventionen untersucht. Bisherige Studien weisen keine Kontrollintervention auf, sondern untersuchten die Effekte von GLA:D® auf verschiedene Endpunkte wie z. B. Schmerz, Funktion oder Lebensqualität in der Versorgung im Sinne einer Kohortenstudie (Johansson et al., 2023, Johansson et al., 2022, Grønne et al., 2021, Skou and Roos, 2017, Roos et al., 2021, Barton et al., 2021a). Henriksen et al. (2023) wollten mit ihrer Studie der Frage nachgehen, ob das GLA:D®-Programm im direkten Vergleich mit einer anderen Intervention überlegen ist.

Henriksen M, Chrinstensen R, Kristensen LE et al. Exercise and education vs intra-articular saline for knee osteoarthritis: a 1-year follow-up of a randomized trial. In Osteoarthritis and Cartilage 2023 31/5: 627–635. https://doi.org/10.1016/j.joca.2022.12.011

Abstract

Exercise and education vs intra-articular saline for knee osteoarthritis: a 1-year follow-up of a randomized trial

Ziel

Es sollte die längerfristige Wirkung des Bewegungs- und Schulungsprogramms Good Life with Osteoarthritis in Denmark (GLA:D®) im Vergleich zu einem offenen Placebo (OLP) auf die Veränderungen der wichtigsten Ergebnisse bei Personen mit Gonarthrose (OA) gegenüber dem Ausgangswert bewertet werden.

Methoden

In diesem 1-Jahres-Follow-up einer offenen, randomisierten Studie wurden Patienten mit symptomatischer und röntgenologisch bestätigter Knie-OA überwacht, nachdem sie entweder dem 8-wöchigen GLA:D®-Programm oder OLP in Form von 4 intraartikulären Kochsalzinjektionen über 8 Wochen zugeteilt worden waren. Der primäre Endpunkt war die Veränderung der Schmerzsubskala des KOOS-Fragebogens (Knee Injury and Osteoarthritis Outcome Score) nach 1 Jahr in der Intention-to-treat-Population. Die wichtigsten sekundären Endpunkte waren die KOOS-Subskalen Funktion und Lebensqualität sowie die umfassende Bewertung der Auswirkungen der Krankheit durch die Patienten.

Ergebnisse

206 Erwachsene wurden nach dem Zufallsprinzip ausgewählt: 102 für GLA:D® und 104 für OLP, von denen nur 137 (63 GLA:D®/74 OLP) Daten nach 1 Jahr vorlegten. Nach 1 Jahr betrugen die mittleren Veränderungen im KOOS-Schmerz 8,4 für GLA:D® und 7,0 für OLP (Differenz: 1,5 Punkte; 95 %-KI −2,6 bis 5,5). Bei keinem der sekundären Endpunkte gab es Unterschiede zwischen den Gruppen.

Schlussfolgerungen

In dieser 1-Jahres-Follow-up-Studie an Personen mit Kniearthrose zeigten sowohl das 8-wöchige GLA:D®-Programm als auch das OLP einen geringen längerfristigen Nutzen, ohne dass sich die Gruppen unterschieden. Diese Ergebnisse müssen in Anbetracht der erheblichen Ausfälle bei der Nachuntersuchung noch bestätigt werden.

11.2 Kommentar

11.2.1 Zusammenfassung

Henriksen et al. (2023) stellten sich die Frage, ob das GLA:D® Programm im Vergleich mit der intraartikulären Injektion von Kochsalz im Nachuntersuchungszeitraum nach 1 Jahr überlegen ist. Als primäres Outcome wurde die Schmerz-Subskala des Knee Injury and Osteoarthritis Outcome Score Questionnaire (KOOS) definiert, und in Übereinstimmung mit dem OMERACT-OARSI Core Domain Set for Measurement in Clinical Trials of Hip and/or Knee Osteoarthritis (Smith et al., 2019) wurden zu den Outcome-Domänen Schmerz, körperliche Funktion, Lebensqualität und patientenseitige Gesamtbeurteilung des Interventionsergebnisses Daten erhoben. Das GLA:D®-Programm besteht aus 8 Wochen Patientenschulung und angeleiteten neuromuskulären Übungen, wobei in den ersten 2 Wochen 1× wöchentlich 2 Gruppenschulungen (à 1,5 Stunden) stattfanden, gefolgt von 12 angeleiteten Gruppenübungen, die 2× wöchentlich über einen Zeitraum von 6 Wochen durchgeführt wurden. In der Vergleichsgruppe wurden unter Ultraschallkontrolle intraartikuläre Kochsalzinjektionen von 5 ml in den Wochen 1, 3, 5 und 7 nach der Baseline injiziert. In keiner der beiden Gruppen erfolgte nach Woche 12 eine Weiterführung der Intervention in irgendeiner Art und Weise im Rahmen der Studie.

Von den insgesamt 206 randomisierten Patientinnen und Patienten (102 GLA:D® und 104 Kochsalzinjektion) waren für 137 (63/74 GLA:D®/Kochsalzinjektion) Daten nach 1 Jahr vorhanden. Die mittlere Veränderung der KOOS-Subskala Schmerz nach 1 Jahr war 8,4 für die GLA:D®-Gruppe und 7,0 in der Gruppe mit Kochsalzinjektion (Differenz: 1,5 Punkte; 95 %-KI: −2,6 bis 5,5). Bei keinem der sekundären Endpunkte gab es Unterschiede zwischen den Gruppen.

11.2.2 Praxistipp

Die praktischen Implikationen der Studie von Henriksen et al. (2023) sowie auch die der vorher publizierten Ergebnisse zum Nachuntersuchungszeitraum nach 3 Monaten (Bandak et al., 2022) wurden kontrovers diskutiert. Insbesondere auf den einschlägigen Social-Media-Plattformen, jedoch ebenso auf Kongressen, wurde diskutiert, ob Bewegungstherapie in Kombination mit Edukation nun doch nicht so gut ist wie bisher angenommen, da dieses Vorgehen schließlich im Vergleich mit Kochsalzinjektion nicht überlegen ist. Das GLA:D®-Programm wurde dabei kritisiert und die Frage aufgeworfen, ob GLA:D® trotz bisheriger Ergebnisse doch nicht besser als Placebo ist.

Diese Frage führt jedoch in die Irre, schließlich wurden Interventionen mit einem nachgewiesenen Effekt verglichen. Fransen et al. (2015) schlussfolgern in ihrem Cochrane Review von 2015, dass Bewegungstherapie Schmerz und Funktion bei Gonarthrose verbessert. Weitere Übersichtsarbeiten kommen zu ähnlichen Ergebnissen (Goff et al., 2021, Raposo et al., 2021). Ebenso sind intraartikuläre Injektionen mit Kochsalz in Bezug auf die Reduktion von insbesondere Schmerzen effektiv und damit kein Placebo, so das Ergebnis einer systematischen Übersichtsarbeit von Altman et al. (2016).

Während der Vergleich zweier wirksamer Interventionen sinnvoll ist, muss der Vergleich von zwei grundsätzlich verschiedenen Interventionen wie in diesem Fall Edukation und Bewegungstherapie vs. Kochsalzinjektionen vor dem Hintergrund unterschiedlicher Aspekte in Bezug auf mindestens die Intervention und das Setting und sich daraus ergebende unterschiedliche Kontexteffekte kritisch betrachtet werden. Die einzelnen (jedoch interaktiven und voneinander abhängigen) Elemente, die eine Kontextsensitivität von therapeutischen Interaktionen mit Patientinnen und Patienten kennzeichnen, werden als Kontextfaktoren bezeichnet (Rossettini et al., 2020, Thomson and Rossettini, 2021). In randomisiert kontrollierten Studien scheint annähernd die Hälfte des Behandlungseffekts durch Kontexteffekte verursacht, also nicht durch die durchgeführte Intervention selbst bedingt (HafliÐadóttir et al., 2021). Dabei können Kontexteffekte in der Routineversorgung genutzt werden, um Behandlungseffekte zu verbessern und somit ein besseres Behandlungsergebnis zu erzielen (Zhang, 2019, Testa and Rossettini, 2016).

In der Studie von Henriksen et al. (2023) wurde auf die positive Wirkung der Interventionen explizit hingewiesen, jedoch erfolgte die Erbringung mit möglicherweise unterschiedlichen Erwartungshaltungen der eingeschlossenen Patientinnen und Patienten, und zudem müssen die unterschiedlichen (durch Physiotherapeutinnen und Physiotherapeuten erbrachte/supervisierte Gruppentherapie bestehend aus Edukation und Bewegungstherapie vs. durch Ärztinnen und Ärzte erbrachte intraartikuläre Injektion unter sterilen Bedingungen in einer Klinik) Rahmenbedingungen bei der Interpretation der Studienergebnisse beachtet werden.

Körperliche Aktivität und Bewegungstherapie können nicht nur die Symptome und Beeinträchtigungen von Arthrose verbessern, sondern auch bei der Vorbeugung von mindestens 35 chronischen Erkrankungen und bei der Behandlung von mindestens 26 chronischen Erkrankungen wirksam sein, wobei einer der möglichen Wirkmechanismen in der entzündungshemmenden Wirkung von Bewegung besteht (Skou et al., 2018). Da viele Personen mit Gonarthrose auch zusätzliche Erkrankungen haben, ist eine Steigerung der körperlichen Aktivität zur Verbesserung des Gesundheitsstatus in mehrfacher Hinsicht sinnvoll. Häufig wird Übungstherapie mit unzureichender Intensität durchgeführt, zudem ist die Adhärenz von Personen mit Gonarthrose teilweise ungenügend, und Therapeutinnen und Therapeuten haben unzureichende Kenntnis von Empfehlungen hinsichtlich der Steigerung von körperlicher Aktivität (Barton et al., 2021b).

Wenngleich eine optimale Intensität schwer zu definieren zu sein scheint und pauschale Aussagen schwer möglich sind (Young et al., 2023), ist anzunehmen, dass insbesondere in der Routineversorgung positive Effekte noch gesteigert werden können, wenn Patientinnen und Patienten zu mehr körperlicher Aktivität bei adäquater Intensität und Adhärenz motiviert werden können, wie dies Ziel des GLA:D® Programms ist.

Da Bewegungstherapie als eine sichere Behandlungsform für Patientinnen und Patienten mit Arthrose gilt (von Heideken et al., 2021), erscheint nicht ersichtlich, warum Personen mit Gonarthrose stattdessen intraartikuläre Kochsalzinjektion angeboten werden sollten. Nicht zuletzt wurden in einer aktuellen Übersichtsarbeit auf Basis der identifizierten hochwertigen Leitlinien Edukation und Übungstherapie sowie Gewichtsreduktion als First-Line-Therapie für Personen mit Gonarthrose empfohlen (Gibbs et al., 2023).

11.2.3 Wissenschaftliche Einordnung

Insgesamt weist die Studie viele Aspekte einer hochwertigen Studienqualität auf, wurde nachvollziehbar durchgeführt und transparent beschrieben.

Die Studie wurde unter www.clinicaltrials.gov (NCT03843931) prospektiv registriert und von der Ethikkommission für Gesundheitsforschung der Hauptstadtregion Dänemarks (H-19012472) und der dänischen Arzneimittelbehörde (EudraCT-Nummer 2019-000809-71) genehmigt. Anzumerken ist, dass die vorliegende 1-Jahres-Nachbeobachtung nicht Teil der a priori durchgeführten Planung war und daher nicht registriert wurde, worauf die Autorinnen und Autoren auch explizit hinweisen. Wie üblich, wurde auch für diese Studie ein Studienprotokoll publiziert (Bandak et al., 2021).

Die Daten zum Nachuntersuchungszeitpunkt von 3 Monaten wurden bereits im Jahr 2022 publiziert (Bandak et al., 2022), mit vergleichbaren Ergebnissen zum Nachuntersuchungszeitpunkt nach 1 Jahr. Für die Auswertung zum Nachuntersuchungszeitpunkt nach 1 Jahr wurde der statistische Analyseplan frei zugänglich gemacht, ein mittlerweile bei diversen renommierten Fachzeitschriften wichtiger Aspekt. Erhobene Daten und/oder Codes zur statistischen Auswertung wurden nicht frei verfügbar gemacht.

Interessant ist, dass im Vergleich mit der Publikation der Ergebnisse zum Nachuntersuchungszeitraum nach 3 Monaten das Studiendesign anders beschrieben wird. Während in der Publikation zum Nachuntersuchungszeitraum nach 3 Monaten die Studie als Äquivalenzstudie dargestellt wird, wird die Studie mit Ergebnissen zum Nachuntersuchungszeitraum nach 12 Monaten als Überlegenheitsstudie beschrieben. Eine Äquivalenzstudie prüft nicht die Überlegenheit, sondern die Gleichwertigkeit von Interventionen, wobei noch in „Nicht-Unterlegenheit“ (die Prüfbehandlung ist in einer Richtung höchstens irrelevant schlechter als die Standardbehandlung) und „echte“ Äquivalenz (höchstens irrelevante Unterlegenheit in beide Richtungen) unterschieden wird (Lange et al., 2007).

Während meist mit ca. 20 % „loss to follow-up“ (Personen, die zum Zeitpunkt der Nachbeobachtung verloren gehen) in randomisiert kontrollierten Studien gerechnet wird, wurde in der Studie von Henriksen et al. (2023) ein „loss to follow-up“ von 33,5 % festgestellt (69 Personen insgesamt, davon 39 [38,2 %] in der GLA:D®-Gruppe und 30 [28,8 %] in der Gruppe mit Kochsalzinjektion). So weisen die Autorinnen und Autoren selbst auf diese Limitation hin und dass die Ergebnisse in weiteren Studien reproduziert werden müssen.

TAKE HOME MESSAGE

- GLA:D® ist ein weltweit implementiertes und standardisiertes Programm bestehend aus Edukation und Bewegungstherapie.
- Während Edukation und Bewegungstherapie in internationalen Leitlinien als First-Line-Therapie für Personen mit Gonarthrose empfohlen wird, zeigen die Ergebnisse der RCT, dass sowohl GLA:D® als auch intraartikuläre Kochsalzinjektionen u. a. zu weniger Schmerzen und verbesserter körperlicher Funktion führen und dass zwischen beiden Behandlungsformen kein Unterschied besteht.
- Der Vergleich von Edukation und Bewegungstherapie mit intraartikulärer Kochsalzinjektion erscheint nicht praxisrelevant, und Bewegungstherapie ist als sichere Behandlungsform nicht nur bei Arthrose und weiteren Erkrankungen wirkungsvoll, sondern wirkt auch präventiv bei vielen chronischen Erkrankungen.

LITERATUR

ALTMAN, R. D., DEVJI, T., BHANDARI, M., FIERLINGER, A., NIAZI, F. & CHRISTENSEN, R. 2016. Clinical benefit of intra-articular saline as a comparator in clinical trials of knee osteoarthritis treatments: A systematic review and meta-analysis of randomized trials. *Semin Arthritis Rheum,* 46, 151–159.

BANDAK, E., CHRISTENSEN, R., OVERGAARD, A., KRISTENSEN, L. E., ELLEGAARD, K., GULDBERG-MOLLER, J., BARTHOLDY, C., HUNTER, D. J., ALTMAN, R., BLIDDAL, H. & HENRIKSEN, M. 2022. Exercise and education versus saline injections for knee osteoarthritis: a randomised controlled equivalence trial. *Ann Rheum Dis,* 81, 537–543.

BANDAK, E., OVERGAARD, A. F., KRISTENSEN, L. E., ELLEGAARD, K., GULDBERG-MØLLER, J., BARTHOLDY, C., HUNTER, D. J., ALTMAN, R. D., CHRISTENSEN, R., BLIDDAL, H. & HENRIKSEN, M. 2021. Exercise therapy and patient education versus intra-articular saline injections in the treatment of knee osteoarthritis: an evidence-based protocol for an open-label randomised controlled trial (the DISCO trial). *Trials,* 22, 18.

BARTON, C. J., KEMP, J. L., ROOS, E. M., SKOU, S. T., DUNDULES, K., PAZZINATTO, M. F., FRANCIS, M., LANNIN, N. A., WALLIS, J. A. & CROSSLEY, K. M. 2021a. Program evaluation of GLAD® Australia: Physiotherapist training outcomes and effectiveness of implementation for people with knee osteoarthritis. *Osteoarthritis and Cartilage Open,* 3, 100175.

BARTON, C. J., KING, M. G., DASCOMBE, B., TAYLOR, N. F., DE OLIVEIRA SILVA, D., HOLDEN, S., GOFF, A. J., TAKARANGI, K. & SHIELDS, N. 2021b. Many physiotherapists lack preparedness to prescribe physical activity and exercise to people with musculoskeletal pain: A multi-national survey. *Phys Ther Sport,* 49, 98–105.

FRANSEN, M., MCCONNELL, S., HARMER ALISON, R., VAN DER ESCH, M., SIMIC, M. & BENNELL KIM, L. 2015. Exercise for osteoarthritis of the knee. *Cochrane Database of Systematic Reviews* [Online]. Available: http://onlinelibrary.wiley.com/doi/10.1002/14651858.CD004376.pub3/abstract.

http://onlinelibrary.wiley.com/store/10.1002/14651858.CD004376.pub3/asset/CD004376.pdf?v=1&t=iel4dwmr&s=d193f2dc1c73183286b1d4c7973a1249f18c4d0f.

GBD 2017 DISEASE AND INJURY INCIDENCE AND PREVALENCE COLLABORATORS 2018. Global, regional, and national incidence, prevalence, and years lived with disability for 354 diseases and injuries for 195 countries and territories, 1990–2017: a systematic analysis for the Global Burden of Disease Study 2017. *Lancet,* 392, 1789–1858.

GIBBS, A. J., GRAY, B., WALLIS, J. A., TAYLOR, N. F., KEMP, J. L., HUNTER, D. J. & BARTON, C. J. 2023. Recommendations for the management of hip and knee osteoarthritis: A systematic review of clinical practice guidelines. *Osteoarthritis Cartilage,* 31, 1280–1292.

GOFF, A. J., DE OLIVEIRA SILVA, D., MEROLLI, M., BELL, E. C., CROSSLEY, K. M. & BARTON, C. J. 2021. Patient education improves pain and function in people with knee osteoarthritis with better effects when combined with exercise therapy: a systematic review. *J Physiother,* 67, 177–189.

GRØNNE, D. T., ROOS, E. M., IBSEN, R., KJELLBERG, J. & SKOU, S. T. 2021. Cost-effectiveness of an 8-week supervised education and exercise therapy programme for knee and hip osteoarthritis: a pre-post analysis of 16 255 patients participating in Good Life with osteoArthritis in Denmark (GLAD). *BMJ Open,* 11, e049541.

HAFLIÐADÓTTIR, S. H., JUHL, C. B., NIELSEN, S. M., HENRIKSEN, M., HARRIS, I. A., BLIDDAL, H. & CHRISTENSEN, R. 2021. Placebo response and effect in randomized clinical trials: meta-research with focus on contextual effects. *Trials,* 22, 493.

HENRIKSEN, M., CHRISTENSEN, R., KRISTENSEN, L. E., BLIDDAL, H., BARTHOLDY, C., BOESEN, M., ELLEGAARD, K., GULDBERG-MOLLER, J., HUNTER, D. J., ALTMAN, R. & BANDAK, E. 2023. Exercise and education vs intra-articular saline for knee osteoarthritis: a 1-year follow-up of a randomized trial. *Osteoarthritis Cartilage,* 31, 627–635.

HOLM, I., RISBERG, M. A., ROOS, E. M. & SKOU, S. T. 2019. A Pragmatic Approach to the Implementation of Osteoarthritis Guidelines Has Fewer Potential Barriers Than Recommended Implementation Frameworks. *Journal of Orthopaedic & Sports Physical Therapy,* 49, 1–4.

HUNTER, D. J. & BIERMA-ZEINSTRA, S. 2019. Osteoarthritis. *The Lancet,* 393, 1745–1759.

JOHANSSON, M. S., POTTEGÅRD, A., SØNDERGAARD, J., ENGLUND, M., GRØNNE, D. T., SKOU, S. T., ROOS, E. M. & THORLUND, J. B. 2022. Chronic opioid use before and after exercise therapy and patient education among patients with knee or hip osteoarthritis. *Osteoarthritis and Cartilage,* 30, 1536–1544.

JOHANSSON, M. S., POTTEGÅRD, A., SØNDERGAARD, J., ENGLUND, M., GRØNNE, D. T., SKOU, S. T., ROOS, E. M. & THORLUND, J. B. 2023. Use of prescribed analgesics before and after exercise therapy and patient education in patients with knee or hip osteoarthritis. Rheumatology International.

LANGE, S., BENDER, R. & ZIEGLER, A. 2007. Äquivalenzstudien und Nicht-Unterlegenheitsstudien. *- Artikel Nr. 20 der Statistik-Serie in der DMW -,* 132, e53-e56.

RAPOSO, F., RAMOS, M. & LÚCIA CRUZ, A. 2021. Effects of exercise on knee osteoarthritis: A systematic review. *Musculoskeletal Care,* 19, 399–435.

ROOS, E. M., BARTON, C. J., DAVIS, A. M., MCGLASSON, R., KEMP, J. L., CROSSLEY, K. M., LIU, Q., LIN, J. & SKOU, S. T. 2018. GLAD to have a high-value option for patients with knee and hip arthritis across four continents: Good Life with osteoArthritis from Denmark. *British Journal of Sports Medicine,* 52, 1544–1545.

ROOS, E. M., GRONNE, D. T., SKOU, S. T., ZYWIEL, M. G., MCGLASSON, R., BARTON, C. J., KEMP, J. L., CROSSLEY, K. M. & DAVIS, A. M. 2021. Immediate outcomes following the GLAD(R) program in Denmark, Canada and Australia. A longitudinal analysis including 28,370 patients with symptomatic knee or hip osteoarthritis. *Osteoarthritis Cartilage,* 29, 502–506.

ROSSETTINI, G., CAMERONE, E. M., CARLINO, E., BENEDETTI, F. & TESTA, M. 2020. Context matters: the psychoneurobiological determinants of placebo, nocebo and context-related effects in physiotherapy. *Arch Physiother,* 10, 11.

SKOU, S. T., PEDERSEN, B. K., ABBOTT, J. H., PATTERSON, B. & BARTON, C. 2018. Physical Activity and Exercise Therapy Benefit More Than Just Symptoms and Impairments in People With Hip and Knee Osteoarthritis. *J Orthop Sports Phys Ther,* 48, 439–447.

SKOU, S. T. & ROOS, E. M. 2017. Good Life with osteoArthritis in Denmark (GLAD): evidence-based education and supervised neuromuscular exercise delivered by certified physiotherapists nationwide. *BMC Musculoskelet Disord,* 18, 72.

SMITH, T. O., HAWKER, G. A., HUNTER, D. J., MARCH, L. M., BOERS, M., SHEA, B. J., CHRISTENSEN, R., GUILLEMIN, F., TERWEE, C. B., WILLIAMSON, P. R., DODD, S., ROOS, E. M., LOESER, R. F., SCHNITZER, T. J., KLOPPENBURG, M., NEOGI, T., LADEL, C. H., KALSI, G., KAISER, U., BUTTEL, T. W., ASHFORD, A. E., MOBASHERI, A., ARDEN, N. K., TENNANT, A., HOCHBERG, M. C., DE WIT, M., TUGWELL, P. & CONAGHAN, P. G. 2019. The OMERACT-OARSI Core Domain Set for Measurement in Clinical Trials of Hip and/or Knee Osteoarthritis. *J Rheumatol,* 46, 981–989.

TESTA, M. & ROSSETTINI, G. 2016. Enhance placebo, avoid nocebo: How contextual factors affect physiotherapy outcomes. *Manual Therapy,* 24, 65–74.

THOMSON, O. P. & ROSSETTINI, G. 2021. 'Don't focus on the finger, look at the moon' - The importance of contextual factors for clinical practice and research. International Journal of Osteopathic Medicine. in press

VON HEIDEKEN, J., CHOWDHRY, S., BORG, J., JAMES, K. & IVERSEN, M. D. 2021. Reporting of Harm in Randomized Controlled Trials of Therapeutic Exercise for Knee Osteoarthritis: A Systematic Review. *Physical Therapy,* 101.

WHITTAKER, J. L., RUNHAAR, J., BIERMA-ZEINSTRA, S. & ROOS, E. M. 2021. A lifespan approach to osteoarthritis prevention. *Osteoarthritis and Cartilage,* 29, 1638–1653.

YOUNG, J. J., PEDERSEN, J. R. & BRICCA, A. 2023. Exercise Therapy for Knee and Hip Osteoarthritis: Is There An Ideal Prescription? *Curr Treatm Opt Rheumatol,* 1–17.

ZHANG, W. 2019. The powerful placebo effect in osteoarthritis. *Clin Exp Rheumatol,* 37 Suppl 120, 118–123.

KAPITEL

12 Ausdauertraining bei Kindern und Jugendlichen mit Zerebralparese – was bringt das wirklich?

Annett Heitling

12.1 Einleitung

Kinder und Jugendliche mit Zerebralparese stellen Therapeuten vor eine große Herausforderung. Die Inhalte der Therapie variieren von Land zu Land und von Therapeut zu Therapeut. Das Ausdauertraining stellt eine Behandlungsmöglichkeit dar. Welche Ziele können mit dieser Trainingsform erreicht werden und wie sollte die Dosierung aussehen? Die vorliegende Übersichtsarbeit von Soares et al. (2023) mit Metaanalyse geht diesen Fragen auf den Grund.

Soares EG, Gusmao GHV, Souto OD. Efficacy of aerobic exercise on the functioning and quality of life of children and adolescents with cerebral palsy: A systematic review and meta-analysis. Dev Med Child Neurol 2023; 10: 1292–1307.
https://doi.org/10.1111/dmcn.15570

Abstract

Efficacy of aerobic exercise on the functioning and quality of life of children and adolescents with cerebral palsy: A systematic review and meta-analysis

Ziel

Es sollte die Wirksamkeit von aerobem Training auf die Funktionsfähigkeit (Teilhabe, Aktivitäten, Körperfunktionen und -strukturen) und die Lebensqualität (QoL) von Kindern und Jugendlichen mit Zerebralparese (CP) untersucht werden.

Methoden

Es wurde eine systematische Übersichtsarbeit mit Metaanalyse durchgeführt. Eine umfassende Artikelrecherche erfolgte mithilfe der elektronischen Datenbanken Embase, PubMed, PEDro und CINAHL. Die methodische Qualität und die Vertrauenswürdigkeit der Evidenz wurden mit den Skalen PEDro und Grading of Recommendations Assessment, Development, and Evaluation (GRADE) bewertet. Die Auswirkungen von aerobem Training auf die Funktionsfähigkeit wurden mithilfe metaanalytischer Techniken untersucht. Da die Ergebnisse in Bezug auf die Körperfunktionen und die Lebensqualität jedoch sehr breit gefächert sind, können verschiedene Instrumente zu ihrer Messung verwendet werden, was eine Zusammenfassung der Ergebnisse in einer Metaanalyse für einige der Ergebnisse unmöglich machte.

Ergebnisse

15 randomisierte kontrollierte Studien mit 414 Teilnehmern mit Zerebralparese wurden eingeschlossen. Die Analyse der methodischen Qualität der Studien ergab ein geringes Biasrisiko. Der Effekt des aeroben Trainings im Vergleich zur üblichen Behandlung oder anderen Interventionen war bedeutend für die aerobe Kapazität (standardisierte Mittelwertdifferenz [SMD] = 0,81; 95 %-KI = 0,16–1,47; p < 0,002; I^2 = 68 %), Grobmotorik (SMD = 0,70; 95 %-KI = 0,21–1,19; p = 0,005; I^2 = 49 %), Mobilität (SMD = 0,53; 95 %-KI = 0,05–1,05; p = 0,03; I^2 = 27 %), Balance und Partizipation (SMD = 0,74; 95 %-KI = 0,10–1,39; p = 0,02; I^2 = 0 %). Aerobes Training konnte weder Muskelkraft, Spastik, Gangparameter noch die Lebensqualität verbessern (p > 0,05). Die Vertrauenswürdigkeit der Evidenz für die meisten Vergleiche war mäßig bis niedrig.

Schlussfolgerung

Diese Übersichtsarbeit liefert die aktuellste Evidenz zur Wirksamkeit von aerobem Training auf die Funktionsfähigkeit und Lebensqualität von Kindern und Jugendlichen mit Zerebralparese.

Resümee

- Aerobes Training verbessert die Grobmotorik, aber nicht die Gangparameter bei Zerebralparese.
- Es verbessert die Teilhabe, aber nicht die Lebensqualität von Kindern und Jugendlichen mit Zerebralparese.
- Es ist wirksamer als die übliche Versorgung oder andere Interventionen bei der Verbesserung der Mobilität, der aeroben Kapazität und der Gleichgewichtsfähigkeit bei Zerebralparese.
- Aerobes Training ist nicht wirksamer als die übliche Behandlung oder andere Interventionen zur Verbesserung der Muskelkraft und Spastik.

12.2 Kommentar

12.2.1 Zusammenfassung

Dieses Review wurde gemäß der PRISMA-Erklärung für systematische Reviews und Metaanalysen durchgeführt und bei PROSPERO registriert. Es wurden 4 Datenbanken durchsucht (Embase, CINAHL, PEDro und PubMed) und lediglich RCTs eingeschlossen, die den Suchkriterien entsprachen. Es konnten 15 Studien mit insgesamt 414 Teilnehmerinnen und Teilnehmer im Alter von 4–21 Jahren eingeschlossen werden. Die methodische Qualität wurde mittels PEDro-Skala bewertet und um die Punkte Finanzierung, Registrierung sowie die Berechnung der Stichprobengröße nach CONSORT-Richtlinien ergänzt. Die Intervention entsprach den Richtlinien der WHO zur Definition von aerobem Training.

Die Messinstrumente waren heterogen. Es konnte ein positiver Effekt für die Dimensionen aerobe Kapazität, Gleichgewicht, Grobmotorik, Mobilität und Partizipation festgestellt werden. Auswirkungen auf Muskelkraft, Spastizität, Gangparameter und Lebensqualität konnten nicht nachgewiesen werden. Inhaltlich wurden verschiedene Arten von Ausdauertraining verwendet. Zu den häufigsten Anwendungen zählten Training auf dem Laufband, Gehen, Laufen, Sport (nicht näher beschrieben) und Wassergymnastik. Es gibt derzeit keine einheitlichen Protokolle. Eine Empfehlung lautet mindestens 8 Wochen (3× pro Woche) oder 16 Wochen (2× pro Woche) (Verschuren et al., 2016).

12.2.2 Praxistipp

Das Bundesgesundheitsministerium empfiehlt für Kinder auf Basis der WHO-Empfehlungen (Bull et al., 2020) mindestens 180 Minuten für Kindergartenkinder und für Schulkinder mindestens 60–90 Minuten Bewegung am Tag (Gesundheit, 2022). Kinder und Jugendliche mit CP kommen aufgrund ihrer Bewegungsstörung selten auf diese Zeiten. Mit Ausdauertraining können die Ausdauer, das Gleichgewicht, die Grobmotorik, Mobilität und Partizipation adressiert werden.

Der internationale Leitfaden für klinische Praxis zur Verbesserung der körperlichen Funktionen von Kindern und Jugendlichen mit Zerebralparese gibt 10 Empfehlungen für die Therapiegestaltung. Auf Basis einer gemeinsamen Therapieentscheidung mit Eltern und Kind sollen SMARTe Ziele festgelegt werden. Das Training soll zielorientiert sein, bedarf einer Überwachung und soll Spaß machen. Die Familie soll eingebunden werden, es sollen Hausaufgaben gegeben werden, welche regelmäßig angepasst werden und über entsprechende Wiederholungszahlen verfügen sollen (Jackman et al., 2022). Hierzu sollte auch Krafttraining zählen.

Spastische Muskeln sind schwach. Eine Funktionsverbesserung für Kraft, Spastizität und Verbesserung der Gangparameter kann nur durch Krafttraining erreicht werden (Shilesh et al., 2023, Merino-Andrés et al., 2022). Hierzu sollte die Dosierung 2–3× pro Woche und jeweils 1–2 Sets von 10–15 Wiederholungen betragen (Verschuren et al., 2016).

Zusammenfassend lässt sich sagen, dass ein gemeinsames Therapieziel (SMART) identifiziert werden muss, um festlegen zu können, wie die von der WHO empfohlenen Bewegungszeiten ausgestaltet werden sollen. Auf jeden Fall sollte spezifisches auf das Therapieziel ausgerichtetes Kraft- und Ausdauertraining in der Therapie und zu Hause durchgeführt und regelmäßig angepasst werden. Grundlage hierfür ist eine strukturierte klinische Untersuchung der Kinder und Jugendlichen, um die Defizite zu identifizieren und ein gezieltes Training anbieten zu können.

12.2.3 Wissenschaftliche Einordnung

Die Behandlung von Kindern mit Zerebralparese erfährt seit den Übersichtsarbeiten von Iona Novak, die mit dem Ampelsystem die Wirksamkeit von Therapie- und Behandlungsinhalten verdeutlicht hat, eine Veränderung (Novak et al., 2013, Novak et al., 2020). Die Behandlung auf neurophysiologischer Basis, die in Deutschland einen wesentlichen Anteil hat, sollte bis zum Nachweis einer Wirksamkeit in der Therapie von Kindern und Jugendlichen durch Ausdauer- und Krafttraining ersetzt werden.

TAKE HOME MESSAGE

In der physiotherapeutischen Behandlung von Kindern mit Zerebralparese zählt die Empfehlung und inhaltliche Beratung zu Ausdauertraining absolut zu den Therapieinhalten. Der Therapeut ist somit ein Coach.

Ziele wie Verbesserung der Grobmotorik, Teilhabe, Mobilität, aerobe Kapazität und Gleichgewicht können nur außerhalb der physiotherapeutischen Behandlungseinheit erreicht werden. Die Bewegung sollte dem Kind Spaß machen und für Kindergartenkinder 180 min und für Schulkinder 60–90 min am Tag betragen.

LITERATUR

BULL, F. C., AL-ANSARI, S. S., BIDDLE, S., BORODULIN, K., BUMAN, M. P., CARDON, G., CARTY, C., CHAPUT, J. P., CHASTIN, S., CHOU, R., DEMPSEY, P. C., DIPIETRO, L., EKELUND, U., FIRTH, J., FRIEDENREICH, C. M., GARCIA, L., GICHU, M., JAGO, R., KATZMARZYK, P. T., LAMBERT, E., LEITZMANN, M., MILTON, K., ORTEGA, F. B., RANASINGHE, C., STAMATAKIS, E., TIEDEMANN, A., TROIANO, R. P., VAN DER PLOEG, H. P., WARI, V. & WILLUMSEN, J. F. 2020. World Health Organization 2020 guidelines on physical activity and sedentary behaviour. *Br J Sports Med*, 54, 1451–1462.

GESUNDHEIT, B. F. 2022. Bewegungsförderung bei Kindern und Jugendlichen in Deutschland.

JACKMAN, M., SAKZEWSKI, L., MORGAN, C., BOYD, R. N., BRENNAN, S. E., LANGDON, K., TOOVEY, R. A. M., GREAVES, S., THORLEY, M. & NOVAK, I. 2022. Interventions to improve physical function for children and young people with cerebral palsy: international clinical practice guideline. *Developmental Medicine & Child Neurology*, 64, 536–549.

MERINO-ANDRÉS, J., GARCÍA DE MATEOS-LÓPEZ, A., DAMIANO, D. L. & SÁNCHEZ-SIERRA, A. 2022. Effect of muscle strength training in children and adolescents with spastic cerebral palsy: A systematic review and meta-analysis. *Clin Rehabil*, 36, 4–14.

NOVAK, I., MCINTYRE, S., MORGAN, C., CAMPBELL, L., DARK, L., MORTON, N., STUMBLES, E., WILSON, S. A. & GOLDSMITH, S. 2013. A systematic review of interventions for children with cerebral palsy: state of the evidence. *Dev Med Child Neurol*, 55, 885–910.

NOVAK, I., MORGAN, C., FAHEY, M., FINCH-EDMONDSON, M., GALEA, C., HINES, A., LANGDON, K., NAMARA, M. M., PATON, M. C., POPAT, H., SHORE, B., KHAMIS, A., STANTON, E., FINEMORE, O. P., TRICKS, A., TE VELDE, A., DARK, L., MORTON, N. & BADAWI, N. 2020. State of the Evidence

Traffic Lights 2019: Systematic Review of Interventions for Preventing and Treating Children with Cerebral Palsy. *Current neurology and neuroscience reports,* 20, 3–3.
SHILESH, K., KARTHIKBABU, S. & RAO, P. T. 2023. The Impact of Functional Strength Training on Muscle Strength and Mobility in Children with Spastic Cerebral Palsy - A Systematic Review and Meta-Analysis. *Dev Neurorehabil,* 26, 262–277.
VERSCHUREN, O., PETERSON, M. D., BALEMANS, A. C. & HURVITZ, E. A. 2016. Exercise and physical activity recommendations for people with cerebral palsy. *Dev Med Child Neurol,* 58, 798–808.

KAPITEL

Susanne Saal

13 Bewegungstherapie bei peripherer arterieller Verschlusskrankheit (pAVK)

13.1 Einleitung

Die periphere arterielle Verschlusskrankheit (pAVK) ist eine sehr häufige Folge arteriosklerotischer Veränderungen im arteriellen Gefäßsystem. Das Vorliegen einer pAVK bleibt oftmals unerkannt: So treten beim Vorliegen einer beinbetonten pAVK in ca. 70–90 % keine Schmerzen oder funktionelle Einschränkungen auf (Polonsky und McDermott, 2021). Zeigen sich klinische Symptome, dann treten diese sehr oft in den Beinen bei körperlicher Belastung auf und zwingen die Betroffenen dazu, die körperliche Belastung zu unterbrechen (Claudicatio intermittens). Zur leitliniengerechten medikamentösen Therapie einer symptomatischen beinbetonten pAVK gehören aktuell lebensstilverändernde Maßnahmen wie Rauchentwöhnung und die Therapie der Risikofaktoren (u. a. Einnahme von lipidsenkenden und blutdrucksenkenden Medikamenten) (Aboyans et al., 2018). Beim Vorhandensein von pAVK-bedingten Einschränkungen des Gehens werden Bewegungstherapie, antithrombotische Medikamente und je nach Schweregrad revaskularisierende Maßnahmen empfohlen (Aboyans et al., 2018). Dabei bleibt in den aktuellen Versorgungsleitlinien unklar, welche Art von Bewegungstherapie die wirksamste ist. Dieser Frage widmete sich die systematische Übersichtsarbeit von Peñín-Grandes und Kollegen.

Peñín-Grandes S, López-Ortiz S, Maroto-Izquierdo S et al. Winners do what they fear: exercise and peripheral arterial disease – an umbrella review. Eur J Prev Cardiol 2023; Aug 23:zwad261.
https://doi.org/10.1093/eurjpc/zwad261

Abstract

Winners do what they fear: exercise and peripheral arterial disease – an umbrella review

Ziele

Ziel dieser systematischen Übersichtsarbeit war es, die Ergebnisse veröffentlichter Metaanalysen über die Auswirkungen regelmäßiger körperlicher Betätigung bei Patienten mit peripherer arterieller Verschlusskrankheit (pAVK) zu bewerten und zusammenzufassen. Im Rahmen der Untersuchung wurden die Auswirkungen von körperlicher Betätigung auf funktionelle Parameter, gesundheitsbezogene Lebensqualität, hämodynamische Parameter, körperliches Aktivitätsniveau, unerwünschte Ereignisse und Mortalität bewertet.

Methoden und Ergebnisse

Es wurde eine systematische Suche in den Datenbanken PubMed, Web of Science, Scopus und Cochrane Library (bis Mai 2023) durchgeführt, um Metaanalysen einschließlich randomisierter kontrollierter Studien zu finden, in denen die Auswirkungen regelmäßiger Bewegung bei Patienten mit pAVK untersucht wurden. Es wurden 16 Studien mit insgesamt 198 Metaanalysen ermittelt. Die Ergebnisse zeigten deutlich, dass Patienten mit pAVK, die körperlich aktiv waren, die funktionellen und gesundheitsbezogenen Parameter der Lebensqualität verbesserten. Konkret verbessert angeleitetes aerobes Training – d. h. Gehen bis zum moderat-maximalen Claudicatio-Schmerz – die maximale Gehstrecke (Mittelwertdifferenz [MD]: 177,94 m, 95 %-Konfidenzintervall [95 %-KI] 142,29–213,60; p < 0,00001; I2: 65 %), die schmerzfreie Gehstrecke (MD: m, 95 %-KI 54,35–83,21; p < 0,00001; I2: 67 %), die selbstberichtete Gehfähigkeit, d. h. Entfernungsscore (MD: 9,22 Punkte, 95 %-KI 5,74–12,70; p < 0,00001; I2: 0 %), Geschwindigkeitsscore (MD: 8.71 Punkte, 95 %-KI 5,64–11,77; p < 0,00001, I2: 0 %), Treppensteigen (MD: 8,02 Punkte, 95 %-KI 4,84–11,21; p < 0,00001, I2: 0 %) und kombinierter Score (MD: 8,76 Punkte, 95 %-KI 2,78–14.74; p < 0,0001, I2: 0 %), aerobe Kapazität (MD: 0,62 ml/kgKG/min, 95 %-KI 0,47–0,77, p < 0,00001, I2: 64 %) und Schmerzscore (MD: 7,65, 95 %-KI 3,15–12,15; p = 0,0009; I2: 0 %), während Krafttraining die Kraft der unteren Gliedmaßen verbessert (standardisierte MD: 0,71, 95 %-KI 0,29–1,13, p = 0,0009; I2: 0 %). Für andere Ergebnisse, wie den Nutzen hämodynamischer Parameter, wurden keine signifikanten Effekte gefunden, während das Ausmaß der körperlichen Aktivität, unerwünschte Ereignisse und die Sterblichkeit weitere Untersuchungen erfordern.

Schlussfolgerung

Die Synthese der derzeit verfügbaren Metaanalysen legt nahe, dass regelmäßiges Training für ein breites Spektrum funktioneller Anforderungen von Vorteil sein kann und die gesundheitsbezogene Lebensqualität von Patienten mit pAVK verbessert. Angeleitetes aerobes Training ist die beste Art von Bewegung, um die Resultate hinsichtlich Gehfähigkeit und Schmerzen zu verbessern, während Krafttraining effektiver ist, um die Kraft in der unteren Extremität zu steigern.

Die Studienergebnisse sind in ➤ Abb. 13.1 zusammengefasst.

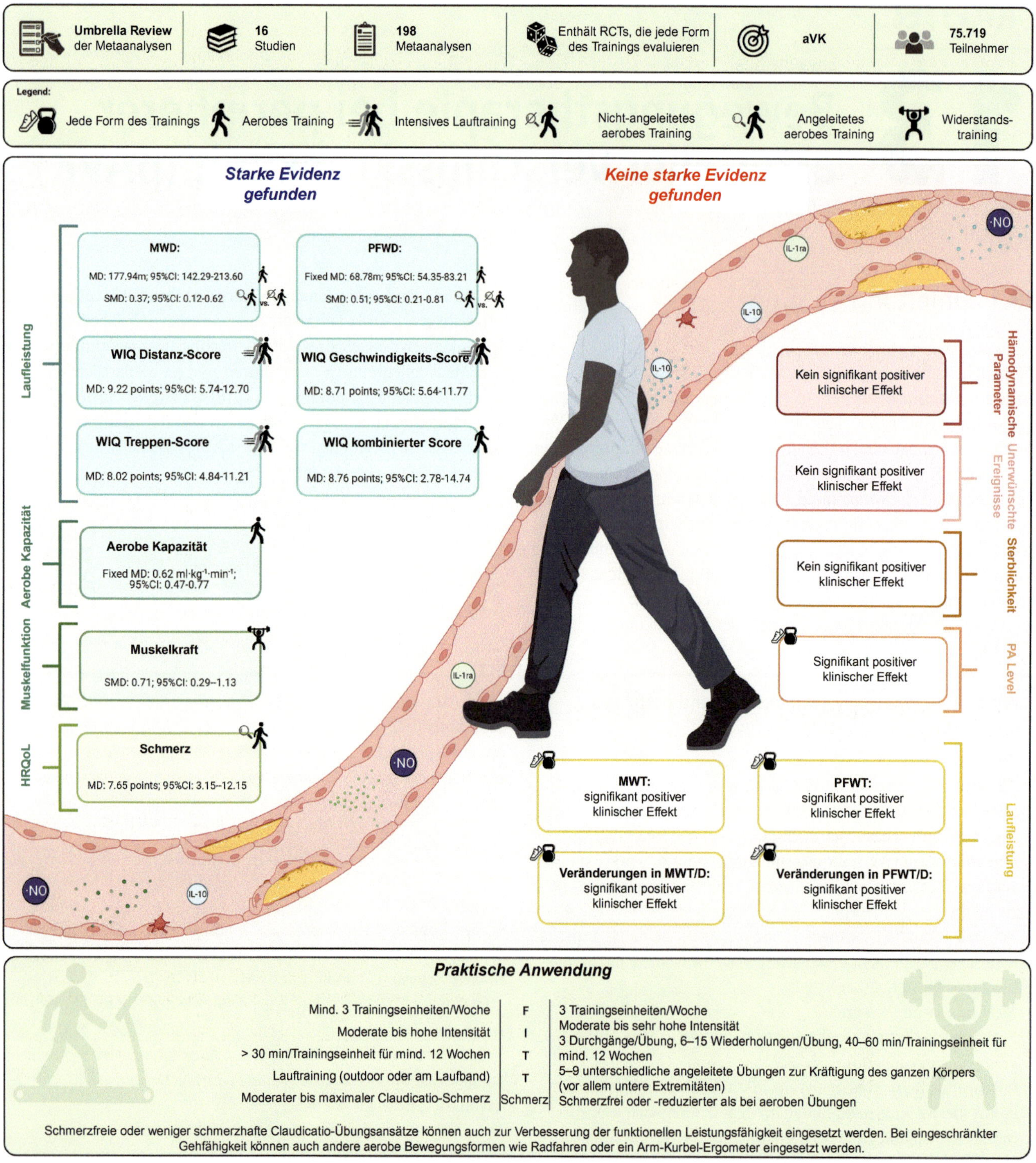

Abb. 13.1 Überblick über die Auswirkungen regelmäßiger körperlicher Betätigung auf funktionelle Parameter, gesundheitsbezogene Lebensqualität, hämodynamische Parameter, körperliches Aktivitätsniveau, unerwünschte Ereignisse und Mortalität bei Patienten mit peripherer arterieller Verschlusskrankheit. F=Häufigkeit; HR_{max}=maximale Herzfrequenz; HRQoL=gesundheitsbezogene Lebensqualität; HRR=Herzfrequenzreserve; I=Intensität; MWD=maximale Gehdistanz; MWT=maximale Gehzeit; pAVK=periphere arterielle Verschlusskrankheit; PFWD=schmerzfreie Gehdistanz; PFWT=schmerzfreie Gehzeit; RPE=Einschätzung der wahrgenommenen Anstrengung; T=Zeit; T=Typ; VO_{2max}=Spitzen-Sauerstoffverbrauch; VO_{2R}=VO_2-Reserve; WIQ=Fragebogen zur Beeinträchtigung beim Gehen; W_{peak}=maximale Arbeitsbelastung. [H442-001]

13.2 Kommentar

13.2.1 Zusammenfassung

Das Forschergruppe um Peñín-Grandes erstellte eine besondere Art einer systematischen Übersichtsarbeit („umbrella review"), die ausschließlich systematische Übersichtsarbeiten mit randomisierten Studien berücksichtigt. Anhand von 16 eingeschlossenen systematischen Übersichtsarbeiten mit 75.719 Patientinnen und Patienten mit pAVK und insgesamt 198 Metaanalysen wurde untersucht, welche Bewegungstherapie in welcher Intensität am wirksamsten ist, um u. a. funktionelle Parameter des Gehens, gesundheitsbezogene Lebensqualität und physische Aktivität zu verbessern und die Mortalität zu senken. Auch Nebenwirkungen und unerwartete Ereignisse wurden näher betrachtet.

Das Autorenteam wählte ein sorgfältiges methodisches Vorgehen: Die Suchstrategie war sensitiv angelegt, das Studienprotokoll vorab registriert. Die methodische Qualität der eingeschlossenen Studien wurde mit einem geeigneten Bewertungsverfahren (Risk of Bias in Systematic Reviews [ROBIS] Tool) berücksichtigt und ein strukturiertes Verfahren beschrieben, wie die Stärke der Evidenz zu den Teilfragestellungen abgeleitet wurde.

Demnach verbessert eine Bewegungstherapie die Gehleistung, die Muskelkraft und die kardiorespiratorische Belastbarkeit. Ein Gehtraining bei moderater bis maximaler Schmerzintensität (mindestens 3×/Woche für > 30 min/Einheit) ist dabei die am besten geeignete Maßnahme, um bei Patientinnen und Patienten mit Claudicatio intermittens die Gehleistung zu verbessern. Ein Krafttraining ist am wirksamsten, um die Muskelkraft der Oberschenkelmuskulatur zu verbessern. Ein Ausdauertraining mit moderater bis hoher Intensität verbessert am wirksamsten die kardiorespiratorische Leistungsfähigkeit (2–7×/Woche, 60–85 % maximale Sauerstoffaufnahme, 20–60 min/Einheit als Gehtraining in Intervallform). Bewegungsprogramme, die durch Therapeuten angeleitet wurden, haben eine deutlichere Verbesserung erzielt als sogenannte Heimübungsprogramme.

13.2.2 Praxistipp

Lange Zeit wurde das Gehtraining so dosiert, dass die Patientinnen und Patienten keinen Schmerz in der Beinmuskulatur spürten. Die Ergebnisse dieser umfassenden Literaturarbeit jedoch zeigen, dass ein Gehtraining im Schmerzbereich wirksamer die Gehleistung verbessert als ein Gehtraining unterhalb der Schmerzschwelle. Ein Gehtraining mit Schmerzen stellt jedoch eine besondere Anforderung an die Begleitung der Patientinnen und Patienten. Hinzu kommt, dass eine wirksame Therapiefrequenz nur erreicht werden kann, wenn Patientinnen und Patienten zusätzlich eigenständig das Gehtraining durchführen. Somit kommt der Befähigung zum Gehtraining und dem Monitoring eine besondere Bedeutung im Therapieprozess zu.

Zu berücksichtigen ist auch, dass es sich bei dieser Gruppe um eine Hochrisikogruppe für kardiovaskuläre Ereignisse handelt, bei denen in der Regel ebenfalls ein monitoriertes moderates Ausdauertraining angezeigt ist. Diese Trainingsbereiche können bei einer beinbetonten pAVK mit einem Ergometertraining in der Regel leichter erreicht werden als mit einem Gehtraining.

13.2.3 Wissenschaftliche Einordnung

„*From bed rest to never-ending walk*": So fasst ein Beitrag aus dem European Journal of Preventive Cardiology 2023 den Erkenntnisstand zur Bewegungstherapie bei Menschen mit pAVK und den Beitrag der Arbeit von Peñín-Grandes et al. zusammen (Lanzi, 2023): Mit dieser Arbeit werden erstmals bestehende Evidenzsynthesen zur Wirksamkeit von Bewegungstherapie bei Menschen mit pAVK zusammengefasst und Ergebnisse differenziert nach der Art der Bewegungstherapie, Zielgrößen und Intensitätsparametern berichtet. Damit stärkt dieser Beitrag nicht nur die Vertrauenswürdigkeit in die Evidenz, sondern gibt auch wesentliche Hinweise zur konkreten Gestaltung der Bewegungstherapie. In einem weiteren Schritt braucht es Antworten auf die Frage, wie es gelingen kann, Patienten in der langfristigen Aufrechterhaltung des Gehtrainings zu unterstützen.

TAKE HOME MESSAGE

Ein Gehtraining im Schmerzbereich verbessert wirksamer die Gehleistung bei Menschen mit pAVK als ein Gehtraining unterhalb der Schmerzschwelle. Die Kombination mit einem Krafttraining der großen Muskelgruppen der unteren Extremitäten verbessert zusätzlich die Gehleistung. Um die erforderliche Intensität des Gehtrainings zu erreichen (mindestens 3×/Woche für > 30 min/Einheit), sollte die Befähigung der Menschen mit pAVK zu einem eigenständigen Gehtraining ein zentraler Therapiebestandteil sein.

LITERATUR

Aboyans, V., Ricco, J. B., Bartelink, M. E. L., Bjorck, M. et al. (2018). eSC Guidelines on the Diagnosis and Treatment of Peripheral Arterial Diseases, in collaboration with the European Society for Vascular Surgery (ESVS): Document covering atherosclerotic disease of extracranial carotid and vertebral, mesenteric, renal, upper and lower extremity arteriesEndorsed by: the European Stroke Organization (ESO)The Task Force for the Diagnosis and Treatment of Peripheral Arterial Diseases of the European Society of Cardiology (ESC) and of the European Society for Vascular Surgery (ESVS). Eur Heart J *2018;* 39, 763–816.

Lanzi, S. (2023). From bedrest to never-ending walk: highlighting the importance of exercise training in patients with peripheral artery disease. *Eur J Prev Cardiol.*

Polonsky, T. S. & Mcdermott, M. M. (2021). Lower Extremity Peripheral Artery Disease Without Chronic Limb-Threatening Ischemia: A Review *JAMA,* 325, 2188–2198.

KAPITEL

14

Bernhard Elsner

Bewegungstraining und Ruhebluthochdruck

14.1 Einleitung

Bluthochdruck ist eine weitverbreitete Erkrankung, die häufig unbemerkt bleibt. Allerdings führt sie zu desaströsen Folgen wie Herzinfarkt, Schlaganfall, Niereninsuffizienz und peripherer arterieller Verschlusskrankheit. Bisher war das Mittel der Wahl eine medikamentöse Therapie mit Blutdrucksenkern, die zwar wirksam ist, aber gleichzeitig andere Probleme mit sich bringt. Neueren Forschungsergebnissen zufolge kann ein körperliches Training den Blutdruck ebenso gut senken, und das bei wahrscheinlich günstigerem Nebenwirkungs- und Kostenprofil.

Edwards J, Deenmamode AHP, Griffiths M et al. Exercise training and resting blood pressure: a large-scale pairwise and network meta-analysis of randomised controlled trials. Br J Sports Med 2023;57(20):1317–1326. https://doi.org/10.1136/bjsports-2022-106503

Abstract

Exercise training and resting blood pressure: a large-scale pairwise and network meta-analysis of randomised controlled trials

Ziel

Durchführung einer groß angelegten paarweisen und Netzwerk-Metaanalyse zu den Auswirkungen aller für den Ruheblutdruck relevanten Trainingsarten, um eine optimale Verschreibungspraxis für antihypertensiv wirkende Übungen zu ermitteln.

Studiendesign

Es handelt sich um eine systematische Übersichtsarbeit und Netzwerk-Metaanalyse.

Datenquellen

PubMed (Medline), die Cochrane Library und Web of Science· wurden systematisch durchsucht.

Kriterien für den Studieneinschluss

Randomisierte kontrollierte Studien, die zwischen 1990 und Februar 2023 veröffentlicht wurden. Alle relevanten Arbeiten, die über eine Senkung des systolischen Blutdrucks (SBP) und/oder des diastolischen Blutdrucks (DBP) nach einer Bewegungsintervention von ≥ 2 Wochen mit einer geeigneten Kontrollgruppe ohne Intervention berichten, wurden einbezogen.

Ergebnisse

270 randomisierte kontrollierte Studien wurden schließlich in die endgültige Analyse einbezogen, mit einer gepoolten Stichprobengröße von 15.827 Teilnehmern. Paarweise Analysen zeigten eine signifikante Senkung des systolischen und diastolischen Ruheblutdrucks nach aerobem Training (–4,49/–2,53 mm Hg, $p < 0{,}001$), dynamischem Krafttraining (–4,55/-3,04 mm Hg, $p < 0{,}001$), kombiniertem Training (–6,04/–2,54 mm Hg, $p < 0{,}001$), hochintensivem Intervalltraining (–4,08/–2,50 mm Hg, $p < 0{,}001$) und isometrischem Training (–8,24/–4,00 mm Hg, $p < 0{,}001$).

Wie aus der Netzwerk-Metaanalyse hervorgeht, lautete die Rangfolge der Wirksamkeit auf der Grundlage der Werte für die Fläche unter der kumulativen Rangkurve („surface under the cumulative ranking curve", SUCRA) für den systolischen Blutdruck:

- isometrisches Training (SUCRA: 98,3 %),
- kombiniertes Training (75,7 %),
- dynamisches Widerstandstraining (46,1 %),
- aerobes Training (40,5 %) und
- hochintensives Intervalltraining (39,4 %).

Eine sekundäre Netzwerk-Metaanalyse ergab, dass isometrischer Wandsitz und Laufen die wirksamsten Übungsformen zur Senkung des systolischen (90,4 %) bzw. diastolischen Blutdrucks (91,3 %) sind.

Schlussfolgerung

Verschiedene Formen des körperlichen Trainings verbessern den Ruheblutdruck, insbesondere isometrische Übungen. Die Ergebnisse dieser Analyse sollten in künftige Leitlinien für die Prävention und Behandlung der arteriellen Hypertonie einfließen.

14.1.1 Wissenschaftliche Einordnung

Arterielle Hypertonie ist weltweit ein bedeutendes Public-Health-Problem: Ungefähr 1,28 Milliarden Menschen im Alter zwischen 30 und 79 Jahren leiden darunter, und knapp jeder Zweite ist sich dessen nicht bewusst. Auch wird weniger als jeder zweite mit Bluthochdruck diagnostiziert und behandelt. Bluthochdruck als Risikofaktor für u. a.

Herzinfarkt und Schlaganfall ist somit eine Hauptursache für frühzeitigen Tod weltweit (World Health Organization, 2023).

Krankheiten des Kreislaufsystems verursachten im Jahr 2015 mit ca. € 46 Milliarden die höchsten Kosten im deutschen Gesundheitssystem (Statistisches Bundesamt, 2017). Eine Änderung lebensstilbezogener Faktoren wie eine gesunde, salzarme Ernährung, eine Reduktion des Körpergewichts, Nikotin- und Alkoholabstinenz und ausreichende körperliche Aktivität können das Risiko für Folgeerkrankungen in den meisten Fällen verringern. Therapie der Wahl zur Reduktion des Blutdrucks ist die medikamentöse Behandlung mit Blutdrucksenkern. Diese ist jedoch mit hohen Gesundheitsausgaben, unerwünschten Nebenwirkungen sowie einer suboptimalen Adhärenz der Patientinnen und Patienten verbunden.

Eine alternative Möglichkeit der Blutdrucksenkung stellt körperliche Betätigung, z. B. in Form von sportlicher Aktivität bzw. Training, dar. Dies ist auch die Empfehlung zahlreicher aktueller Leitlinien, die vor allem klassisches Ausdauertraining propagieren. Allerdings ist bisher unklar, welche Art des Trainings den Blutdruck am effektivsten senkt: Ausdauertraining, Krafttraining, eine Mischform aus beidem, oder neuere Ansätze wie hochintensives Intervalltraining (HIIT) oder isometrisches Training.

Diese Forschungsfrage stellte sich das Team um Jamie Edwards aus dem Vereinigten Königreich (Edwards et al., 2023). In ihrer umfassenden Übersichtsarbeit mit 270 Studien (!) und knapp 16.000 Teilnehmerinnen und Teilnehmern ermittelten sie die wirksamste Trainingsart und sogar die wirksamste konkrete sportliche Aktivität. Diese Untersuchung ist nicht nur umfangreich, sondern dazu noch von hoher methodologischer Qualität: Das Studienprotokoll wurde vorab registriert, die Suche war sehr umfangreich, und die Methodik des renommierten Cochrane-Netzwerkes wurde eingehalten.

Die Arbeit verwendete den innovativen Ansatz einer Netzwerk-Metaanalyse, um in einem eigens erstellten „Evidenznetz“ mehrere Interventionen parallel in ihrer Wirksamkeit vergleichen zu können. So können Klinikerinnen und Kliniker besonders nützliche Informationen über die wahrscheinlich wirksamste Therapieoption für ein bestimmtes Gesundheitsproblem auswählen. Auch wurde zusätzlich geschaut, inwiefern sich der Schweregrad der Erkrankung auf den Therapieeffekt auswirkt, was in der Klinik sogar die Auswahl der geeigneten Intervention in Abhängigkeit vom Gesundheitszustand der Patientinnen und Patienten ermöglicht. Hierbei zeigte sich, dass der Therapieeffekt bei schwerer Betroffenen größer ausfällt. Mit einer sogenannten Metaregression nach Dauer des Trainingsprogramms (in Wochen), Trainingshäufigkeit (in Sitzungen pro Woche) und Trainingsadhärenz (mittlerer Anteil der besuchten Sitzungen) überprüften die Autorinnen und Autoren, ob diese Rahmenbedingungen den Effekt der Therapie maßgeblich beeinflussten.

Dies ist eine der ersten Übersichtsarbeiten, die auch moderne Trainingsansätze wie das hochintensive Intervalltraining (HIIT) mit einschloss und die Effekte von einzelnen Arten des Trainings wie Gehen, Radfahren, Laufen, Sprint-Intervalltraining, aerobes Intervalltraining, isometrisches Handgrifftraining, isometrisches Beinextensionstraining und isometrisches Wandsitztraining betrachtete. Auch wenn für einige Trainingsarten bisher noch eher wenige Studien vorlagen, zeigten sich die Effekte insgesamt konsistent und mit recht hoher Genauigkeit. Aus methodischen Gründen werden die Ergebnisse immer getrennt für den systolischen und den diastolischen Blutdruck präsentiert.

14.1.2 Praxistipp

Insgesamt hat diese Arbeit eindrücklich gezeigt, dass sportliche Aktivität bzw. Training effektiv zur Verringerung des Blutdruckes ist, unabhängig von der genauen Sportart oder Ausgestaltung des Trainings. Die größten Effekte entfielen auf isometrisches Training, was zu einer Reduktion des systolischen bzw. diastolischen Blutdrucks in Höhe von 8,2 mm Hg bzw. 4,0 mm Hg führte. Dies ist beachtlich, da die Effekte vergleichbar mit der Wirkung einer medikamentösen Therapie sind. Isometrisches Training ist in Form von Übungen wie z. B. Wandsitz, Kniestreckung im Sitz und Faustschluss recht leicht durchzuführen. Trainiert wurde in den meisten der 19 Studien, die isometrisches Training untersuchten, in 3 Therapiesitzungen pro Woche über 4–12 Wochen hinweg. Jede Therapiesitzung bestand zumeist aus 4×2 Minuten dauernden isometrischen Übungen mit 30 % der Maximalkraft oder 95 % der maximalen Herzfrequenz gefolgt von 1–4 Minuten Pause. Auch wenn zu isometrischem Training bisher vergleichsweise wenige Studien erschienen sind, sind die Effekte stabil und die Unsicherheit gering. Somit kann davon ausgegangen werden, dass weitere Forschung wahrscheinlich nichts an dieser Einschätzung ändern wird.

Diese Art des Trainings ist aufgrund der einfachen Übungen leicht und ohne Hilfsmittel nach Anleitung selbstständig durchzuführen und muss nicht sehr hoch dosiert werden. Ferner können auch immobilisierte und gebrechliche Menschen („frailty“) diese Art von Training leicht durchführen. Aus diesem Grund ist es von besonderer praktischer Relevanz für die Therapie und ebenso die Prävention in der Versorgung von Menschen mit arterieller Hypertonie und dürfte bald Einzug in die entsprechenden Leitlinien finden.

Auch wenn mit insgesamt 83 Studienarmen die breiteste Evidenzbasis für die Intervention Gehen vorlag, ist dies mit hoher Wahrscheinlichkeit die am wenigsten wirksame Trainingsart: Gehen senkte den systolischen Blutdruck lediglich um im Mittel 2,85 mm Hg. Dieses Ergebnis scheint dafür zu sprechen, dass ein niedrig dosiertes Training – in den Studien zum Gehen wurde zumeist mit ca. 50–70 % der maximal möglichen Trainingsherzfrequenz trainiert – keinen bzw. einen eher geringen Einfluss auf den Blutdruck zu haben scheint.

Eine weitere Trainingsart, die in der vorliegenden Arbeit zwar nicht berücksichtigt wurde, aber von der Weltgesundheitsorganisation WHO empfohlen wird, ist Schwimmen. Auch wenn zur blutdrucksenkenden Wirkung dieser Trainingsart bislang eher wenig veröffentlicht wurde, ist davon auszugehen, dass auch diese Aktivität den Blutdruck senkt (Jennings, 1997). Die physiologischen Mechanismen zur Blutdrucksenkung dürften, je nach Ausgestaltung des konkreten Trainings, den o. g. gleichen. Insbesondere für ältere und gebrechliche Patientinnen und Patienten könnte Schwimmen eine Alternative sein, vorausgesetzt, dass deren Sicherheit im Wasser gewährleistet ist (Jennings, 1997).

Aber auch klassisches Ausdauertraining wie Laufen mit einer Intensität von ca. 60–80 % der maximalen Trainingsherzfrequenz war wirksam.

Physiotherapeutinnen und -therapeuten sollten in ihrer klinischen Routine unbedingt ihre Patientinnen und Patienten über die hochwirksame Intervention des körperlichen Trainings zur Verringerung des Blutdruckes aufklären. Dabei scheint es – ganz im Sinne der evidenzbasierten Praxis – vor allem wichtig, die Vorlieben der Patientinnen und Patienten zu berücksichtigen und gemeinsam eine passende Art des körperlichen Trainings zu finden, um dem Bewegungsmangel entgegenzuwirken.

TAKE HOME MESSAGE

Körperliches Training und Bewegung reduzieren den Blutdruck und sind häufig besser verträglich als blutdrucksenkende Medikamente. Darüber sollten Physiotherapeutinnen und -therapeuten ihre Patientinnen und Patienten aufklären. Am wirksamsten ist dabei isometrisches Training. Aber auch andere Trainings- bzw. Bewegungsformen sind wirksam, die eine gewisse Intensitätsschwelle überschreiten.

LITERATUR

EDWARDS, J. J., DEENMAMODE, A. H. P., GRIFFITHS, M., ARNOLD, O., COOPER, N. J., WILES, J. D. & O'DRISCOLL, J. M. 2023. Exercise training and resting blood pressure: a large-scale pairwise and network meta-analysis of randomised controlled trials. *British journal of sports medicine.*

JENNINGS, G. L. R. 1997. Exercise and blood pressure: walk, run or swim? *Journal of Hypertension,* 15.

STATISTISCHES BUNDESAMT. 2017. *Herz-Kreislauf-Erkrankungen verursachen die höchsten Kosten - Statistisches Bundesamt* [Online]. Available: https://www.destatis.de/DE/Presse/Pressemitteilungen/2017/09/PD17_347_236.html [Accessed 21 September 2023].

WORLD HEALTH ORGANIZATION. 2023. *Hypertension* [Online]. Available: https://www.who.int/news-room/fact-sheets/detail/hypertension [Accessed 14 September 2023].

IV Pädiatrie

IV

Natalie Friedl, Wencke Ackermann

KAPITEL 15

Die frühzeitige unterstützte Vertikalisierung von Kindern mit Zerebralparese mit GMFCS Level IV und V

15.1 Einleitung

Als unterstütztes bzw. passives Stehen werden alle Optionen zusammengefasst, mit denen nicht- oder nur eingeschränkt stehfähigen Kindern eine Vertikalisierung ermöglicht wird. Hierzu zählen verschiedene Stehständer und auch sog. Stehschalen. Der passive Stehbeginn für Kinder mit Zerebralparese mit einem GMFCS (Gross Motor Function Classification System) Level IV oder V gilt um das 1. Lebensjahr als Intervention der Wahl und wird auch in gängigen Leitlinien befürwortet (National Collaborating Centre for and Children's Health, 2012; Gericke, 2006). In der Praxis zeigt sich, dass der tatsächliche Stehbeginn oft wesentlich später stattfindet. Auch unterscheiden sich die Empfehlungen zur Dosierung und zur Positionierung. Tatsache ist, dass es zu wenig qualitativ hochwertige Forschungsarbeiten gibt, um evidente Aussagen treffen zu können.

McLean LJ, Paleg GS, Livingstone RW. Supported-standing interventions for children and young adults with non-ambulant cerebral palsy: A scoping review. Dev Med Child Neurol 2023;65(6):754–772. https://doi.org/10.1111/dmcn.15435

Abstract

Supported-standing interventions for children and young adults with non-ambulant cerebral palsy: A scoping review

Ziele

Beschreibung der Evidenz, der Ergebnisse und der Erfahrungen mit unterstütztem Stehen für Kinder und junge Erwachsene im Alter von 25 Jahren oder jünger mit Zerebralparese der Level IV und V im Klassifikationssystem für grobmotorische Funktionen GMFCS (Gross Motor Function Classification System).

Methoden

Diese Übersichtsarbeit umfasste Recherchen in 8 elektronischen Datenbanken und eine manuelle Suche vom Beginn der Datenbankaufzeichnungen bis Mai 2020 und wurde am 21. Februar 2022 aktualisiert. 2 von 3 Gutachtern sichteten unabhängig voneinander die Titel und Zusammenfassungen, extrahierten und bewerteten die Daten. Die methodische Qualität und das Risiko einer Verzerrung wurden mithilfe von dem Studientyp entsprechenden Instrumenten bewertet. Für die qualitativen und deskriptiven Nachweise wurden eine Inhaltsanalyse durchgeführt und Häufigkeitseffektgrößen berechnet.

Ergebnisse

Von 126 Volltextreferenzen wurden 59 Quellen (1 Studie wurde mit mehr als 2 Zitierungen gemeldet) einbezogen: 16 systematische Übersichten, 17 Interventionsstudien mit mehr als 18 Zitierungen, 8 analytische Querschnittsstudien, 5 deskriptive Querschnitts-/Erhebungsstudien, 5 qualitative Studien und 1 Studie mit gemischten Methoden sowie 6 klinische Leitlinien wurden identifiziert. Der Erhalt der Knochendichte und die Verhinderung von Kontrakturen wurden durch die meisten experimentellen Studien und Evidenzsynthesen bestätigt, während die Belege für andere Ergebnisse hauptsächlich quasi-experimentell oder deskriptiv waren. Qualitative Belege deuten darauf hin, dass die Programme durch individuelle Standpunkte, die Geräte, das Kind selbst und Umweltfaktoren beeinflusst werden.

Schlussfolgerung

Eine individualisierte Bewertung und Verordnung ist unerlässlich, um die persönlichen und umweltbezogenen Bedürfnisse zu erfüllen. Obwohl die experimentelle Evidenz aufgrund vieler Faktoren begrenzt ist, deuten Erfahrungswerte und Kohortendaten darauf hin, dass eine erfolgreiche Integration von Programmen zum unterstützten Stehen in altersgemäße und sinnvolle Aktivitäten sowohl die Funktion, die Teilhabe als auch die allgemeine Gesundheit verbessern kann.

Resümee

Maßnahmen zum unterstützten Stehen können eine wichtige psychosoziale und physische Veränderung bewirken. Für Personen mit GMFCS Level IV oder V ist das unterstützte Stehen nicht passiv. Unterstütztes Stehen kann die soziale Teilhabe, die funktionellen Fähigkeiten und die Fitness verbessern. Kinder müssen selbst entscheiden können, wo und wann sie stehen.

15.2 Kommentar

15.2.1 Zusammenfassung

Im Scoping Review von McLean et al. (2023) werden vorwiegenden die Auswirkungen des Stehens auf die Knochendichte, Range of Motion, Hüftstabilität, Spastik, Verdauung und Aktivität beleuchtet, unter anderem finden auch Schmerz, Lebensqualität, Pflegeaufwand, Dosierung und Aktivität Beachtung.

In den eingeschlossenen Arbeiten stehen Kinder zwischen 20 Minuten und 2 Stunden pro Einheit, am häufigsten werden 60 Minuten an 5 Tagen pro Woche empfohlen.

Es gibt keine Trends bezüglich Position und Gelenkwinkel (McLean et al., 2023).

Als Nebenwirkung hat sich eine Verschlechterung des Migrationsindex bei spastischen Kindern gezeigt, die in neutraler Hüftgelenkstellung stehen. Auch werden Schmerzen oder Unbehagen angegeben, wobei beides mit der Zeit und dem passenden Equipment reduziert werden kann (McLean et al., 2023).

Aufgrund des großen Umfangs der im Review eingeschlossenen Literatur werden hier ausschließlich die 4 wichtigsten Aspekte bezogen auf die Körperfunktionen und -strukturen genauer beleuchtet.

- Die Knochendichte betreffend scheint es einen Zusammenhang zwischen der Stehdauer und Frequenz und der Zunahme der Knochendichte und -qualität zu geben. Auch die Art des Stehgeräts scheint Auswirkungen zu haben (McLean et al., 2023).
- In 3 eingeschlossenen Arbeiten geht man davon aus, dass Stehen oder auch der Einsatz von Orthesen einen größeren Einfluss auf die Range of Motion haben als manuelles Dehnen. Nach wie vor umstritten ist, ob die gewonnene Beweglichkeit auf Veränderungen der Muskellänge oder der Sehnen zurückzuführen ist (McLean et al., 2023).
- In Bezug auf die Hüftstabilität lassen eingeschlossene Arbeiten vermuten, dass das Stehen die Hüftüberdachung verbessert. Unterschiede gibt es in Bezug auf die Position und die Stehdauer und -frequenz.
- Am wenigsten aussagekräftig sind die Auswirkungen des unterstützten Stehens auf die Spastik. Es gibt nur wenig Daten, die auf einen positiven (und kurzzeitigen) Effekt auf die Hüftflexoren, -extensoren und -adduktoren hindeuten (McLean et al., 2023).

Bei der Interpretation der Ergebnisse dieser Arbeit gilt es stets zu bedenken, dass die von McLean et al. (2023) eingeschlossenen Arbeiten zum Teil von geringer Qualität sind und unter Umständen zusätzlich ein hohes Biasrisiko haben. Die umfangreichste und hochwertigste Studienlage gibt es für die Auswirkungen auf die Knochendichte und die Range of Motion.

15.2.2 Praxistipp

Nicht zuletzt aufgrund des vorliegenden Scoping Reviews scheint die Implementierung einer frühzeitigen passiven Vertikalisierung im Alter von 9–12 Monaten für mindestens 60 Minuten am Tag an 5 Tagen pro Woche (McLean et al., 2023; Gericke, 2006) in Bezug auf physiologische und psychologische Aspekte bei nicht selbstständig stehfähigen Kindern mit Zerebralparese indiziert. Der positive Einfluss auf die Knochenstruktur, internistische Funktionen sowie die Teilhabe zeichnen sich in diversen Untersuchungen ab. Der Hilfsmittelmarkt bietet seit einigen Jahren Stehständer für Personen ab einer Körpergröße von 65 cm an, um dieser Empfehlung nachkommen zu können. In der Praxis kursieren noch vereinzelt methoden- und konzeptgeprägte Annahmen, die den Beginn der Vertikalisierung zu Ungunsten der kleinen Patientinnen und Patienten hinauszögern.

15.2.3 Wissenschaftliche Einordnung

Es gibt wenig qualitativ hochwertige wissenschaftliche Evidenz zum passiven Stehen. Details wie die adäquate Positionierung oder auch die konkrete Dosierung sind noch unzureichend und in mangelhafter Qualität erforscht.

Die Durchführung von randomisiert kontrollierten Studien, welche als Goldstandard gelten, gestaltet sich bei Interventionsstudien dieser Art als herausfordernd, ist aber unerlässlich. Das Scoping Review von McLean et al. (2023) organsiert, sortiert und kategorisiert die derzeit vorhandene Literatur und bietet zudem eine qualitative Inhaltsanalyse und eine Analyse des Risk of Bias.

Zusammenfassend kann gesagt werden, dass das Scoping Review von McLean et al. (2023) aufgrund fehlender randomisiert kontrollierter Arbeiten zum jetzigen Zeitpunkt die einzige zuverlässige Orientierung in Bezug auf unterstützte Stehprogramme für Kinder mit Zerebralparese mit GMFCS Level IV und V ist.

TAKE HOME MESSAGE

Für den therapeutischen Alltag bedeutet das, dass nicht oder eingeschränkt steh- und gehfähige Kinder mit Zerebralparese so früh wie möglich eine Stehversorgung erhalten sollen. Diese sollte unbedingt zeitnah eingeleitet werden, da der Prozess von der Verordnung bis zur Auslieferung des Hilfsmittels meist mehrere Wochen bis Monate dauert.

LITERATUR

GERICKE, T. 2006. Postural management for children with cerebral palsy: consensus statement. Dev Med Child Neurol, 48, 244.

MCLEAN, L. J., PALEG, G. S. & LIVINGSTONE, R. W. 2023. Supported-standing interventions for children and young adults with non-ambulant cerebral palsy: A scoping review. Dev Med Child Neurol, 65, 754–772.

NATIONAL COLLABORATING CENTRE FOR, W. S. & CHILDREN'S, H. 2012. National Institute for Health and Clinical Excellence: Guidance. Spasticity in Children and Young People with Non-Progressive Brain Disorders: Management of Spasticity and Co-Existing Motor Disorders and Their Early Musculoskeletal Complications. London: RCOG Press.

Jo-Isabell Flor

KAPITEL 16 Kopfgelenkinduzierte Symmetriestörungen (KISS) im Kindesalter - Diagnostik und Behandlung

16.1 Einleitung

Die Entwicklung des posturalen motorischen Systems bei Säuglingen erfordert eine komplexe, variable Dynamik von Haltungs-, Positions- und Bewegungsmustern. Die Vielfalt dieser Muster führt in der Regel zu einer physiologischen motorischen Entwicklung des Kindes. Konstante Asymmetrien der Kopf- und Körperhaltung in der frühen Kindheit können eine abnormale motorische Entwicklung mit Entwicklungsverzögerungen zur Folge haben.

In Deutschland ist der Begriff der kopfgelenkinduzierten Symmetriestörung (KISS) weit verbreitet. Das Konzept legt den Fokus auf segmentale Dysfunktionen in der kraniozervikalen Region als Faktor für die Entwicklung von Haltungsasymmetrien. Es gibt verschiedene Konzepte aus der manuellen Medizin und der Osteopathie zur Diagnostik und Therapie, die mit positiven klinischen Erfahrungen assoziiert sind. Allerdings existieren für diese Konzepte noch keine etablierten Standards. Ziel der Pilotstudie von Sacher et al. war es, einen quantifizierbaren Symmetriescore für Bewegungsasymmetrien bei Säuglingen zu entwickeln und zu überprüfen.

Sacher R Loudovici-Krug D, Wuttke M et al. Development of a symmetry score for infantile postural and movement asymmetries: preliminary results of a pilot study. J Chiropr Med. 2018; 3: 2006–2016. https://doi.org/10.1016/j.jcm.2018.03.006

Abstract

Development of a symmetry score for infantile postural and movement asymmetries: preliminary results of a pilot study

Ziel
Das Ziel dieser Studie war es, einen quantifizierbaren Symmetriewert für Haltungs- und Bewegungsasymmetrien bei Säuglingen zu entwickeln und zu verifizieren.

Methoden
Es wurden 3 Studien durchgeführt. Für die Reliabilität wurden 6 Testitems zur Untersuchung von Haltungs- und Bewegungsasymmetrien, die in Betracht kamen, bei 24 Säuglingen mit Haltungsanomalien (Altersbereich: 14–24 Wochen) untersucht. Als primärer Endpunkt wurde die Interrater-Reliabilität gewählt. Außerdem wurden die Intrarater-Reliabilität und die Test-Retest-Reliabilität bestimmt (https://www.sciencedirect.com/topics/nursing-and-health-professions/intrarater-reliability). Die Analyse und Gewichtung der Items erfolgte durch Berechnung des Intraklassen-Korrelationskoeffizienten (https://www.sciencedirect.com/topics/nursing-and-health-professions/correlation-coefficient). Die Validität wurde durch Expertenmeinungen und anhand einer Studie mit 26 Säuglingen (Bereich: 12–28 Wochen alt) einer Querschnittspopulation überprüft. An der Pilotstudie nahmen 38 Säuglinge im Alter von 14–24 Wochen teil, die per Videoaufnahme analysiert wurden. Ihre autonomen Symptome wurden aufgezeichnet und anschließend einmalig manuell behandelt (https://www.sciencedirect.com/topics/medicine-and-dentistry/manual-medicine). Die Eltern wurden zu einem täglichen Heimprogramm angeleitet, das sich auf die „Bauchzeit" konzentrierte.

Ergebnisse
Die Reliabilitätstests führten zu einem 4-Item-Symmetrie-Score mit einem Punktwert zwischen 4 Punkten (sehr symmetrisch) und 17 Punkten (sehr asymmetrisch). Die ausgewählten Items erreichten einen Intraklassen-Korrelationskoeffizienten > 0,8 bzw. einen Cohen-Korrelationskoeffizienten von > 0,6. Die Expertenmeinungen stimmten überwiegend überein (> 50 %). Darüber hinaus ergab ein Vergleich zwischen dem Ergebnis der klinischen Tests und dem Symmetrie-Score, der bei 26 Kindern ohne diagnostizierte Anomalien angewendet wurde, eine Übereinstimmung von 84,6 %. Die Pilotstudie zeigte eine gute Reduktion der Haltungs- und Bewegungsanomalien, da 63 % der manuell behandelten Kinder danach als symmetrisch beurteilt wurden.

Schlussfolgerung
Der zuverlässige und valide 4-Item-Symmetrie-Score diente der Diagnose, Beurteilung und Nachsorge von Säuglingen im Alter von 3–6 Monaten mit infantilen Haltungs- und Bewegungsasymmetrien. Die Ergebnisse einer Pilotstudie zeigten den positiven Effekt einer einzigen manualmedizinischen Behandlungssitzung zusammen mit einem Heimprogramm, das sich auf die „Bauchzeit" konzentrierte.

16.2 Kommentar

16.2.1 Zusammenfassung

Die 3 Studien wurden von der Ethikkommission des Universitätsklinikums Jena genehmigt. In der ersten Studie zur Reliabilität wurden 24 Säuglinge im Alter von 14–24 Wochen mit 6 Testitems zur Bewegungssymmetrie untersucht. In der zweiten Studie zur Validität wurden 26 Säuglinge im Alter von 12–28 Wochen und in der Pilotstudie 38 Säuglinge im Alter von 14–24 Wochen mittels Video untersucht. Die Kinder der Pilotstudie wurden einmalig mit manuellen Techniken behandelt, und die Eltern erhielten ein Nachbehandlungsprogramm. Die Ergebnisse führten zur Entwicklung einer numerischen Skala für die Bewertung der Symmetrie bei Säuglingen.

Die Entwicklung des Symmetrie-Score und die Zuverlässigkeitsanalyse zeigten zufriedenstellende Ergebnisse für die Diagnose und Bewertung von Haltungsasymmetrien von Säuglingen. Die Pilotstudie wies signifikante Verbesserungen nach der Kombinationsbehandlung aus einer einzigen manuellen Behandlung und dem Nachbehandlungsprogramm „Bauchzeit" nach. Allerdings müssen diese Ergebnisse noch in weiteren klinischen Studien bestätigt werden.

16.2.2 Praxistipp

Werden Haltungsasymmetrien in der frühen Kindheit nicht diagnostiziert und behandelt, kann es beispielsweise zu Plagiozephalien, unstillbaren Schreiattacken, Verschiebung der Ohrachse, Gesichtsasymmetrien, Stillproblemen, sensomotorischen Problemen oder Verschiebungen der Schädelbasis kommen (Argenta et al., 1996). Seit der „Back to Sleep"-Kampagne von 1992 ist die Inzidenz der Plagiozephalien besorgniserregend gestiegen (Branch et al., 2015). Es gibt einige wissenschaftliche Studien, die aufzeigen, dass eine frühzeitige Diagnostik und eine manuelle oder osteopathische Behandlung mit anschließendem Nachbehandlungsprogramm zu signifikanten Verbesserungen der Symptome und Verminderung von Spätfolgen führen können (Philippi et al., 2006). Nachbehandlungsprogramme konzentrieren sich auf Handlungsanleitungen, die vermehrte Etablierung der Bauchlage in den Alltag sowie Lagerungsmöglichkeiten, Dehnungs- und Kräftigungsübungen und Förderung der sensorischen Integration (Bauer, 2024).

16.2.3 Wissenschaftliche Einordnung

Die bisherige Forschung zu diesem Thema ist vielversprechend und zeigt vielfach signifikant gute Ergebnisse, dennoch sollte in den kommenden Jahren ein standardisiertes Diagnostik- und Behandlungskonzept für Physiotherapeuten erstellt werden. Der Symmetrie-Score von Sacher et al. ist ein aussichtsreiches, aber auch aufwendiges Diagnostikkonzept. Weitere Diagnostikmöglichkeiten wären beispielsweise das Craniometer oder der Arthrodial Protractor, die deutlich einfacher und schneller in der Anwendung sind. Eine sehr moderne neue Variante aus den Niederlanden ist die App Skully Care. Mit einem Toolkit und der App auf dem Handy können Schädeldeformitäten erkannt, mit Eltern geteilt und entsprechende Behandlungsmöglichkeiten eruiert werden (Van Adrichem et al., 2022).

TAKE HOME MESSAGE

Eine frühzeitige Diagnostik und individualisierte Therapieansätze sind für die KISS-Kinder von zentraler Bedeutung. Um den individuellen Bedürfnissen jedes einzelnen Kindes gerecht zu werden, sollten Therapeutinnen und Therapeuten über standardisierte diagnostische Verfahrensmöglichkeiten und fundierte evidenzbasierte therapeutische Kenntnisse verfügen.

LITERATUR

ARGENTA, L. C., DAVID, L. R., WILSON, J. A. & BELL, W. O. 1996. An increase in infant cranial deformity with supine sleeping position. J Craniofac Surg, 7, 5–11.

BAUER, M. 2024. KISS Therapie - Monika Bauer [Online]. Available: https://bauer-kiss.de/kiss-therapie/ [Accessed 20. Januar 2024].

BRANCH, L. G., KESTY, K., KREBS, E., WRIGHT, L., LEGER, S. & DAVID, L. R. 2015. Deformational plagiocephaly and craniosynostosis: trends in diagnosis and treatment after the „back to sleep" campaign. J Craniofac Surg, 26, 147–50.

PHILIPPI, H., FALDUM, A., SCHLEUPEN, A., PABST, B., JUNG, T., BERGMANN, H., BIEBER, I., KAEMMERER, C., DIJS, P. & REITTER, B. 2006. Infantile postural asymmetry and osteopathic treatment: a randomized therapeutic trial. Dev Med Child Neurol, 48, 5–9; discussion 4.

VAN ADRICHEM, L. N. A., KRONIG, S. A. J. & KRONIG, O. D. M. 2022. Validation of Skully Care as a Fast Method for Quantifying Positional Cranial Deformities. Cleft Palate Craniofac J, 59, 1107–1113.

V Neurologie

Anna Gorsler, Philipp Schneider

KAPITEL 17 Das Sensomotorische Assessment Physiotherapie (SeMo-P) zur Beurteilung der Sensomotorik in der neurologisch- neurochirurgischen Frührehabilitation

17.1 Einleitung

Durch einen Schlaganfall erleiden 80 % der Betroffenen Funktionsstörungen im Bereich der Sensomotorik. Während für die Untersuchung mittelgradig schwer betroffener Patienten validierte und etablierte Assessments zur Verfügung stehen, sind diese nur in Teilen für die Erhebung sensomotorischer Schädigungen bei schwer betroffenen Patienten geeignet. Da es überaus wünschenswert ist, auch in der neurologisch-neurochirurgischen Frührehabilitation Phase B (NNFR) den sensomotorischen Ausgangsbefund sowie die Verbesserung der Funktionen über die Zeit mit einem geeigneten Assessment zu dokumentieren, wurde durch die Autoren der vorzustellenden Studie ein neues Instrument entwickelt. Die Vor- und Nachteile werden hier dargestellt.

Stürmer J, Liepert J. Sensomotorische Assessment Physiotherapie (SeMo-P) – Ein Messinstrument zur Beurteilung der Sensomotorik von Patienten der neurologisch-neurochirurgischen Frührehabilitation. Neurol Rehabil. 2023; 29(3):157–165
https://doi.org/10.14624/NR2303001

Abstract

Sensomotorische Assessment Physiotherapie (SeMo-P) – Ein Messinstrument zur Beurteilung der Sensomotorik von Patienten der neurologischneurochirurgischen Frührehabilitation

Für eine möglichst standardisierte Befundung, Zielformulierung und Verlaufskontrolle in der Physiotherapie ist eine regelmäßige Assessmenterhebung von großer Bedeutung. Viele der bereits bestehenden Assessments sind mit schwer betroffenen Patienten jedoch häufig nur eingeschränkt durchführbar, oder es treten Decken- bzw. Bodeneffekte auf. Um dem entgegenzuwirken, wurde speziell für schwer betroffene Patienten das Sensomotorische Assessment Physiotherapie entwickelt. Dieses besteht aus drei Teilen, welche Auskunft über die Sensomotorik der getesteten Personen liefern sollen. In diesem Artikel werden die Entwicklung des Assessments beschrieben und die Ergebnisse einer Machbarkeitsstudie dargestellt.

17.2 Kommentar

17.2.1 Zusammenfassung

Hintergrund

Die in der neurologisch-neurochirurgischen Frührehabilitation (NNFR) üblichen Assessments lassen Aussagen hinsichtlich Bewusstseinszustand der Betroffenen zu:

- Glasgow Coma Scale (GCS),
- Koma-Remissions-Skala (KRS)
  sowie zu Aktivitäten des täglichen Lebens:
- Barthel-Index (BI)
- Functional Independence Measure (FIM).

Sie geben wenig Auskunft über sensomotorische Fähigkeiten der NNFR-Patienten.

Andere Assessments bilden motorische Fähigkeiten ab, vernachlässigen aber die Erhebung der Sensorik und zeigen bei schwer betroffenen Patienten Bodeneffekte:

- Trunk Control Test (TCT),
- Trunk Impairment Scale (TIS),
- Early Functional Abilities (EFA).

Ziel

Die Autoren entwickeln und überprüfen in einer Machbarkeitsstudie die Anwendbarkeit des standardisierten Assessments SeMo-P zur Erfassung von sensomotorischen Fähigkeiten bei Patienten der neurologisch-neurochirurgischen Frührehabilitation (NNFR) innerhalb der ersten 3 Tage nach Aufnahme.

Das SeMo-P-Assessment soll auf Basis der Patientencharakteristika der NNFR und der International Classification of Functioning, Disability and Health (ICF) einen umfassenden Überblick über die Sensomotorik von Patienten der NNFR-Phase B ermöglichen und bereits kleine Befundänderungen abbilden, ohne einen Bodeneffekt aufzuweisen.

Patienten und Methodik

SeMo-P besteht aus einem dreiteiligen Assessment. Teil A (maximal 24 Punkte) untersucht die Oberflächen- und Tiefensensibilität der unteren Extremität, Teil B (maximal 52 Punkte) die aktive und passive Gelenkbeweglichkeit der unteren Extremität und Teil C die Mobilität. Das Assessment wurde an 32 Patientinnen und Patienten innerhalb der ersten 72 Stunden nach Aufnahme in die NNFR erprobt, davon konnten 28 Patientinnen und Patienten in die Studie eingeschlossen werden. Der Barthel-Index bei Aufnahme lag bei < 30 Punkten.

Ergebnisse

Die Autoren kamen nach Auswertung der Machbarkeitsstudie zu dem Ergebnis, dass aufgrund fehlender Verständigungsmöglichkeit bei sprachlichem Defizit, kognitiven Einschränkungen oder Minderung der Vigilanz nur bei 12/28 Patientinnen und Patienten Teil A komplett abgeschlossen werden konnte (Dauer 10 Minuten) (Stürmer and Liepert, 2023). Daher sollte Teil A nicht regelhaft in den Gesamtscore des SeMo-P einfließen, sondern separat und optional bei Patientinnen und Patienten mit ausreichenden kognitiven Fähigkeiten die Ausführung von Teil A bewertet werden.

An Teil B konnten 27/28 Patientinnen und Patienten komplett teilnehmen.

In Teil C konnten 18/28 Patientinnen und Patienten innerhalb der ersten 72 Stunden komplett beurteilt werden (Dauer über 60 Minuten).

Teil B und C des SeMo-P lassen differenzierte Aussagen zu über die passive und aktive Gelenkbeweglichkeit der unteren Extremität sowie über die Fähigkeit der Patientinnen und Patienten, sich von der liegenden Position im Bett in den Sitz an die Bettkante bis in den Stand und Gang bzw. in den Rollstuhl zu mobilisieren. Die Erfassung der Oberflächen- und Tiefensensibilität der unteren Extremität (Teil A) gelingt nur bei ausreichender sprachlicher und kognitiver Leistung, mag dann aber als positiver Prädiktor für das Wiedererlangen der ADLs angesehen werden.

17.2.2 Wissenschaftliche Einordnung

Zunächst gilt abzuwarten, wie das SeMo-P Assessment hinsichtlich der Gütekriterien und beim Vergleich mit anderen Assessments, insbesondere den Early Functional Abilities (EFA), abschneidet.

Pro

Mit dem neu entwickelten Assessment SeMo-P können innerhalb der ersten 72 Stunden nach Aufnahme in die NNFR die Gelenkbeweglichkeit zur Früherkennung von Spastik und Kontrakturen sowie die für die im besten Fall selbstständige Mobilisation der Patientinnen und Patienten notwendigen motorischen Fähigkeiten untersucht und quantifiziert werden.

Damit stellen die Ergebnisse der Machbarkeitsstudie ein vielversprechendes Assessment zur Erfassung der motorischen Funktionsfähigkeit der unteren Extremität vor, mit dem frühzeitig die Mobilität der Patientinnen und Patienten eingeschätzt werden kann. Die Gütekriterien des SeMo-P (Teil B und C) werden aktuell in einer Evaluationsstudie geprüft.

Kontra

Die ursprüngliche Intention, ein Assessment zur Beurteilung der Sensomotorik zu entwickeln, ist durch die limitierte Machbarkeit von Teil A nur eingeschränkt gelungen.

17.2.3 Praxistipp

Die von den Autoren vorgeschlagene Fokussierung auf zunächst motorische Items (Teil B und C) erscheint pragmatisch, da die Erhebung der Sensibilität (Teil A) eine ausreichende Wachheit und kognitive Fähigkeiten der Patientinnen und Patienten erfordert.

Die Entwicklung eines auch bei schwer betroffenen Patienten der NNFR anwendbaren physiotherapeutischen Assessments zur Messung der sensomotorischen Fähigkeit stellt eine sehr gute Ergänzung zu den bisher zur Verfügung stehenden Assessments dar, die meist erst bei weniger stark betroffenen Patientinnen und Patienten durchführbar sind.

LITERATUR

STÜRMER, J. & LIEPERT, J. Sensomotorische Assessment Physiotherapie (SeMo-P) – Ein Messinstrument zur Beurteilung der Sensomotorik von Patienten der neurologisch-neurochirurgischen Frührehabilitation. Neurol Rehabil 2023; 29: 157–165.

KAPITEL

18 Leitfaden für die Bewegungsanalyse von motorischen Handlungen

Gabriele Eckhardt

18.1 Einleitung

Eine der Hauptaufgaben einer Therapeutin bzw. eines Therapeuten besteht darin, das menschliche Bewegungsverhalten in Bezug auf Quantität und Qualität zu analysieren, zu reflektieren und angepasste Lernangebote für den Patienten zu kreieren (Michielsen et al. 2017). Die Bewegungsanalyse von motorischen Handlungen gilt als ein wichtiger Aspekt im klinischen Denk- und Entscheidungsprozess für die passende Auswahl des therapeutischen Mittels. Dabei erfahren Therapeut und Patient gleichermaßen wichtige Hinweise („critical cues") über das gezeigte Bewegungsverhalten:

- Wie bewegt sich der Patient/die Patientin?
- Was weiß der Patient/die Patientin über sich selbst?
- Wie sollte es sein? (Abgleichen des Bewegungsverhaltens mit der Erwartung.)
- Was weicht ab? (Welche Bewegungssequenz ist am auffälligsten abweichend?)
- Was muss weiter untersucht werden? (Welche Bewegungskomponenten sind als ursächlich für die Abweichung zu identifizieren?)
- Warum bewegt sich der Patient/die Patientin so, wie er es tut? (Bewegungsdiagnose.)

Jedoch sind die oben genannten „weichen" qualitativen Daten in der Vergangenheit oft als nicht wissenschaftlich genug eingestuft worden und haben daher nur eine untergeordnete Rolle in der evidenzbasierten Medizin (EBM) eingenommen. In der Arbeit von Quinn et al. wird nun ein Leitfaden vorgestellt, der helfen kann, diese relevante therapeutische Vorgehensweise systematisch und transparent umzusetzen und somit auch den Gütekriterien der evidenzbasierten Praxis zu entsprechen.

Quinn L, Riley N, Tyrell CM et al. A framework for movement analysis of tasks: recommendations from the academy of neurologic physical therapy's movement system task force. Physical Therapy. 2021; 101, 9: pzab154. https://doi.org/10.1093/ptj/pzab154

Abstract

A framework for movement analysis of tasks: recommendations from the academy of neurologic physical therapy's movement system task force

Das Vision Statement der American Physical Therapy Association aus dem Jahr 2013 postuliert, dass Physiotherapeuten Bewegungen optimieren sollen, um die Erfahrungswerte der Menschen zu verbessern. Entsprechend dieser Vision streben Physiotherapeuten danach, als Experten in der Bewegungsanalyse anerkannt zu werden. Es gibt jedoch nach wie vor keine akzeptierte Methode zur Durchführung von Bewegungsanalysen und auch keine Einigung über Schlüsselbegriffe zur Beschreibung von Bewegungsbeobachtungen.

Daraufhin stellte die Academy of Neurologic Physical Therapy eine Task Force zusammen, die den Stand der Praxis in Bezug auf diese Fragen vorantreiben sollte, einschließlich der Entwicklung eines Methodenvorschlags zur Analyse von Bewegungsaufgaben. In diesem Beitrag wird die Arbeit der Task Force vorgestellt, die folgende Themen umfasst:

- Entwicklung einer Methode zur Durchführung von Bewegungsanalysen im Kontext des Bewegungskontinuums bei 6 Kernaufgaben (Sitzen, Aufstehen, Stehen, Gehen, Schritt aufwärts/abwärts, Greifen/Fassen/Handhabung).
- Glossar von Bewegungskonzepten, das eine gemeinsame Sprache für die Bewegungsanalyse über eine Reihe von Aufgaben hinweg bereitstellen kann (Symmetrie, Bewegungsgeschwindigkeit und -amplitude, Ausrichtung, Vertikalität, Stabilität, Gewandtheit, Sequenzierung, Timing, Genauigkeit und Symptomprovokation).
- Empfehlungen für Aufgaben- und Umgebungsvariationen, die systematisch eingesetzt werden können.

Es wird erwartet, dass dieser systematische Rahmen und die begleitende Terminologie leicht an zusätzliche patienten- oder klientenspezifische Aufgaben angepasst werden können, zur Entwicklung von diagnostischen Parametern für Bewegungssysteme beitragen und letztendlich die Konsistenz bei der Untersuchung, Bewertung und Intervention von Patienten/Klienten in der Physiotherapie verbessern. Zu den nächsten Schritten sollte die Validierung dieses Rahmens über Patienten-/Kundengruppen und -einstellungen hinweg gehören.

18.2 Kommentar

18.2.1 Zusammenfassung

Die Autorinnen und Autoren haben ein Arbeitsblatt zur Bewegungsanalyse entwickelt, das es ermöglicht, eine Bewegungsanalyse strukturiert und systematisch durchzuführen. Dazu wurden 6 Kernaufgaben ausgewählt, darunter statische und dynamische Aufgaben: der Sitz, Sitz zu Stand, der Stand, das Gehen, Stufe hinauf und hinunter gehen sowie Reichbewegungen mit Greif- und Manipulationsaufgaben. Zur besseren Transparenz und Reliabilität definierten sie ein Glossar von Begriffen und Bewegungskonstrukten, Prinzipien für die Bewegungsanleitungen, deren Beobachtung und Analysen.

Die Bewegungsanalyse basiert auf beobachtbaren Stadien des sogenannten Bewegungskontinuums (Initiierung, Ausführung und Beendigung einer Bewegung). Diese ermöglichen die Berücksichtigung einer Reihe von Aufgabenanforderungen: die Fähigkeit, Positionen beizubehalten (sitzen, stehen), sich innerhalb einer Position zu bewegen (greifen, greifen plus manipulieren), sich zwischen Positionen zu bewegen (sitzen, um zu stehen) und sich durch die Umgebung zu bewegen (auf/ab, gehen und drehen).

Bei der Bewertung von Bewegungen werden verschiedene Parameter berücksichtigt, wie z. B. Symmetrie, Geschwindigkeit, Ausmaß, Ausrichtung, aufrechte Position, Stabilität, reibungsloser Ablauf, Reihenfolge, Timing, Genauigkeit und mögliche Auswirkungen auf Symptome. Dabei werden Vertikalität und Stabilität als Teil der Körperhaltung betrachtet, während Bewegungsfluss, Reihenfolge, Timing und Genauigkeit zur Koordination gehören. Die posturale Kontrolle beinhaltet die Fähigkeit, die Position des Körpers im Raum in Bezug auf Schwerkraft (Stabilität), Umgebung und interne Referenzen (Orientierung) an die jeweilige Aufgabenstellung anzupassen.

Die Bewegungsaufträge variieren in der Aufgaben- und/oder in der Umweltanforderung und können daher an die Leistungsfähigkeit des Individuums angepasst werden. Die Wahl der Anpassung hängt von den körperlichen und kognitiven Fähigkeiten der Patientinnen und Patienten ab. Die Unterstützung kann verbal oder taktil sein. Immer geht die Sicherheit der Patientinnen und Patienten vor.

18.2.2 Praxistipp

Bewegungsanalyse in der Neurorehabilitation

Neuro-Expertinnen und Experten identifizieren die Bewertung einer Bewegungsausführung als einen Schlüsselaspekt der klinischen Praxis (Skjaerven et. al. 2008). Ähnlich wie bei Quinn et al. postuliert, werden auch in der Bobath-Therapie Bewegungskomponenten spezifisch betrachtet, wie z. B. Aspekte der posturalen Kontrolle, der Koordination, der Spezifität, der Variabilität, der Wiederholbarkeit und der Geschwindigkeit (Vaughn et al. 2017).

Was ist anders?

Im Vergleich zu den oben erwähnten Arbeiten zu diesem Thema definieren und beschreiben Quinn et al. „nur“ Kernaspekte (Prototypen) von motorischen Aufgaben. Dies ist jedoch essenziell für die Standardisierung des Vorgehens und daher hilfreich, um die „Black Box“ der Bewegungsanalyse zu beleuchten. Quinn et al. entwickelten ein Arbeitsblatt, das auf beobachtbaren Bewegungsaspekten basiert und eine reliable und valide Dokumentation erleichtert (https://academic.oup.com/ptj/article/101/9/pzab154/6307338#supplementary-data; Supplementary_Appendix_2021-0138_R1_pzab154 – docx-Datei).

18.2.3 Wissenschaftliche Einordnung

Das vorgestellte Papier ist eine gute Referenz, um einen Schwerpunkt in der therapeutischen Vorgehensweise hervorzuheben. Das Arbeitsblatt ist hilfreich für den Unterricht und gibt einen Überblick über einen wesentlichen Teil des Clinical Reasoning in der Physiotherapie. Diese Arbeit ist ein wichtiger Ausgangspunkt für tiefergehende Untersuchungen der Bewegungsanalyse und kann ein Schritt in Richtung weitere Forschungsprojekte sein.

Obwohl das Framework ursprünglich für die Anwendung bei Patientinnen und Patienten mit neurologischen Beeinträchtigungen gedacht war, sind Quinn et al. der Meinung, dass diese Vorgehensweise im weiteren Sinne auch auf andere Systemdysfunktionen (z. B. Muskel-Skelett-, Herz-Lungen-Dysfunktion etc.) oder Kombinationen davon angewendet werden kann.

Die Autorinnen und Autoren kommen zu dem Schluss, dass dieses Verfahren hilfreich ist, um die Spezifität einer Bewegungsstörung besser zu verstehen und somit individuell zu behandeln oder/und es als Ergebnismessung zu verwenden.

TAKE HOME MESSAGE

- Die Bewegungsanalyse von motorischen Handlungen ist ein wichtiger Aspekt in der Therapie, um das Bewegungsverhalten der Patientinnen und Patienten zu verstehen und individuelle Lernangebote zu erstellen. Ein neu vorgestellter Leitfaden kann helfen, diese Analyse systematisch und transparent durchzuführen.
- Durch eine strukturierte Bewegungsanalyse können Therapeutinnen und Therapeuten wichtige Hinweise über das Bewegungsverhalten des Patienten erhalten und mögliche Abweichungen identifizieren, um gezielte Untersuchungen und Behandlungen zu ermöglichen.
- Die Anwendung des vorgestellten Leitfadens kann die Konsistenz und Effektivität in der Untersuchung, Bewertung und Intervention von Patienten in der Physiotherapie verbessern, indem eine gemeinsame Sprache und ein standardisiertes Vorgehen geschaffen werden.

LITERATUR

SKJAERVEN LH., KRISOFFERSEN K., & GARD G. 2008. An eye for movement quality: a phenomenological study of movement quality reflecting a group of physiotherapists' understanding of the phenomenon. Physiother Theory Pract, 24(1):13–27.

VAUGHAN-GRAHAM J., PATTERSON K., ZABJEK K., & COTT C.A. 2017. Conceptualizing movement by expert Bobath instructors in neurological rehabilitation. Journal of Evaluation in Clinical Practice 23(6).

KAPITEL

19 Über post-exertionelle Malaise (PEM) im Vorfeld Bescheid wissen

Verena Hackl, Jesko Streeck

19.1 Einleitung

Die Krankheit myalgische Enzephalomyelitis/chronisches Fatigue-Syndrom (ME/CFS) ist trotz ihrer Häufigkeit – die Centers for Disease Control and Prevention (CDC) in den USA gehen aktuell von 1,3 % der erwachsenen Gesamtpopulation aus – im klinischen Alltag sowie in der physiotherapeutischen Ausbildung großteils unbekannt (Friedberg, Sunnquist und Nacul, 2020; Bateman et al., 2021). Durch die COVID-19-Pandemie ist von einem deutlichen Anstieg bei ME/CFS auszugehen. Manche Expertinnen und Experten sprechen von einer Verdoppelung – auch für Deutschland (Komaroff und Bateman, 2021; Renz-Polster und Scheibenbogen, 2022). International erlebten die Therapieempfehlungen für ME/CFS in den letzten Jahren einen Paradigmenwechsel weg von sonst üblicher und bei anderen Erkrankungen sinnvoller Aktivierungstherapie oder stufenweiser Belastungssteigerung. Deshalb ist es wichtig, das Kardinalsymptom dieser Krankheit, die post-exertionelle Malaise (PEM), zu erkennen und richtig einzuordnen. Ist Physiotherapie sinnvoll?

Davenport TE, Chu L, Stevens ST et al. Two symptoms can accurately identify post-exertional malaise in myalgic encephalomyelitis/chronic fatigue syndrome. Work. 2023;74(4):1199–1213.
https://pubmed.ncbi.nlm.nih.gov/36938769/

Abstract

Two symptoms can accurately identify post-exertional malaise in myalgic encephalomyelitis/chronic fatigue syndrome

Hintergrund

Das Unwohlsein nach einer Belastung (post-exertional Malaise, PEM) ist das charakteristische Symptom der myalgischen Enzephalomyelitis/des chronischen Fatigue-Syndroms (ME/CFS), doch die vielfältigen Erscheinungsformen erschweren das Erkennen. Knapp gehaltene Instrumente zum Nachweis von PEM sind entscheidend für den klinischen und wissenschaftlichen Fortschritt.

Ziel

Ziel war die Entwicklung einer klinischen Vorhersagemöglichkeit für PEM.

Methoden

49 Personen mit ME/CFS und 10 gesunde Probanden aus der Allgemeinbevölkerung absolvierten sitzend 2 kardiopulmonale Belastungstests mit maximaler Beanspruchung (CPETs) im Abstand von 24 Stunden. Zu 5 verschiedenen Zeitpunkten meldeten die Probanden Symptome, die dann in 19 Kategorien eingeteilt wurden. Die Häufigkeit der berichteten Symptome in beiden Gruppen zu jedem Zeitpunkt wurde mit dem Exakten Fisher-Test verglichen. Die Receiver-Operating-Characteristics- (ROC-)Analyse mit Berechnung der Area under the Curve wurde verwendet, um die Anzahl der verschiedenen Arten der berichteten Symptome zu bestimmen, die ausreichen, um zwischen ME/CFS und der sitzenden Kontrollgruppe zu unterscheiden. Die optimale Anzahl von Symptomen wurde ermittelt, indem Sensitivität und Spezifität der verschiedenen Arten der berichteten Symptome gegeneinander abgewogen wurden.

Ergebnisse

Zu allen Zeitpunkten war die Beurteilung von höchstens 2 Symptomen geeignet, um Unterschiede zwischen den Gruppen festzustellen. Nur 1 Symptom war notwendig, um eine Woche nach dem 2. CPET die Gruppen optimal zu unterscheiden. Müdigkeit, kognitive Dysfunktion, Stimmung/Mangel an positiven Gefühlen sowie Funktionseinbußen waren über alle Zeitpunkte hinweg konsistente Prädiktoren für die Zugehörigkeit zur ME/CFS-Gruppe.

Schlussfolgerung

Die Frage nach kognitiven Störungen nach der Belastung, nach dem Nachlassen der Leistungsfähigkeit und dem Fehlen positiver Gefühle/Stimmung kann helfen, PEM schnell und exakt zu erkennen. Diese Ergebnisse sollten mit einer größeren Patientenstichprobe validiert werden.

19.2 Kommentar

19.2.1 Zusammenfassung

Das charakteristische Symptom PEM bei ME/CFS ist aufgrund seiner unterschiedlichen Ausprägungen für Fachleute oft schwer zu erkennen. Deshalb versuchten die Autorinnen und Autoren (Davenport et al., 2023) in ihrer Arbeit eine Auswahl an Fragen nach Symptomen, die PEM schnell und präzise erfassen können, für sowohl die Forschung als auch die Klinik zu identifizieren. An 5 verschiedenen Zeitpunkten wurden 49 von ME/CFS Betroffene sowie 10 gesunde Kontrollpersonen nach Absolvierung zweier Spiroergometrien mit 24 Stunden Abstand sowohl gezielt und geschlossen als auch offen nach Symptomen und deren Dauer befragt. Der letzte Zeitpunkt war 7 Tage nach der zweiten Spiroergometrie.

Ein zuvor festgelegtes Codierungsschema wurde angewandt, und die angegebenen Symptome wurden danach in 19 Kategorien klassifiziert. Die statistische Analyse, mit exaktem Fisher-Test (Signifikanztest) und Receiver Operating Characteristic-Kurve (zur Festlegung der vertretbaren Anzahl an verschiedenen Symptomkategorien) unter Berücksichtigung ausgeglichener Spezifitäts- und Sensitivitätslevels, ergab ein Maximum von 2 Symptomen, um zwischen Menschen mit und ohne ME/CFS unterscheiden zu können. Kognitive Dysfunktion, Funktionsabfall sowie das Ausbleiben positiver Gefühle/Stimmung nach Belastung kristallisierten sich hierbei als konstante Parameter heraus, um zu einer schnelleren und genaueren Bestimmung von PEM beitragen zu können. Eine Validierung dieser Ergebnisse sollte mit größeren Betroffenenkohorten durchgeführt werden.

19.2.2 Praxistipp

Ein großer Teil der Menschen mit ME/CFS ist nicht offiziell diagnostiziert oder hat eine Fehldiagnose wie Depression erhalten (Bateman et al., 2021). Deshalb ist eine hohe Dunkelziffer im Hinterkopf zu behalten. Für die Krankheit mit der niedrigsten Lebensqualität unter den chronischen Erkrankungen (Hvidberg et al., 2015) gibt es aktuell keine eindeutigen Biomarker, und es bleibt eine klinische Diagnose.

Für sowohl Physiotherapeutinnen und Physiotherapeuten als auch Betroffene ist PEM oft nicht korrekt oder einfach zuzuordnen, da es mit einer Zeitverzögerung bis zu 72 Stunden (jedoch in der Regel 12–48 Stunden danach) auftreten und je nach Schweregrad und Ausprägung der Erkrankung nicht nur durch physische, sondern auch durch mentale, emotionale und/oder sensorische Überlastung getriggert werden kann. Dies gilt es zu bedenken und PEM nicht durch physiotherapeutische Untersuchungen und Interventionen auszulösen, da es reversibel unterschiedlich lang andauern oder irreversibel sein kann. Patientinnen und Patienten bezeichnen PEM in der Praxis oft als „Crash".

Des Weiteren ist Fatigue, die im Rahmen anderer Erkrankungen wie Multipler Sklerose oder nach einer Chemotherapie auftritt, nicht mit PEM gleichzusetzen.

Um physiotherapeutisch eine Verschlechterung zu vermeiden, gilt bei Vorliegen von PEM heute das Pacing-Konzept als Therapie der Wahl. Pacing stellt ein Aktivitätsmanagement zur Vermeidung bzw. Verminderung einer Symptomverschlechterung/-induktion dar – jedoch keine kausale Therapie. Therapieansätze wie Graded Exercise Therapy (stufenweise Belastungssteigerung/Training) gelten heutzutage als obsolet sowie gefährlich für Patientinnen und Patienten (Vink und Vink-Niese, 2018) und werden nicht mehr in den Guidelines von CDC und National Institute for Health and Care Excellence (NICE) empfohlen.

Zur Differenzierung von anderen Krankheitsbildern sollen der Handgriff-Fatigue-Test (Jäkel et al., 2021) und die kanadischen Konsensuskriterien (Carruthers et al., 2003) – wie auch von der Charité – Universitätsmedizin Berlin angewandt – verwendet werden. Betroffene mit ME/CFS weisen im Gegensatz zu gesunden Personen bei einem nach 60 Minuten wiederholten Handgriff-Fatigue-Test im Vergleich zum ersten Testdurchlauf niedrigere Kraftwerte auf. Innerhalb einer Testung drücken Probandinnen und Probanden in sitzender Position mit supiniertem Unterarm der dominanten Seite einen Handdynamometer für jeweils 3 Sekunden unter maximaler Kraftanstrengung mit 5 Sekunden darauffolgender Pause in insgesamt 10 Durchgängen hintereinander. Bei der Zweittestung nach 1 Stunde kommt es bei ME/CFS zu einem reduzierten Maximalkraftwert sowie verminderten Durchschnittskraftwert aus den 10 Wiederholungen.

Die kanadischen Konsensuskriterien erfordern für die Diagnose von ME/CFS zwingend das Vorhandensein von Fatigue und PEM, mindestens ein Symptom aus jeweils den Kategorien Schlafstörungen und Schmerzen, 2 oder mehr Symptome bei den neurologischen/kognitiven Manifestationen sowie 1 oder mehrere Symptome von mindestens 2 der Kategorien autonome, neuroendokrine und immunologische Manifestationen. Die Beschwerden müssen für mindestens 6 Monate bestehen.

Die Diagnosekriterien des Institute of Medicine (IOM)/National Academy of Medicine (NAM) sind ebenfalls weit verbreitet und den kanadischen Konsensuskriterien ähnlich; werden von CDC (Grach et al., 2023) empfohlen.

19.2.3 Wissenschaftliche Einordnung

Bei der vorgestellten Publikation handelt es sich um eine Fall-Kontroll-Studie zur Untersuchung der diagnostischen Genauigkeit selbstberichteter Symptome nach induzierter PEM bei Menschen mit ME/CFS im Vergleich zu dekonditionierten Kontrollteilnehmerinnen und -teilnehmern. Einen klaren Vorteil dieser Fall-Kontroll-Studie stellen die speziell auf ME/CFS abgestimmten Fragen nach Symptomkategorien und deren zeitlichen Charakteristika in Bezug auf und nach körperlicher Belastung dar. Dazu zählt auch der lange Beobachtungszeitraum mit 7 Tagen nach beiden Spiroergometrien, um das klinische Symptomverhalten umfassend und genau zu erheben können.

Für zukünftige Erkenntnisprozesse sollten weitere Studien mit größeren Stichproben repliziert werden. Dies könnte sich jedoch aufgrund verschiedener Faktoren als schwierig erweisen. Dazu zählen u. a. folgende Aspekte:

- dass Teilnehmende aufgrund von PEM die Studie nicht vollständig durchführen können,
- die Tagesform gerade bei ME/CFS individuell ist,

- schwerer betroffene Probandinnen und Probanden kaum den Wohnort verlassen und somit schlecht rekrutiert werden können und
- Forschung allgemein bei ME/CFS deutlich unterfinanziert ist.

Für weitere Forschungsprojekte über ME/CFS und PEM sei ein Abgleich mit den bereitgestellten Informationen von Institutionen wie CDC oder NICE oder auch Einrichtungen wie der Mayo Clinic (Grach et al., 2023) oder Charité – Universitätsmedizin Berlin etwa über Diagnostik, Pathophysiologie, praktische Herangehensweise in Bezug auf die Besonderheiten des Krankheitsbildes oder weiterführende Literatur empfohlen.

TAKE HOME MESSAGE

Tritt bei Patientinnen und Patienten nach physiotherapeutischen Interventionen oder körperlicher (sowie auch geistiger und emotionaler) Belastung eine unverhältnismäßige, unterschiedlich lang anhaltende Zustandsverschlechterung mit z. B. einer kognitiven Dysfunktion und/oder Funktionseinbuße ein, so gilt es, an PEM – das Kardinalsymptom von ME/CFS – zu denken. Wenn PEM vorliegt, gilt Pacing als oberstes Prinzip.

LITERATUR

Bateman, L. *et al.* (2021) 'Myalgic Encephalomyelitis/Chronic Fatigue Syndrome: Essentials of Diagnosis and Management', *Mayo Clinic Proceedings,* 96(11), pp. 2861–2878. Available at: https://doi.org/10.1016/j.mayocp.2021.07.004.

Carruthers, B.M. *et al.* (2003) 'Myalgic Encephalomyelitis/Chronic Fatigue Syndrome', *Journal Of Chronic Fatigue Syndrome,* 11(1), pp. 7–115. Available at: https://doi.org/10.1300/J092v11n01_02.

Davenport, T.E. *et al.* (2023) 'Two symptoms can accurately identify post-exertional malaise in myalgic encephalomyelitis/chronic fatigue syndrome', *Work,* 74(4), pp. 1199–1213. Available at: https://doi.org/10.3233/WOR-220554.

Friedberg, F., Sunnquist, M. and Nacul, L. (2020) 'Rethinking the Standard of Care for Myalgic Encephalomyelitis/Chronic Fatigue Syndrome', *Journal of General Internal Medicine,* 35(3), pp. 906–909. Available at: https://doi.org/10.1007/s11606-019-05375-y.

Grach, S.L. *et al.* (2023) 'Diagnosis and Management of Myalgic Encephalomyelitis/Chronic Fatigue Syndrome', *Mayo Clinic Proceedings,* 98(10), pp. 1544–1551. Available at: https://doi.org/10.1016/j.mayocp.2023.07.032.

Hvidberg, M.F. *et al.* (2015) 'The Health-Related Quality of Life for Patients with Myalgic Encephalomyelitis / Chronic Fatigue Syndrome (ME/CFS)', *PLOS ONE,* 10(7), p. e0132421. Available at: https://doi.org/10.1371/journal.pone.0132421.

Jäkel, B. *et al.* (2021) 'Hand grip strength and fatigability: correlation with clinical parameters and diagnostic suitability in ME/CFS', *Journal of Translational Medicine,* 19(1), p. 159. Available at: https://doi.org/10.1186/s12967-021-02774-w.

Komaroff, A.L. and Bateman, L. (2021) 'Will COVID-19 Lead to Myalgic Encephalomyelitis/Chronic Fatigue Syndrome?', *Frontiers in Medicine,* 7, p. 606824. Available at: https://doi.org/10.3389/fmed.2020.606824.

Renz-Polster, H. and Scheibenbogen, C. (2022) 'Post-COVID-Syndrom mit Fatigue und Belastungsintoleranz: Myalgische Enzephalomyelitis bzw. Chronisches Fatigue-Syndrom', *Die Innere Medizin,* 63(8), pp. 830–839. Available at: https://doi.org/10.1007/s00108-022-01369-x.

Vink, M. and Vink-Niese, A. (2018) 'Graded exercise therapy for myalgic encephalomyelitis/chronic fatigue syndrome is not effective and unsafe. Re-analysis of a Cochrane review', *Health Psychology Open,* 5(2), p. 2055102918805187. Available at: https://doi.org/10.1177/2055102918805187.

KAPITEL

20 Messen von Balance und Mobilität nach Schlaganfall

Katrin Rösner

20.1 Einleitung

In der Versorgung von Menschen mit Schlaganfall gibt es weltweit eine große Bandbreite die Veränderung von relevanten Parametern in der klinischen Versorgung und im wissenschaftlichen Kontext zu untersuchen. Die Masse an Messinstrumenten erschwert die Auswahl bei einem speziellen Endpunkt und dadurch den möglichen Vergleich ähnlicher Patientengruppen untereinander. Eine internationale Runde von Personen aus der Wissenschaft hat sich zusammengefunden (International Stroke Recovery and Rehabilitation Alliance), um dieses Problem u. a. im Bereich der Messinstrumente der Balance und Mobilität nach Schlaganfall anzugehen und Empfehlungen auszusprechen (Van Criekinge et al., 2024).

Criekinge TV, Heremans C, Burridge J et al. Standardized measurement of balance and mobility post-stroke: Consensus-based core recommendations from the third Stroke Recovery and Rehabilitation Roundtable Int J Stroke. 2023; 19(2):158–168. https://doi.org/10.1177/17474930231205207

Abstract

Standardized measurement of balance and mobility post-stroke: Consensus-based core recommendations from the third Stroke Recovery and Rehabilitation Roundtable

Hintergrund

Mobilität ist für Überlebende eines Schlaganfalls von zentraler Bedeutung. Ein weltweiter Konsens über standardisierte Instrumente zur Ergebnismessung der Mobilitätserholung nach einem Schlaganfall ist ein wesentlicher Meilenstein, um die Qualität von Studien zur Rehabilitation und Genesung nach einem Schlaganfall zu optimieren und die Synthese von Daten aus verschiedenen Studien zu ermöglichen.

Methoden

Mithilfe einer standardisierten Methodik, die die Rekrutierung von 13 weltweit tätigen Experten auf dem Gebiet der Mobilitätsrehabilitation beinhaltete, wurde ein Konsens durch einen a priori definierten, auf Umfragen basierenden Ansatz und anschließende Gruppendiskussionen erzielt. Die Gruppe einigte sich auf gleichgewichts- und mobilitätsbezogene Standards und empfahl einen Kernsatz von Instrumenten zur Messung der motorischen Funktion der unteren Extremität, des Gleichgewichts und der Mobilität, biomechanische Parameter und Technologien zur Messung der Bewegungsqualität.

Ergebnisse

Zu den ausgewählten Instrumenten gehörten:

- die Fugl-Meyer-Motor-Assessment-Subskala für die untere Extremität für die Motorik,
- die Trunk Impairment Scale für das Gleichgewicht im Sitzen,
- der Mini Balance Evaluation System Test (Mini-BESTest) und
- die Berg Balance Scale (BBS) für das Gleichgewicht im Stehen.

Die Gruppe empfahl

- die Functional Ambulation Category (FAC, 0–5) für die Unabhängigkeit beim Gehen,
- den 10-Meter-Geh-Test (10-Meter-Walk Text, 10 mWT) für die Gehgeschwindigkeit,
- den 6-Minuten-Gehtest (6-Minutes-Walk Test, 6 MWT) für die Gehausdauer und
- den Dynamic Gait Index (DGI) für das komplexe Gehen.

Bei einem FAC-Wert von < 3 sollte festgestellt werden, ob ein zusätzlicher Stehtest erforderlich ist (FAC < 3, BBS zum Mini-BES-Test hinzufügen) oder ob das Gehen beurteilt werden kann (FAC < 3, 10 mWT, 6 MWT und DGI können „nicht getestet werden"). Darüber hinaus werden Empfehlungen für vorrangig zu untersuchende kinetische und kinematische Parameter im Rahmen der Messung der Wiederherstellung von Bewegungsqualität des Gleichgewichts im Stehen und des Gehens sowie für Bewertungsprotokolle und bevorzugt zu verwendende Geräte gegeben.

Schlussfolgerungen

Die nun vorliegenden Empfehlungen zu Messgrößen, Parametern, Technologien und Protokollen bauen auf früheren Konsensussitzungen der International Stroke Recovery and Rehabilitation Alliance auf und sollen der Forschungsgemeinschaft dazu dienen, die Validität und Vergleichbarkeit zwischen Schlaganfall- und Rehabilitationsstudien zu verbessern; sie sind die Voraussetzung für den Aufbau qualitativ hochwertiger, standardisierter „Big-Data"-Sätze. Letztendlich könnten diese Empfehlungen hochwertige, teilnehmerspezifische Datensätze erbringen, die den Fortschritt in Richtung Präzisionsmedizin in der Schlaganfallrehabilitation fördern.

20.2 Kommentar

20.2.1 Zusammenfassung

11 Personen mit Expertenstatus aus Nordamerika, Europa und Asien sind zusammengekommen und formten die Kerngruppe. Diese Experten wurden auf Grundlage ihrer bisherigen klinischen Expertise aus dem Bereich der Physiotherapie oder Bewegungsanalyse und dem Einfluss ihrer wissenschaftlichen Publikationen im Bereich der Balance und Mobilität ausgewählt. Methodisch wurde ein 5-stufiger Konsensprozess durchlaufen, um folgende Themen zu adressieren und nachfolgend die festgehaltenen Ergebnisse zu dokumentieren:

- Welche Baseline-Charakteristika sollten von Menschen mit Schlaganfall erhoben werden?
- Neben den schon bestehenden Charakteristika sollten innerhalb der ersten 24 Stunden nach Schlaganfall in Bezug auf Balance und Mobilität das Körpergewicht, die Anzahl der selbstberichteten Stürze, die Art der Stürze und Hilfsmittel erfasst werden.
- Wann sollte innerhalb der ersten 6 Monate nach Schlaganfall gemessen werden? Innerhalb der ersten Woche (Tag 5), 12. und 26. Woche (3. und 6. Monat). Des Weiteren wird der Zeitraum der 5. und 8. Woche empfohlen, obwohl die Erholungsphase bis weit in den chronischen Bereich nach Schlaganfall hineinreicht.
- Welche Konstrukte der Messinstrumente für motorische Funktion, Balance und Mobilität sind von Relevanz und wie werden sie definiert?
- Die Inhaltsvalidität wird neben der Reliabilität und Veränderungssensitivität priorisiert.

Die Definitionen der Konstrukte werden in der folgenden Tabelle abgebildet.

Konstrukt	Definition
Balance	Zustand der Kontrolle während jeder Haltung oder Aktivität aufrechtzuerhalten, zu erreichen oder wiederherzustellen (Pollock et al., 2000)
Balance – "steady state"/Fließgleichgewicht	Fähigkeit, den Körperschwerpunkt in Bezug auf die Stützbasis unter ziemlich vorhersehbaren und sich nicht ändernden Bedingungen zu kontrollieren (Shumway-Cook et al., 2023)
Balance – proaktiv	Fähigkeit, Muskeln (in den Beinen und im Rumpf) vor potenziell destabilisierenden willkürlichen Bewegungen im Voraus zur Kontrolle des Gleichgewichts zu aktivieren (Shumway-Cook et al., 2023)
Balance – reaktiv	Fähigkeit, nach einer unerwarteten Gleichgewichtsstörung eine stabile Position wiederherzustellen (Shumway-Cook et al., 2023)
Körperschwerpunkt	Der Punkt auf einem Objekt, an dem die gesamte Masse wirken kann (Richards, 2018)
Schwerpunkt der Druckkraft	Der Punkt auf der Stützbasis, an dem die Bodenreaktionskräfte als wirksam erachtet werden können (Maki and McIlroy, 1996)
Stürze	Ein Ereignis, das dazu führt, dass eine Person unbeabsichtigt auf dem Boden oder auf einer niedrigeren Ebene zur Ruhe kommt (Tinetti et al., 1988) Die Kerngruppe empfiehlt, dass in Schlaganfall-Rehabilitationsstudien Forschende immer den Typ der ausgeschlossenen Stürze angeben müssen.
Untere Extremität	Bezieht sich auf den Teil des Körpers von der Hüfte bis zu den Zehen; die untere Extremität umfasst die Hüft-, Knie- und Sprunggelenke sowie die Knochen des Oberschenkels, des Unterschenkels und des Fußes, sowie die Muskeln und Bänder, die über diese Gelenke verlaufen (keine Referenz).
Mobilität	Das Framework der Internationalen Klassifikation für Funktionsfähigkeit, Behinderung und Gesundheit (ICF) definiert Mobilität als: • Veränderung und Aufrechterhaltung der Körperposition (d410-d429) • Tragen, Bewegen und Handhaben von Objekten (d430-d449) • Gehen und sich bewegen (d450-d469) und • Fortbewegung mithilfe von Transportmitteln (d470-d489) (World Health Organization, 2001)
Muskelsynergien	Eine systematische Kopplung/Co-Artikulation über verschiedene Gelenke hinweg oder ein festes Muster der gleichzeitigen Aktivierung von Muskeln (Krakauer and Carmichael, 2017; McMorland et al., 2015; Roh et al., 2015)
Sitzen	Sich in einer Position befinden, bei der der untere Teil des Körpers auf einem Sitz oder einer anderen Art von Unterstützung ruht, während der obere Teil des Körpers vertikal ist (Cambridge Dictionary)
Sitzbalance	Handlung, einen Zustand der Kontrolle während des Sitzens aufrechtzuerhalten, zu erreichen oder wiederherzustellen (adaptiert von Pollock et al., 2000)
Stehen	In einer vertikalen Position auf den Beinen stehen
Stehbalance	Die Handlung, einen Zustand der Kontrolle während des Stehens aufrechtzuerhalten, zu erreichen oder wiederherzustellen (adaptiert von Pollock et al., 2000)
Gehen	Sich zu Fuß entlang einer Oberfläche bewegen, Schritt für Schritt; dabei ist immer ein Fuß auf dem Boden, z. B. beim Schlendern, Bummeln, Vorwärts-, Rückwärts- oder Seitwärtsgehen (World Health Organization, 2001)
von Criekinge et al. (2023) S.6, Box 2, frei übersetzt.	

- Welches Core Set und unterstützende Instrumente sollten genutzt werden?

Outcome	Messinstrument	
Konstrukt	FAC < 3	FAC ≥ 3
Motorische Funktion UEx	Fugl Mayer-Assessment – untere Extremität	
Sitzbalance	Trunk Impaiment Scale	

Outcome	Messinstrument	
Stehbalance	Mini-BESTest und Berg Balance Skala	Mini-BESTest
Gehgeschwindigkeit	Nicht testbar	10 m Gehtest
Gangausdauer	Nicht testbar	6 min Gehtest
Komplexes Gehen	Nicht testbar	Dynamic Gait Test
Selbstständiges Gehen	Functional Ambulatory Categories	
von Criekinge et al. (2023) S.6, Box 3, frei übersetzt.		

- Welche biomechanischen Größen zur Quantifizierung der Qualität von Balance und Mobilität werden empfohlen?

Outcome	Domäne	Biomechanische Größe	Equipment
Sitzbalance	Keine Empfehlung		
Balance – "steady state"/Fließgleichgewicht	Kontrolle des Schwankens	Körperschwerpunkt und Schwankung der Extremitäten	Duale Kraftmessplatte
Pro- und reaktive Stehbalance	Keine Empfehlung		
Gang	Räumlich und zeitlich	Gehgeschwindigkeit und Schrittlänge (Asymmetrie)	GaitRite oder Geräte mit hoher Präzision
	Kinetisch	Propulsion des betroffenen Beins	Kraftplatte
	Kinematisch	Gait Profile Score Gait Deviation Index	Geräte mit hoher Präzision
	Muskelaktivität	Keine Empfehlung	Elektromyogramm
von Criekinge et al. (2023) S.6, Box 4, frei übersetzt.			

- Welche Technologien sollten empfohlen werden?
  Zu den hochauflösenden Systemen werden optoelektronische Messinstrumente wie 3D-Erfassungssysteme gezählt. Es wird kein transportables (Spielkonsolen, Druckplatten) oder tragbares Equipment (Gyroskope oder Akzelerometer) empfohlen, da es diesen Instrumenten an Validität und reliablen biomechanischen Messgrößen mangelt.

In der Studie wird diskutiert, dass es auffällig war, dass bei gleichen Messinstrumenten unterschiedliche Durchführungsprotokolle genutzt wurden. Hier ist es wünschenswert, dieselben Protokolle in Bezug auf dieselben Messinstrumente der Balance und Mobilität zu nutzen.

20.2.2 Praxistipp

Durch die Vielzahl an Messinstrumenten fällt die Auswahl schwer. Es wird anhand des eigenen Wissenstandes, der Vorgabe der Einrichtung etc. ausgewählt. Dadurch wird die Vergleichbarkeit der Ergebnisse erschwert, da die Herausforderung auch darin besteht, den Überblick über die gemessenen Konstrukte zu haben. Dieser Artikel bietet im Bezug auf Messinstrumente für Balance und Mobilität eine sehr gute Orientierung, welche von klinisch und wissenschaftlich tätigen Personen empfohlen wurden. Die Anwendung der benannten Messinstrumente kann u. a. auch dazu beitragen, dass Ergebnisse von Menschen mit Schlaganfall über unterschiedliche Einrichtungen hinaus vergleichbar werden. Dadurch können Datenpools entstehen und analysiert werden, womit der Ansatz „One size fits all" in der Therapie und Rehabilitation dem individuellen auf die Menschen mit Schlaganfall zugeschnittenen Ansatz weichen kann.

20.2.3 Wissenschaftliche Einordnung

In den letzten Jahrzehnten hat sich die Landschaft der Schlaganfallrehabilitation rasant weiterentwickelt (Hu et al., 2022; Pilato et al., 2021; Teasell and Kalra, 2004). Die Anzahl der Studien in dem Bereich steigen weiter an (Dong et al., 2022; Feng et al., 2013), wobei nicht alle publiziert werden, ungenügend gut berichtet werden oder vermeidbare methodische Mängel aufweisen – der sog. „research waste" (Berge et al., 2017; Sogi, 2023) entsteht.

Die Masse an erhobenen Daten ist enorm und auch sehr heterogen. Die Empfehlung der letzten Stroke Recovery and Rehabilitation Roundtable (SRRR) dienen dem Entgegenwirken dieser schwer vergleichbaren Daten unter den Studien durch Empfehlungen von u. a. einer einheitlichen Definition des zeitlichen Verlaufs nach Schlaganfall (Bernhardt et al., 2017; Kwakkel et al., 2017), Messinstrumenten für die obere Extremität (Kwakkel et al., 2019) oder bei Fatigue (English et al., 2024). Die Ideen dieser Empfehlung wie auch diejenigen zu Balance und Mobilität (Van Criekinge et al., 2024) sollen helfen, Studien untereinander vergleichbarer zu machen, wodurch ein größerer Datenpool entstehen kann, als es eine Einzelstudie schaffen würde. Aus diesen Daten können zukünftige Therapieansätze abgeleitet werden und durch Subkategorien auch ermittelt werden, bei welcher Person evidenzbasierte Therapieansätze greifen können bzw. nicht greifen werden.

Aus diesem Grund sollen die empfohlenen Messinstrumente in den Studien eingesetzt werden.

TAKE HOME MESSAGE

Bei der Therapie der Mobilität oder Balance von Menschen nach Schlaganfall sollten während der Eingangs- und Ausgangsuntersuchung sowie bei Verlaufskontrollen folgende standardisierte Instrumente genutzt werden:

- Functional Ambulation Category (FAC, 0–5) für die Unabhängigkeit beim Gehen,
- 10-Meter-Geh-Test (10-Meter-Walk Text, 10 MWT) für die Gehgeschwindigkeit
- 6-Minuten-Gehtest (6-Minutes-Walk Test, 6 MWT) für die Gehausdauer,
- Dynamic Gait Index (DGI) für das komplexe Gehen.

Das Anwenden der empfohlenen standardisierten Messinstrumente ermöglicht eine Vergleichbarkeit der Tests untereinander bei einer Person, somit auch der erfolgten Therapie und der Planung für zukünftige Behandlungen.

Des Weiteren können Personen nach Schlaganfall mit ähnlicher Genese untereinander verglichen und Möglichkeiten für zukünftige Therapien abgeleitet werden.

LITERATUR

Berge, E., Salman, R.A.-S., Van Der Worp, H.B., Stapf, C., Sandercock, P., Sprigg, N., Macleod, M.R., Kelly, P.J., Nederkoorn, P.J., Ford, G.A., Arnold, M., Berge, E., Diez-Tejedor, E., Jatuzis, D., Kelly, P.J., Krieger, D.W., Nederkoorn, P.J., Sandercock, P., Stapf, C., Weimar, C., Ford, G.A., Salman, R.A.-S., 2017. Increasing value and reducing waste in stroke research. Lancet Neurol. 16, 399–408. https://doi.org/10.1016/S1474-4422(17)30078-9.

Bernhardt, J., Hayward, K.S., Kwakkel, G., Ward, N.S., Wolf, S.L., Borschmann, K., Krakauer, J.W., Boyd, L.A., Carmichael, S.T., Corbett, D., Cramer, S.C., 2017. Agreed definitions and a shared vision for new standards in stroke recovery research: The Stroke Recovery and Rehabilitation Roundtable taskforce. Int. J. Stroke 12, 444–450. https://doi.org/10.1177/1747493017711816.

Dong, Y., Weng, L., Hu, Y., Mao, Y., Zhang, Y., Lu, Z., Shi, T., Du, R., Wang, W., Wang, J., Wang, X., 2022. Exercise for Stroke Rehabilitation: A Bibliometric Analysis of Global Research From 2001 to 2021. Front. Aging Neurosci. 14, 876954. https://doi.org/10.3389/fnagi.2022.876954.

English, C., Simpson, D.B., Billinger, S.A., Churilov, L., Coupland, K.G., Drummond, A., Kuppuswamy, A., Kutlubaev, M.A., Lerdal, A., Mahmood, A., Moseley, G.L., Pittman, Q.J., Riley, E.A., Sutherland, B.A., Wong, C.H., Corbett, D., Mead, G., 2024. A roadmap for research in post-stroke fatigue: Consensus-based core recommendations from the third Stroke Recovery and Rehabilitation Roundtable. Int. J. Stroke 19, 133–144. https://doi.org/10.1177/17474930231189135.

Feng, X., Liu, C., Guo, Q., Bai, Y., Ren, Y., Ren, B., Bai, J., Chen, L., 2013. Research progress in rehabilitation treatment of stroke patients: A bibliometric analysis. Neural Regen. Res. 8, 1423–1430. https://doi.org/10.3969/j.issn.1673-5374.2013.15.010.

Hu, J., Zou, J., Wan, Y., Yao, Q., Dong, P., Li, G., Wu, X., Zhang, L., Liang, D., Zeng, Q., Huang, G., 2022. Rehabilitation of motor function after stroke: A bibliometric analysis of global research from 2004 to 2022. Front. Aging Neurosci. 14, 1024163. https://doi.org/10.3389/fnagi.2022.1024163.

Krakauer, J.W., Carmichael, S.T., 2017. Broken movement: the neurobiology of motor recovery after stroke, neuroscience. The MIT Press, Cambridge, MA London.

Kwakkel, G., Lannin, N.A., Borschmann, K., English, C., Ali, M., Churilov, L., Saposnik, G., Winstein, C., Van Wegen, E.E., Wolf, S.L., Krakauer, J.W., Bernhardt, J., 2017. Standardized measurement of sensorimotor recovery in stroke trials: Consensus-based core recommendations from the Stroke Recovery and Rehabilitation Roundtable. Int. J. Stroke 12, 451–461. https://doi.org/10.1177/1747493017711813.

Kwakkel, G., Van Wegen, E., Burridge, J., Winstein, C., Van Dokkum, L., Alt Murphy, M., Levin, M., Krakauer, J., 2019. Standardized measurement of quality of upper limb movement after stroke: Consensus-based core recommendations from the Second Stroke Recovery and Rehabilitation Roundtable. Int. J. Stroke 14, 783–791. https://doi.org/10.1177/1747493019873519.

Maki, B.E., McIlroy, W.E., 1996. Postural control in the older adult. Clin. Geriatr. Med. 12, 635–658.

McMorland, A.J.C., Runnalls, K.D., Byblow, W.D., 2015. A Neuroanatomical Framework for Upper Limb Synergies after Stroke. Front. Hum. Neurosci. 9. https://doi.org/10.3389/fnhum.2015.00082.

Pilato, F., Calandrelli, R., Capone, F., Alessiani, M., Ferrante, M., Iaccarino, G., Di Lazzaro, V., 2021. New Perspectives in Stroke Management: Old Issues and New Pathways. Brain Sci. 11, 767. https://doi.org/10.3390/brainsci11060767.

Pollock, A.S., Durward, B.R., Rowe, P.J., Paul, J.P., 2000. What is balance? Clin. Rehabil. 14, 402–406. https://doi.org/10.1191/0269215500cr342oa.

Richards, J., 2018. The comprehensive textbook of clinical biomechanics, Second edition. ed. Elsevier, Amsterdam, The Netherlands.

Roh, J., Rymer, W.Z., Beer, R.F., 2015. Evidence for altered upper extremity muscle synergies in chronic stroke survivors with mild and moderate impairment. Front. Hum. Neurosci. 9. https://doi.org/10.3389/fnhum.2015.00006.

Shumway-Cook, A., Rachwani, J., Woollacott, M.H., Santamaria, V., 2023. Motor control: translating research into clinical practice, Sixth edition. ed. Wolters Kluwer, Philadelphia.

Sogi, G.M., 2023. Research Waste. Contemp. Clin. Dent. 14, 179–179. https://doi.org/10.4103/ccd.ccd_434_23.

Teasell, R.W., Kalra, L., 2004. What's New in Stroke Rehabilitation. Stroke 35, 383–385. https://doi.org/10.1161/01.STR.0000115937.94104.76.

Tinetti, M.E., Speechley, M., Ginter, S.F., 1988. Risk Factors for Falls among Elderly Persons Living in the Community. N. Engl. J. Med. 319, 1701–1707. https://doi.org/10.1056/NEJM198812293192604.

Van Criekinge, T., Heremans, C., Burridge, J., Deutsch, J.E., Hammerbeck, U., Hollands, K., Karthikbabu, S., Mehrholz, J., Moore, J.L., Salbach, N.M., Schröder, J., Veerbeek, J.M., Weerdesteyn, V., Borschmann, K., Churilov, L., Verheyden, G., Kwakkel, G., 2024. Standardized measurement of balance and mobility post-stroke: Consensus-based core recommendations from the third Stroke Recovery and Rehabilitation Roundtable. Int. J. Stroke 19, 158–168. https://doi.org/10.1177/17474930231205207.

World Health Organization (Ed.), 2001. International classification of functioning, disability and health: ICF. World Health Organization, Geneva.

KAPITEL

21 Motorische Rehabilitation nach Schlaganfall

Tobias Braun, Detlef Marks

21.1 Einleitung

In den meisten Ländern der Welt ist der Schlaganfall bei Erwachsenen eine der Hauptursachen für erworbene Behinderungen (engl.: „disability") (GBD 2016 Stroke Collaborators, 2019; Campbell und Khatri, 2020). Da die meisten Betroffenen den Schlaganfall überleben, haben die langfristigen Symptome und Folgen der Erkrankung in der Regel die größten Auswirkungen auf die Gesundheit und Lebensqualität der betroffenen Patientinnen und Patienten und ihrer Familien (Langhorne et al., 2011). Obwohl bei der medizinischen Behandlung von Schlaganfällen beeindruckende Fortschritte erzielt wurden, fokussiert sich die Versorgung nach einem Schlaganfall weiterhin auf die Rehabilitation. Es ist von einem weiter steigenden Bedarf an Rehabilitationsangeboten auszugehen, da Prognosen für Europa von 2017 bis 2047 von einem Rückgang der Schlaganfallsterblichkeit um 17 %, aber einem Anstieg der Schlaganfallprävalenz um 27 % ausgehen (Wafa et al., 2020).

Zu den häufigsten nicht-motorischen Beeinträchtigungen nach einem Schlaganfall gehören Sprech- und Sprachstörungen, Schluckstörungen, Seh-, Wahrnehmungs- und Kognitionsstörungen. Am häufigsten sind jedoch motorische Beeinträchtigung, die die Muskelfunktion und Willkürmotorik umfassen und zu Beeinträchtigungen der Mobilität und Selbstständigkeit im Alltag führen können.

Die physiotherapeutische Versorgung ist ein wichtiger Bestandteil einer multidisziplinären Schlaganfallrehabilitation. Sie zielt üblicherweise auf Verbesserungen der motorischen Beeinträchtigungen ab, um mögliche Einschränkungen in den Aktivitäten des täglichen Lebens und der Teilhabe zu reduzieren bzw. zu vermeiden.

Die physiotherapeutische Versorgung von Personen mit einem Schlaganfall in Deutschland ist jedoch weiterhin stark von historisch etablierten Behandlungskonzepten geprägt, durch suboptimale Versorgungsstrukturen limitiert und insgesamt nicht hinreichend an aktuellen und wissenschaftlichen Erkenntnissen orientiert. Gert Kwakkel und seine Kolleginnen und Kollegen beschreiben ein Framework („Rahmenstruktur") für eine evidenzbasierte motorische Schlaganfallrehabilitation, das von internationalen Expertinnen und Experten entwickelt und konsentiert wurde (Kwakkel et al., 2023).

Kwakkel G, Stinear C, Essers B et al. Motor rehabilitation after stroke: European Stroke Organisation (ESO) consensus-based definition and guiding framework. Eur Strike J. 2023; 8(4):880–894. https://pubmed.ncbi.nlm.nih.gov/37548025/

Abstract

Motor rehabilitation after stroke: European Stroke Organisation (ESO) consensus-based definition and guiding framework

Ziele
Vorschlag einer konsensbasierten Definition und einer Rahmenstruktur für die motorische Rehabilitation nach einem Schlaganfall.

Methoden
Eine europäische Experten-Arbeitsgruppe sichtete die Literatur und erzielte nach externem Feedback einen internen Konsens.

Ergebnisse
Motorische Rehabilitation wird definiert als ein Prozess, der Menschen mit Schlaganfall hilft, ihre motorischen Funktionen, ihre Handlungsfähigkeit und ihre Leistung im täglichen Leben zu verbessern. Sie ist notwendig für Menschen mit verbleibenden motorischen Behinderungen, deren Ziel es ist, ihre Funktionsfähigkeit, Selbstständigkeit und Teilhabe zu verbessern. Die motorische Rehabilitation wirkt über lern- und nutzungsabhängige Mechanismen. Der Verlauf der motorischen Wiederherstellung variiert je nach Patient und Stadium der Wiederherstellung.
Die frühe verhaltensbedingte Erholung der motorischen Funktion hängt von spontan wirkenden biologischen Mechanismen ab. Weitere Verbesserungen bei den Aktivitäten des täglichen Lebens (ADLs) werden durch Kompensationen erreicht. Die motorische Rehabilitation stützt sich auf eine regelmäßige Bewertung der motorischen Funktion und Aktivität unter Verwendung konsensbasierter Outcomes, einschließlich der von den Patienten berichteten Outcomes. Die Ergebnisse werden mit dem Patienten und seinen Betreuern besprochen, um persönliche Ziele festzulegen. Während der motorischen Rehabilitation lernen die Patienten, ihre motorischen, sensorischen und kognitiven Funktionen durch ein angemessen dosiertes, wiederholtes, zielorientiertes, progressives, aufgaben- und kontextspezifisches Training zu optimieren und anzupassen. Die motorische Rehabilitation unterstützt Menschen mit Schlaganfall dabei, ihre Gesundheit, ihr Wohlbefinden und ihre Lebensqualität zu verbessern.

Die Rahmenstruktur beschreibt die International Classification of Functioning, Disability and Health im Kontext des Schlaganfalls und darüber hinaus neurobiologische Mechanismen der Verhaltensrestitution und Kompensation und fasst Empfehlungen für die klinische Bewertung, Prognoseinstrumente und motorische Interventionen mit starken Empfehlungen aus klinischen Praxisleitlinien (2016–2022) zusammen.

Schlussfolgerungen
Diese Definition und diese Rahmenstruktur können die klinische Ausbildung steuern, klinisch Tätige über aktuelle Empfehlungen und Leitlinien informieren und Lücken in der Evidenzbasierung aufzeigen.

21.2 Kommentar

21.2.1 Zusammenfassung

Die vorliegende Studie entstand auf Initiative der European Stroke Organisation (ESO), einer europaweiten Vereinigung von Ärztinnen und Ärzten und Wissenschaftlerinnen und Wissenschaftlern sowie nationalen und regionalen Schlaganfall-Gesellschaften. Im Zuge des sogenannten „Europäischen Schlaganfall-Aktionsplans" soll unter anderem die Rehabilitation der Betroffenen bis zum Jahr 2030 verbessert werden (Norrving et al., 2018).

Weil gängige Definitionen von Rehabilitation spezifische Prinzipien der motorischen Rehabilitation nicht berücksichtigen, wurde von Kwakkel et al. (2023) eine neue Definition für die motorische Rehabilitation erarbeitet. Diese Definition wird von einem Framework begleitet, das wichtige Literatur zusammenfasst, um einen aktuellen Überblick über den Bereich der motorischen Schlaganfallrehabilitation zu bieten. Dieses Framework soll Lehrkräften als Leitfaden dienen, klinisch tätige Gesundheitsfachpersonen über aktuelle Empfehlungen und Richtlinien informieren und es Forschern ermöglichen, Lücken in der Evidenzbasis zu identifizieren.

Die vorliegende Definition der motorischen Rehabilitation und das begleitende Framework wurden von 16 internationalen Expertinnen und Experten im Jahr 2022 anhand eines strukturierten Prozesses arbeitetet. Der Konsensusprozess beinhaltete 3 Runden, in denen die Teilnehmenden persönlich und schriftlich Feedback (z. B. Vorschläge für Veränderungen, Ergänzungen, Widerspruch) zu der vorgeschlagenen Definition geben konnten, was zu weiteren Überarbeitungen der Definition führte.

Die hieraus resultierende Definition besteht aus 5 Komponenten (Abschnitten), die jeweils von mindestens 75 % der Teilnahmenden eine Zustimmung erhielten. Anschließend wurde die Definition von mehreren Gesundheitsfachpersonen, die klinisch in der Schlaganfallrehabilitation arbeiten, und von 2 Patientinnen und Patienten mit einem Schlaganfall begutachtet und kommentiert. In einem abschließenden Treffen wurde unter Berücksichtigung dieser Anmerkungen die vorliegende „Definition der motorischen Rehabilitation nach Schlaganfall" formuliert; zudem wurde ein begleitendes Glossar erstellt (➤ Kästen).

Definition der motorischen Rehabilitation nach Schlaganfall (expertenbasiert und konsentiert)

Motorische Rehabilitation ist ein Prozess, der Menschen mit Schlaganfall einbezieht, um ihre motorischen Funktionen, ihre Leistungsfähigkeit und Leistung in den Aktivitäten des täglichen Lebens zu verbessern. Sie ist für alle Menschen mit einer verbleibenden motorischen Behinderung notwendig, deren Ziel es ist, ihre Funktionsfähigkeit, Selbstständigkeit und Teilhabe zu verbessern.
Ziel der motorischen Rehabilitation ist es, motorische Beeinträchtigungen zu reduzieren und die Funktionsfähigkeit bei Aktivitäten durch lern- und nutzungsabhängige Mechanismen zu verbessern. Der Verlauf der motorischen und funktionellen Erholung ist je nach Patient und Stadium der Erholung unterschiedlich. In frühen Stadien hängt die verhaltensbedingte Wiederherstellung der motorischen Funktion von den zugrunde liegenden Mechanismen der spontanen neurologischen Erholung ab. In späteren Stadien können weitere funktionelle Verbesserungen durch Kompensationen erreicht werden.
Die motorische Rehabilitation basiert auf einer regelmäßigen Beurteilung der motorischen Funktion und Aktivität anhand konsensbasierter Assessments, einschließlich sogenannter „patient-reported outcomes" (PROs). Die Ergebnisse werden mit der betroffenen Person und ihren Betreuern besprochen, um persönliche Ziele festzulegen.
Das Kernelement der motorischen Rehabilitation umfasst die Prinzipien der motorischen Kontrolle, bei denen Patientinnen und Patienten lernen, ihre motorischen, sensorischen und kognitiven Funktionen durch ein angemessen dosiertes, repetitives, zielorientiertes, progressives, aufgaben- und kontextspezifisches Training zu optimieren und anzupassen.
Die motorische Rehabilitation unterstützt Menschen mit Schlaganfall dabei, Gesundheit, Wohlbefinden und Lebensqualität zu maximieren.
(*Hinweis:* Nicht validierte Übersetzung aus Kwakkel et al. 2023.)

Glossar und Definitionen

Terminologie der Internationalen Klassifikation der Funktionsfähigkeit, Behinderung und Gesundheit (ICF):
- **Aktivität:** Eine Aktivität bezeichnet die Durchführung einer Aufgabe oder Handlung (Aktion) durch einen Menschen („activities").
- **Beeinträchtigungen der Aktivität:** sind Schwierigkeiten, die ein Mensch bei der Durchführung einer Aktivität haben kann („limitations").
- **Beeinträchtigungen der Partizipation (Teilhabe):** Probleme, die ein Mensch beim Einbezogensein in eine Lebenssituation erlebt („participation restriction").
- **Behinderung:** Oberbegriff für Schädigungen, Aktivitäts- und Teilhabeeinschränkungen („disability"). Behinderung bezeichnet die negativen Aspekte der Interaktion zwischen dem Gesundheitszustand (den Gesundheitszuständen) einer Person und den Kontextfaktoren dieser Person (Umweltfaktoren und personbezogene Faktoren).

- **Funktionsfähigkeit:** Oberbegriff für Körperfunktionen, Körperstrukturen, Aktivitäten und Teilhabe („functioning"). Funktionsfähigkeit bezeichnet die positiven oder neutralen Aspekte der Interaktion zwischen dem Gesundheitszustand („den Gesundheitszuständen") einer Person und den Kontextfaktoren dieser Person („Umweltfaktoren und personbezogene Faktoren").
- **Körperfunktionen:** Dies sind die physiologischen Funktionen von Körpersystemen (einschließlich psychologischer Funktionen) („body functions").
- **Körperstrukturen:** Dies sind anatomische Teile des Körpers, wie Organe, Gliedmaßen und ihre Bestandteile („body structures").
- **Leistung:** Was die Person in ihrer „aktuellen" (üblichen) Umwelt tatsächlich tut („activity performance").
- **Leistungsfähigkeit:** Bezieht sich darauf, was eine Person in einer „standardisierten" Umgebung tun kann („activity capacity").
- **Partizipation (Teilhabe):** Das Einbezogensein in eine Lebenssituation („participation").
- **Schädigungen:** Beeinträchtigungen einer Körperfunktion oder -struktur, wie z. B. eine wesentliche Abweichung oder ein Verlust („impairments").

Bewegungsqualität: Operativ definiert durch den Vergleich der motorischen Aufgabenausführung einer Person mit einer Referenzpopulation mit Personen des gleichen Alters und ohne Behinderung. Je mehr die Bewegung mit der Bewegung von Menschen ohne Behinderung übereinstimmt, desto besser ist die Qualität ihrer Bewegung („quality of movement").

Erwerb motorischer Fertigkeiten: Die Prozesse, durch die ein Individuum die Fähigkeit erwirbt, ein angemessenes Bewegungsziel in einem bestimmten Aufgabenkontext zu identifizieren, die richtige Handlung angesichts eines sensorischen Reizes und/oder des aktuellen Zustands des Körpers und der Welt auszuwählen, und diese Handlung mit Genauigkeit und Präzision auszuführen („motor skill acquisition").

Motorische Erholung: Das Ausmaß, in dem motorische Funktionen und Aktivitäten in den Zustand vor dem Schlaganfall zurückgekehrt sind („motor recovery").

Motorische Fertigkeit: Fertigkeit, bei der die Qualität der Bewegung, die ein Mensch ausführt, die wichtigste Determinante für den Erfolg ist („motor skill").

Motorische Funktion (Motorik): Körperfunktionen im Zusammenhang mit Muskelkraft und -ausdauer, Kontrolle und Koordination willkürlicher Bewegungen sowie Bewegungsmuster im Zusammenhang mit Gehen, Rennen oder anderen Ganzkörperbewegungen („motor function").

Motorische Kontrolle: Der Prozess, bei dem das zentrale Nervensystem zielgerichtete, koordinierte Bewegungen erzeugt, um mit dem Rest des Körpers und der Umwelt zu interagieren („motor control").

Motorisches Lernen: Die mit Übung oder Erfahrung verbundenen Veränderungen in inneren Prozessen, die die Fähigkeit einer Person zur Ausführung einer motorischen Fertigkeit bestimmen („motor learning").

Multidisziplinäre Rehabilitation: Von der Weltgesundheitsorganisation (WHO) definiert als die koordinierte Durchführung multidimensionaler Rehabilitationsmaßnahmen, die von 2 oder mehr Disziplinen (z. B. Pflege, Physiotherapie, Ergotherapie, Sozialarbeit, Psychologie und anderen Disziplinen) in Verbindung mit medizinischem Fachpersonal (aus der Rehabilitationsmedizin, Neurologie, Onkologie, Palliativmedizin) angeboten werden und darauf abzielen, die Symptome der Patientinnen und Patienten zu verbessern und die funktionelle Unabhängigkeit und Teilhabe (soziale Integration) zu maximieren, und zwar unter Verwendung eines ganzheitlichen biopsychosozialen Modells, wie es von der ICF definiert wird („multidisciplinary rehabilitation").

Neuronale Plastizität: Strukturelle oder funktionelle Veränderungen (oder beides) innerhalb der Neuronen, die die Konnektivität der Neuronen untereinander in einem Netzwerk, das einer Funktion dient, beeinflussen. Diese Veränderungen sind in der Regel eine Reaktion auf eine Veränderung des neuronalen Inputs oder der durch diesen Input ausgelösten Aktivitätsmuster beispielsweise während des Lernens (nutzungs- und erfahrungsabhängig) oder nach einer Verletzung („neural plasticity").

Phasen der Erholung nach Schlaganfall:
- Hyperakutphase von 0–24 Stunden nach Beginn des Schlaganfalls.
- Akutphase zwischen 1 und 7 Tagen.
- Frühe Subakutphase zwischen 7 Tagen und 3 Monaten.
- Späte Subakutphase zwischen 3 und 6 Monaten.
- Chronische Phase länger als 6 Monate nach dem Schlaganfall.

Spontane neurologische Erholung: Verbesserung der Funktion und der Aktivitäten, die unabhängig von einer spezifischen gezielten Behandlung ist und innerhalb eines begrenzten Zeitfensters von 3 Monaten nach dem Schlaganfall auftritt. Es handelt sich um einen endogenen Reparationsprozess, der sich vermutlich auf eine intakte neuronale Restarchitektur als Vorlage für die Reorganisation stützt („spontaneous neurological recovery").

Verhaltensanpassung: Tritt auf, wenn eine Bewegung oder Aufgabe mit dem beeinträchtigten Körperteil ausgeführt wird, aber ein alternatives atypisches Bewegungsmuster eingesetzt wird. Die Verhaltensanpassung führt zu einer abweichenden Qualität der Bewegung im Vergleich zu nicht beeinträchtigten Personen („behavioral adaptation").

Verhaltenskompensation: Tritt als Anpassung auf, bei der das beeinträchtigte Körperteil auf atypische Weise zur Ausführung einer Bewegung oder einer motorischen Aufgabe genutzt wird; oder als Ersatz, bei dem ein oder mehrere andere atypische Körperteile oder Körpersegmente zur Erfüllung einer Aufgabe verwendet werden („behavioral compensation").

Verhaltenswiederherstellung: Eine Rückkehr zu normaleren Mustern der motorischen Kontrolle mit dem/den beeinträchtigten Körperteil(en), wie sie im Zustand vor dem Schlaganfall zu beobachten waren („behavioral restitution").

(*Hinweis:* Nicht validierte Übersetzung aus Kwakkel et al. 2023. Die englischen Begriffe sind aus Gründen der Transparenz und Nachvollziehbarkeit zusätzlich angegeben.)

Die Definition beschreibt die grundlegenden Konzepte und Prinzipien der motorischen Rehabilitation nach Schlaganfall, für deren Anwendung in Lehre, Versorgung und Forschung jedoch weitere detailliertere Erläuterungen nötig sind. Die Arbeitsgruppe um Gert Kwakkel und Geert Verheyden hat daher ein sogenanntes Framework („Rahmenstruktur") entwickelt, das jede Komponente der Definition näher erläutert (Kwakkel et al., 2023). Im Folgenden werden die Inhalte dieses Frameworks für die motorische Rehabilitation nach Schlaganfall zusammengefasst.

Übergreifendes Konzept: Die internationale Klassifikation der Funktionsfähigkeit, Behinderung und Gesundheit

Die Definition der motorischen Rehabilitation ist im Kontext der ICF zu verstehen (WHO, 2005).

- Im Bereich **Körperfunktionen** können nach einem Schlaganfall physiologische Funktionen von Körpersystemen beurteilt werden, wie beispielsweise Muskelkraft und -synergien, Koordination, Schmerz und Muskeltonus.
- Im Bereich der **Aktivität** kann die Ausführung von Aufgaben beurteilt werden, wie beispielsweise Greifen, Selbstversorgung, Mobilität und Gehen.
- Das primäre Ziel vieler Patientinnen und Patienten ist die Rückkehr zur Teilhabe an ihrem häuslichen Umfeld und ihren

Lebensrollen. Daher erfassen Assessments im Bereich der **Partizipation** die Beteiligung an alltäglichen Lebenssituationen wie Einkaufen und Arbeiten.
- Bei den **Umweltfaktoren** und **personbezogenen Faktoren** kann grundsätzlich zwischen Förderfaktoren und Barrieren differenziert werden.
- **Lebensqualität** ist kein originärer Aspekt der ICF, für Personen mit einem Schlaganfall aber von besonderer und umfassender Bedeutung. Lebensqualität ist die subjektive Wahrnehmung einer Person ihrer Stellung im Leben im Verhältnis zur Kultur und den Wertsystemen, in denen sie lebt, sowie in Bezug auf ihre Ziele, Erwartungen, Standards und Anliegen (WHO, 1998).

Bei der Anwendung der ICF in der Schlaganfallrehabilitation sollte beachtet werden, dass die Komponenten des ICF nicht linear miteinander verknüpft sind. So führt eine halbseitige Beinmuskelschwäche nicht unbedingt zu einer Einschränkung des Gehens oder der Teilhabe. Zudem stehen motorische Funktionen in engem Zusammenhang mit anderen Körperfunktionen wie Sensorik, Schmerz, Kognition, Stimmung und Fatigue und werden von diesen beeinflusst. Alle diese Funktionsaspekte müssen bei der motorischen Rehabilitation nach einem Schlaganfall berücksichtigt werden.

Motorische Erholung

Die 2. Komponente der Definition geht auf die Unterscheidung zwischen Verbesserungen in den frühen und späteren Phasen nach einem Schlaganfall ein, unter Berücksichtigung des normalen Verlaufs und der biologischen Variabilität der motorischen Erholung (➤ Abb. 21.1). Motorische Erholung bedeutet im Allgemeinen, dass Bewegungen oder Handlungen so ausgeführt werden, wie sie vor dem Schlaganfall ausgeführt wurden. Diese „echte Erholung" basiert wahrscheinlich auf spontanen biologischen Erholungsprozessen in den ersten Tagen und Wochen nach dem Schlaganfall. Diese spontane neurologische Erholung folgt bei den meisten Patientinnen und Patienten einem logistischen Muster, das innerhalb der ersten 10 Wochen nach dem Schlaganfall seinen Höhepunkt erreicht und unabhängig vom Alter der Person, der Art und dem Umfang der absolvierten Therapie ist.

Leider gibt es derzeit keine ausreichende Evidenz dafür, dass rehabilitative Therapien auf die biologischen Mechanismen einwirken, die für die Wiederherstellung des Verhaltens verantwortlich sind. Vielmehr scheinen therapiebedingte Verbesserungen hauptsächlich adaptiv zu sein, da Patientinnen und Patienten lernen, ihre Extremitäten optimal einzusetzen, um eine standardisierte Aufgabe zu bewältigen.

Der Begriff „Kompensation" umfasst die Ausführung von Bewegungen oder Aufgaben mit atypischen Bewegungsmustern auf Kosten der Bewegungsqualität oder die Ausführung von Aufgaben mit einer anderen Extremität. Es wird angenommen, dass Anpassung und Kompensation aus motorischen Lernprozessen resultieren, die nach einem Schlaganfall unbegrenzt andauern können.

Verbesserungen auf der Ebene der Aktivitäten resultieren aus einer Kombination von Verhaltensrestitution der beeinträchtigten Körperfunktionen sowie aus dem Erlernen des Umgangs mit verbleibenden Beeinträchtigungen durch kompensatorische Bewegungsstrategien. Diese Verhaltensrestitutionen erfolgen hauptsächlich in den ersten 10 Wochen nach dem Schlaganfall. Auf Grundlage dieser Evidenz beschreiben Kwakkel et al. (2023) die international zunehmend anerkannte Auffassung, dass „motorische Rehabilitationsmaßnahmen Patientinnen und Patienten vor allem dabei helfen zu lernen, ihre Leistung durch Anpassung und Kompensation zu optimieren, und zwar durch ein angemessen dosiertes, wiederholtes, zielorientiertes, progressives, aufgaben- und kontextspezifisches Training".

Assessment der motorischen Funktion und der Aktivität

Die 3. Komponente der Definition thematisiert die Verwendung von standardisierten motorischen Assessments und Prognoseinstrumenten. Die regelmäßige Durchführung von Assessments führt zu einem besseren Verständnis der motorischen Erholung nach einem Schlaganfall. Motorische Untersuchungen mit standardisierten Assessments werden frühzeitig in der 1. Woche nach dem Schlaganfall, nach 4 Wochen sowie nach 3 und 6 Monaten empfohlen.

Die Autorinnen und Autoren haben mehrere evidenz- und konsensbasierte Empfehlungen für motorische Assessments in der Schlagan-

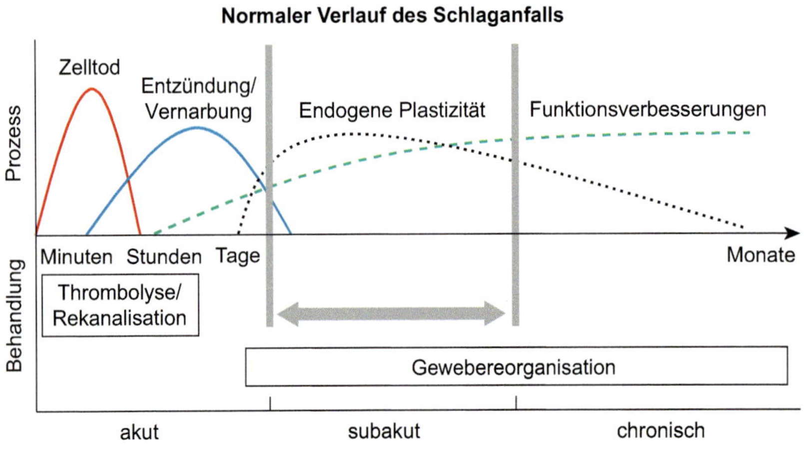

Abb. 21.1 Muster, Prozesse und Behandlungsmöglichkeiten nach einem Schlaganfall (adaptiert nach Dobkin et al. 2016; Kwakkel et al. 2023) [H439-001/L143]

Tab. 21.1 Aktuelle konsensusbasierte Empfehlungen für das motorische Assessment in der klinischen Versorgung von Personen mit einem Schlaganfall (gekürzte und modifizierte Darstellung einer Übersicht in Anlehnung an die Publikation von Kwakkel et al. 2023)

Fokus	Zeitpunkt nach dem Schlaganfall	Empfohlene Assessments
Obere Extremität (Quelle: CAULIN; Prange-Lasonder et al. 2021)	• Innerhalb der 1. Woche, Monat 3 und 6 und 12 • vor Entlassung oder Klinikwechsel • vor, während und nach einem Rehabilitationsprogramm	• Fugl-Meyer Assessment – obere Extremität • Action Research Arm Test
Motorische Untersuchung (Quelle: CORE Set; Pohl et al. 2020)	• Tag 1–3 • Tag 7 • Woche 2 • Woche 4 • Monat 3 und 6 und 12 • alle weiteren 6 Monate	• Fugl-Meyer Assessment • Action Research Arm Test • 10-Meter-Gehtest • Timed Up und Go Test • Berg Balance Scale • Stroke Impact Scale

fallrehabilitation gesammelt und ausgewertet; in ➤ Tab. 21.1 ist eine gekürzte Darstellung dieser Ergebnisse beschrieben (Pohl et al., 2020; Prange-Lasonder et al., 2021). In der klinischen Versorgung sollte die motorische Untersuchung mindestens vor und nach einem Rehabilitationsprogramm durchgeführt werden. Es sollten standardisierte Assessments mit guten psychometrischen Eigenschaften (Validität, Reliabilität, Veränderungssensitivität und Interpretierbarkeit) verwendet werden. Üblicherweise werden das Fugl-Meyer-Assessment, der Action Research Arm Test und der 10-Meter-Gehtest empfohlen.

Bei der Beurteilung der aktuellen Funktionsfähigkeit von Patientinnen und Patienten sollten alle Ebenen der ICF berücksichtigt werden. Fragebögen (sogenannte „patient-reported outcome measures“, PROMs), die von den Betroffenen und/oder ihren Angehörigen ausgefüllt werden, wird für die Beurteilung von Aktivitäten und Teilhabe eine besondere Bedeutung zugeschrieben. Die Ergebnisse der Assessments (also die „Testwerte“) sollten mit den Patientinnen und Patienten und ihren Bezugspersonen besprochen und interpretiert werden. Sie helfen bei der Abschätzung einer möglichen Prognose, der klinischen Entscheidungsfindung, der Zielsetzung und der Rehabilitationsplanung.

Bei Patientinnen und Patienten in der subakuten oder chronischen Phase nach einem Schlaganfall wird der Behandlungsplan von den Erwartungen der Gesundheitsfachperson an die motorische Erholung und das Ergebnis beeinflusst. Es ist daher wichtig, die Prognose möglichst gut abschätzen zu können. Für Patientinnen und Patienten mit initial moderaten oder schweren motorischen Beeinträchtigungen ist eine genaue Prognose besonders wichtig, leider aber auch am schwierigsten zu treffen. Die Verwendung von objektiven und evidenzbasierten Prognoseinstrumenten kann für die rehabilitative Zielsetzung und Therapiesteuerung genutzt werden.

Validierte Prognoseinstrumente (sogenannte „prediction tools“) kombinieren standardisierte Assessments und können für individuelle Patientinnen oder Patienten ein spezifisches Outcome zu einem bestimmten Zeitpunkt vorhersagen. Üblicherweise wird die Wahrscheinlichkeit für die Erreichung eines Aktivitäts-Outcomes vorhergesagt, z. B. für Armaktivitäten, die Gehfähigkeit oder die Selbstständigkeit in den Alltagsaktivitäten. Die Qualität und die damit verbundene Zuverlässigkeit der Prognosemodelle variiert.

Kwakkel et al. (2023) beschreiben 6 verschiedene Prognoseinstrumente für unterschiedliche Outcomes. Beispielsweise kann mit dem EPOS-Modell für die obere Extremität (Early Prediction of Functional Outcome after Stroke) die Wahrscheinlichkeit ausgedrückt werden, dass eine Person 3 Monate nach dem Schlaganfall mindestens 10/57 Punkten beim Action Research Arm Test erreichen wird, wenn sie in den ersten 2–10 Tagen nach dem Schlaganfall „etwas Fingerextension“ und eine „willentliche Aktivierung der Schulterabduktoren“ zeigt (Fugl-Meyer Assessment bzw. Motricity Index) (Nijland et al., 2010; Veerbeek et al., 2022).

Mit dem EPOS-Prognosemodell für die untere Extremität kann die Wahrscheinlichkeit für eine unabhängige Gehfähigkeit (Functional Ambulation Categories ≥ 4/5) 3 Monate nach Schlaganfall vorhergesagt werden (Veerbeek et al., 2011). Als Prädiktoren des Modells werden der „freie Sitz für 30 Sekunden“ und die „Kraft des hemiparetischen Beins“ (Trunk Control Test bzw. Motricity Index) im Zeitraum 3–10 Tage nach dem Ereignis genutzt.

Eine Bewertung der motorischen Funktion anhand von standardisierten Assessments innerhalb der ersten Tage nach dem Schlaganfall ist ein wesentliches Element der verfügbaren Prognoseinstrumente. Standardisierte Assessments sind die Grundlage einer wirksamen Rehabilitationsplanung und deren fortwährender Evaluation.

Interventionen der motorischen Rehabilitation

Die 4. Komponente der Definition stützt sich auf die Interventionen und Maßnahmen, die in aktuellen Leitlinien eine starke Empfehlung haben. Dafür haben die Autorinnen und Autoren 5 internationale, evidenzbasierte und qualitativ hochwertige Leitlinien für die Versorgung von Patientinnen und Patienten mit einem Schlaganfall gesucht und hinsichtlich ihrer Empfehlungen für die motorische Rehabilitation analysiert. Die Leitlinien wurden alle zwischen 2016 und 2022 publiziert und kommen aus den USA, Kanada, den Niederlanden, dem Vereinigten Königreich oder Australien/Neuseeland. Interventionen, die in mindestens 3 dieser Leitlinien eine starke Empfehlung erhielten, wurden im Artikel von Kwakkel et al. (2023) zusammengefasst. ➤ Tab. 21.2 zeigt eine gekürzte und modifizierte Darstellung der Leitlinienempfehlungen für die motorische Rehabilitation nach Schlaganfall, basierend auf externer Evidenz und internationalem Konsens.

Kwakkel und seine Kolleginnen und Kollegen weisen darauf hin, dass Leitlinien unter Berücksichtigung der aktuellen Evidenz ständig aktualisiert werden (Kwakkel et al., 2023). Daher ist es wichtig, grundsätzlich die aktuellen Leitlinien bzw. deren aktualisierte Versionen in klinische Entscheidungen miteinzubeziehen.

Tab. 21.2 Überblick über motorische Interventionen mit starken Empfehlungen in mindestens 3 internationalen Leitlinien, die zwischen 2016 und 2022 veröffentlicht wurden (gekürzte und modifizierte Darstellung einer Übersicht in Anlehnung an die Publikation von Kwakkel et al. 2023)

Bereich		Empfehlung
Zeitpunkt für die Durchführung der Rehabilitation	Beginn der Rehabilitation	Beginn der Mobilisation („Aktivität außerhalb des Bettes") innerhalb von 48 Stunden nach dem Schlaganfall, sofern nicht aus anderen Gründen kontraindiziert (z. B. palliative Versorgung).
	Frühzeitige begleitete Entlassung	Eine frühzeitige begleitete Entlassung sollte Patientinnen und Patienten mit leichter oder mittlerer Behinderung angeboten werden, sofern geeignete ambulante, koordinierte Versorgungsangebote verfügbar sind.
Allgemeine Prinzipien der motorischen Kontrolle und des motorischen Lernens	Intensität (Umfang der Rehabilitation)	Die Rehabilitation ist so strukturiert, dass sie so viele geplante Therapien (Ergo- und Physiotherapie) wie möglich bietet.
Interventionen für Funktionen und Aktivitäten der unteren Extremität, der posturalen Kontrolle und des Gehens (Mobilität)	Allgemeine Überlegungen	Patientinnen und Patienten sollten an einem Training teilnehmen, das sinnvoll, ansprechend, progressiv angepasst, intensiv, aufgabenspezifisch und zielgerichtet ist, um die Transferfähigkeit und Mobilität zu verbessern.
	Muskelschwäche	Progressives Krafttraining/Widerstandstraining zur Verbesserung des Kraftniveaus.
	Gleichgewicht	Gleichgewichtstraining.
	Gehen	Zirkeltraining in einer Gruppe (mit Schwerpunkt auf Overground-Gehübungen).
		Aufgaben- und zielorientiertes Training, das sich wiederholt und schrittweise anpasst wird.
		Übungen, die darauf abzielen, die aerobe Fitness und/oder Muskelkraft zu verbessern.
		Laufbandtraining mit oder ohne Körpergewichtsentlastung.
		Overground-Gehtraining kombiniert mit konventioneller Rehabilitation.
		Robotergestützte Bewegungstherapie in Kombination mit konventioneller Therapie.
		Knöchel-Fuß-Orthese (Fußheberorthese) zur Verbesserung des Gehens und des Gleichgewichts, vor dem langfristigen Einsatz evaluiert und individuell angepasst.
		Funktionelle Elektrostimulation.
Funktionen und Aktivitäten der oberen Extremität (Armaktivität)		(Modifizierte) CIMT-Therapy ("constraint-induced movement therapy").
		Bewegungsvorstellung (mentale Praxis) als Ergänzung zur konventionellen Therapie.
		Robotergestützte Bewegungstherapie als Ergänzung zur konventionellen Therapie.
		Neuromuskuläre Elektrostimulation als Ergänzung zur konventionellen Therapie.
Aktivitäten des täglichen Lebens (Teilhabeeinschränkungen)		Zu Hause lebende Personen mit nachgewiesenen Schwierigkeiten bei basalen oder instrumentellen ADL sollten eine spezifische Therapie von einer ausgebildeten Fachperson erhalten (z. B. aufgabenspezifische Übung und Training im Gebrauch geeigneter Hilfsmittel).

Anmerkung: Unter "overground walking practice" werden Gehübungen verstanden, die „in der Aktivität Gehen selbst" und auf alltäglichen Untergründen stattfinden und explizit nicht im Liegen oder Sitzen, auf dem Laufband, im Wasser oder auf anderen Geräten angeboten werden.

21.2.2 Wissenschaftliche Einordnung

Der Artikel von Kwakkel et al. (2023) liefert eine umfassende Definition der motorischen Rehabilitation nach Schlaganfall, für deren Anwendung in Lehre, Versorgung und Forschung ein Glossar und ein begleitendes Framework entwickelt wurden. Einige Aspekte sprechen für eine hohe Qualität und Vertrauenswürdigkeit der Ergebnisse. Die interprofessionelle Gruppe besteht aus renommierten, internationalen Expertinnen und Experten, die über eine ausgewiesene klinische und wissenschaftliche Erfahrung in der neurologischen Rehabilitation verfügen. Zudem wurden Patientinnen und Patienten und klinisch tätige Gesundheitsfachpersonen in den Entwicklungsprozess eingebunden. Die Arbeitsgruppe wurde von der ESO beauftragt und unterstützt, und die Konsentierung erfolgte strukturiert.

Die Ergebnisse basieren auf aktueller Evidenz und entstanden offensichtlich unabhängig von gängigen Behandlungskonzepten, „Therapieschulen" und sonstigen Interessen. In Deutschland etablierte Konzepte, wie beispielsweise Bobath, Vojta und propriozeptive neuromuskuläre Fazilitation (PNF), werden im evidenzbasierten Framework von Kwakkel et al. (2023) nicht erwähnt.

Die geringfügigen Limitationen dieser Studie haben wahrscheinlich keinen bedeutsamen Einfluss auf die Gültigkeit und Vertrauenswürdigkeit der Ergebnisse. Die Gruppe für das Konsensusverfahren bestand aus 16 Expertinnen und Experten. Es gibt Hinweise, dass mindestens 20 Personen nötig sind, um in solchen Konsensusverfahren (Delphi-Abstimmungen) verlässliche Ergebnisse zu erzielen (Jorm, 2015). Durch die Einbindung von mehr als 2 Patientinnen und Patienten hätten die Werte und Ansichten dieser Personengruppe möglicherweise einen stärkeren Einfluss auf die Ergebnisse gehabt bzw. zu anderen Ergebnissen geführt.

Eine formale Analyse der methodischen Qualität der Leitlinien und Studien, auf die sich die Empfehlungen beziehen, wurde nicht vorgenommen und hätte möglicherweise zu einer besseren Einschätzung der Ergebnisse führen können.

21.2.3 Praxistipp

Die Schlaganfallrehabilitation umfasst typischerweise folgenden zyklischen Prozess:

- Untersuchung/Assessment, um die Bedürfnisse der betroffenen Person zu identifizieren und zu quantifizieren;
- Zielsetzung, um realistische und erreichbare Ziele für Verbesserungen zu definieren;
- Intervention, um die Zielerreichung zu fördern; und
- Re-Assessment, um den Fortschritt anhand der vereinbarten Ziele zu bewerten (Langhorne et al., 2011).

Die von Kwakkel et al. (2023) entwickelte Definition der motorischen Rehabilitation nach Schlaganfall sowie das begleitende Framework geben eine aktuelle, evidenzbasierte, umfassende und praxisnahe Hilfestellung für alle Phasen dieses Prozesses. Das Glossar (s. oben) kann innerhalb der Physiotherapie und in der interprofessionellen Kommunikation genutzt werden, um Rehabilitationsmaßnamen zu planen, zu dokumentieren und zu evaluieren.

Für die physiotherapeutische Versorgung von Patientinnen und Patienten mit einem Schlaganfall ist es im Sinne der evidenzbasierten Praxis wichtig, dass die verantwortlichen Gesundheitsfachpersonen die Empfehlungen aus Leitlinien in ihren klinischen Entscheidungsprozessen und im praktischen Handeln berücksichtigen. Leitlinien und wissenschaftliche Erkenntnisse (externe Evidenz) werden in der klinischen Versorgung jedoch zu wenig berücksichtigt. So zeigt beispielsweise eine Untersuchung aus dem Jahr 2021, dass nur ca. die Hälfte der befragten Physiotherapeutinnen und Physiotherapeuten die S2e-Leitlinie „Rehabilitation der Mobilität nach Schlaganfall (ReMoS)" kennt (ReMoS Arbeitsgruppe et al., 2015; Scheffler et al., 2022). Der Umsetzungsgrad der einzelnen Therapieempfehlungen war noch geringer. Auch wenn die ReMoS-Leitlinie nicht mehr aktuell ist, bietet sie wertvolle Empfehlungen für die motorische Rehabilitation in deutscher Sprache (ReMoS Arbeitsgruppe et al., 2015).

Zudem sollten Physiotherapeutinnen und Physiotherapeuten grundsätzlich die aktuellen Leitlinien bzw. deren aktualisierte Versionen in klinische Entscheidungen miteinbeziehen. Die aktuellen Leitlinien des britischen National Institute for Health and Care Excellence (NICE) aus dem Jahr 2023 weisen beispielsweise auf die hohe Bedeutung der Fatigue nach Schlaganfall hin (Tang et al., 2024), die zu Beginn der Rehabilitation mit einem standardisierten Assessment erhoben werden sollte (z. B. Fatigue Severity Scale; Pfeffer, 2008).

Die ersten 10 Wochen nach dem Schlaganfall (subakute Phase) sind für die meisten Patientinnen und Patienten ein besonders kritisches Zeitfenster, in dem eine intensive motorische Therapie angeboten werden sollte. Diese Therapie fokussiert auf Funktionsverbesserungen durch Anpassung und Kompensation und basiert auf einem angemessen dosierten, wiederholten, zielorientierten, progressiven, aufgaben- und kontextspezifischen Training. Hinsichtlich der Intensität schlagen Kwakkel et al. vor, so viele motorische Therapien wie möglich anzubieten. Die aktuellen NICE-Leitlinien empfehlen mindestens 3 Stunden multiprofessionelle Therapien an 5 Tagen in der Woche, wobei mindestens 1–2 Stunden davon motorische Therapien sein sollten (Tang et al., 2024). Patientinnen und Patienten, die diesen Umfang an Therapien nicht absolvieren können oder wollen, sollten zumindest die nötigsten Therapien an 5 Tagen in der Woche angeboten werden.

Bedeutsame Funktionsverbesserungen in der chronischen Phase sind bei vielen Patientinnen und Patienten eher unwahrscheinlich, aber möglich. Entscheidend sind auch hier die oben genannten Trainingsprinzipien: Intensität, Repetition, Progression, Zielorientierung und Spezifität.

LITERATUR

Campbell, B. C. V. & Khatri, P. (2020) Stroke. Lancet, 396(10244), 129–142. Available from: https://doi.org/10.1016/S0140-6736(20)31179-X.

Dobkin BH, Carmichael ST. The specific requirements of neural repair trials for stroke. Neurorehabil Neural Repair 2016; 30: 470–478.

GBD 2016 Stroke Collaborators (2019) Global, regional, and national burden of stroke, 1990–2016: a systematic analysis for the Global Burden of Disease Study 2016. Lancet Neurology, 18(5), 439–458. Available from: https://doi.org/10.1016/S1474-4422(19)30034-1.

Jorm, A. F. (2015) Using the Delphi expert consensus method in mental health research. The Australian and New Zealand Journal of Psychiatry, 49(10), 887–897. Available from: https://doi.org/10.1177/0004867415600891.

Kwakkel, G., Stinear, C., Essers, B., Munoz-Novoa, M., Branscheidt, M. & Cabanas-Valdés, R. et al. (2023) Motor rehabilitation after stroke: European Stroke Organisation (ESO) consensus-based definition and guiding framework. European Stroke Journal, 23969873231191304. Available from: https://doi.org/10.1177/23969873231191304.

Langhorne, P., Bernhardt, J. & Kwakkel, G. (2011) Stroke rehabilitation. Lancet, 377(9778), 1693–1702. Available from: https://doi.org/10.1016/S0140-6736(11)60325-5.

Nijland, R. H. M., van Wegen, E. E. H., Harmeling-van der Wel, B. C. & Kwakkel, G. (2010) Presence of finger extension and shoulder abduction within 72 hours after stroke predicts functional recovery: early prediction of functional outcome after stroke: the EPOS cohort study. Stroke; a Journal of Cerebral Circulation, 41(4), 745–750. Available from: https://doi.org/10.1161/STROKEAHA.109.572065.

Norrving, B., Barrick, J., Davalos, A., Dichgans, M., Cordonnier, C. & Guekht, A. et al. (2018) Action Plan for Stroke in Europe 2018–2030. European Stroke Journal, 3(4), 309–336. Available from: https://doi.org/10.1177/2396987318808719.

Pfeffer, A. (2008) Einsatz bei Erschöpfung. physiopraxis, 6(10), 42–43.

Pohl, J., Held, J. P. O., Verheyden, G., Alt Murphy, M., Engelter, S. & Flöel, A. et al. (2020) Consensus-Based Core Set of Outcome Measures for Clinical Motor Rehabilitation After Stroke – A Delphi Study. Frontiers in neurology, 11. Available from: https://doi.org/10.3389/fneur.2020.00875.

Prange-Lasonder, G. B., Alt Murphy, M., Lamers, I., Hughes, A.-M., Buurke, J. H. & Feys, P. et al. (2021) European evidence-based recommendations for clinical assessment of upper limb in neurorehabilitation (CAULIN): data synthesis from systematic reviews, clinical practice guidelines and expert consensus. Journal of NeuroEngineering and Rehabilitation, 18(1), 162. Available from: https://doi.org/10.1186/s12984-021-00951-y.

ReMoS Arbeitsgruppe, Dohle, C., Quintern, J., Saal, S., Stephan, K. M. & Tholen, R. et al. (2015) S2e-Leitlinie Rehabilitation der Mobilität nach Schlaganfall (ReMoS). Neurol Rehabil, 21(7), 355–494.

Scheffler, B., Schimböck, F., Schöler, A., Rösner, K., Spallek, J. & Kopkow, C. (2022) Current physical therapy practice and implementation factors regarding the evidence-based 'Rehabilitation of Mobility after Stroke (ReMoS)' guideline in Germany: a cross-sectional online survey. BMC Neurology, 22(1), 284. Available from: https://doi.org/10.1186/s12883-022-02780-5.

Tang, E., Moran, N., Cadman, M., Hill, S., Sloan, C. & Warburton, E. (2024) Stroke rehabilitation in adults: summary of updated NICE guidance. BMJ, 384, q498. Available from: https://doi.org/10.1136/bmj.q498.

Veerbeek, J.M., Pohl, J., Luft, A.R. & Held, J.P.O. (2022) External validation and extension of the Early Prediction of Functional Outcome after Stroke (EPOS) prediction model for upper limb outcome 3 months after stroke. PloS One, 17(8), e0272777. Available from: https://doi.org/10.1371/journal.pone.0272777.
Veerbeek, J.M., van Wegen, E.E.H., Harmeling-van der Wel, B.C. & Kwakkel, G. (2011) Is accurate prediction of gait in nonambulatory stroke patients possible within 72 hours poststroke? The EPOS study. Neurorehabilitation and Neural Repair, 25(3), 268–274. Available from: https://doi.org/10.1177/1545968310384271.
Wafa, H.A., Wolfe, C.D.A., Emmett, E., Roth, G.A., Johnson, C.O. & Wang, Y. (2020) Burden of Stroke in Europe: Thirty-Year Projections of Incidence, Prevalence, Deaths, and Disability-Adjusted Life Years. Stroke, 51(8), 2418–2427. Available from: https://doi.org/10.1161/STROKEAHA.120.029606.
WHO (1998) WHOQOL user manual. WHO: Geneva.
WHO (2005) Internationale Klassifikation der Funktionsfähigkeit, Behinderung und Gesundheit: ICF. World Health Organization: Geneva.

KAPITEL

22 Gruppenbasiertes Zirkeltraining für Menschen nach Schlaganfall

Gudrun Diermayr, Maria Stadel, Andrea Greisberger, Marilena Marino

22.1 Einleitung

Für die Rehabilitation von Menschen nach Schlaganfall empfehlen nationale (Deutsche Gesellschaft für Allgemeinmedizin und Familienmedizin 2020; Dohle et al. 2015) und internationale Leitlinien (Royal Dutch Society for Physical Therapy 2014) Interventionen basierend auf Prinzipien des motorischen Lernens; z. B. hohe Wiederholungszahlen, aufgabenorientiertes Training oder Lernen durch Beobachtung. Eine Therapieform, die diese Prinzipien beinhaltet, ist das aufgabenorientierte Zirkeltraining in der Gruppe. Dieses ist definiert als eine Intervention, bei der Teilnehmende in einer Gruppenumgebung funktionelle und aktivitätsbezogene Aufgaben mit hohen Wiederholungszahlen unter Aufsicht von Physiotherapeuten und Physiotherapeutinnen in einem Verhältnis von 1 (Therapeut): 3 (Teilnehmende) trainieren (English et al. 2017). Eine Cochrane-Übersichtsarbeit untersuchte die Wirkung dieses Trainings auf die Mobilität von Menschen nach Schlaganfall.

Englisch C, Hillier SL, Lynch EA. Circuit class therapy for improving mobility after stroke. Cochrane Database Sys Rev. 2017;6(6):CD007513
https://doi.org/10.1002/14651858.CD007513.pub3

Abstract

Circuit class therapy for improving mobility after stroke

Hintergrund

Die Circuit-Class-Therapy (CCT) bietet Menschen nach einem Schlaganfall ein beaufsichtigtes Gruppenforum, in dem sie Übungen durchführen können, sodass mehr Zeit für das Training zur Verfügung steht, ohne dass mehr Personal benötigt wird. Es handelt sich um eine Aktualisierung der ursprünglichen, im Jahr 2010 veröffentlichten Studie.

Ziele

Untersuchung der Wirksamkeit und Sicherheit von CCT auf die Mobilität bei Erwachsenen mit Schlaganfall.

Literatursuche

Wir durchsuchten das Cochrane Stroke Group Trials Register (letzte Suche im Januar 2017), CENTRAL (the Cochrane Library, Ausgabe 12, 2016), MEDLINE (1950 bis Januar 2017), Embase (1980 bis Januar 2017), CINAHL (1982 bis Januar 2017) und 14 weitere elektronische Datenbanken (bis Januar 2017). Wir durchsuchten auch Tagungsberichte einschlägiger Konferenzen, Referenzlisten und unveröffentlichte Dissertationen, kontaktierten Autoren veröffentlichter Studien und andere Experten auf dem Gebiet und durchsuchten einschlägige klinische Studien und Forschungsregister.

Auswahlkriterien

Eingeschlossen wurden randomisierte kontrollierte Studien (RCTs), die Personen über 18 Jahre untersucht hatten, bei denen ein Schlaganfall jeglichen Schweregrades, in jedem Stadium oder in jeder Umgebung diagnostiziert wurde und die eine CCT erhielten.

Datenerhebung und -analyse

Die Review-Autoren wählten unabhängig voneinander Studien für die Aufnahme aus, bewerteten das Risiko von Verzerrungen in allen eingeschlossenen Studien und extrahierten die Daten.

Die wichtigsten Forschungsergebnisse

Wir haben 17 RCTs mit 1297 Teilnehmern einbezogen. Die Studienteilnehmer waren Schlaganfallüberlebende, die zu Hause lebten oder eine stationäre Rehabilitation erhielten. Die meisten konnten 10 Meter ohne Hilfe gehen. In 10 Studien (835 Teilnehmer) wurde die Gehfähigkeit gemessen – wie weit die Teilnehmer in 6 Minuten gehen konnten. Dabei zeigte sich, dass CCT der Vergleichsintervention überlegen war 6-Minuten-Gehtest (6-Minutes-Walk Test: mittlere Differenz [MD], fester Effekt 60,86 m, [95 %-KI 44,55–77,17, GRADE: mäßig). [Grading of Recommendations, Assessment, Development and Evaluation] In 8 Studien (744 Teilnehmer) wurde die Ganggeschwindigkeit gemessen, wobei sich auch hier die CCT im Vergleich zu anderen Maßnahmen als vorteilhaft erwies (MD 0,15 m/s, 95 %-KI 0,10–0,19, GRADE: mäßig). Beide Effekte werden als klinisch bedeutsam angesehen. Wir waren darüber hinaus in der Lage, auch andere Messungen zusammenzufassen, um die überlegene Wirkung von CCT für Aspekte des Gehens und des Gleichgewichts nachzuweisen (Timed Up and Go-Test: 5 Studien, 488 Teilnehmer, MD –3,62 Sekunden, 95 %-KI –6,09 bis –1,16; Activities of Balance Confidence-Skala: 2 Studien, 103 Teilnehmer, MD 7,76, 95 %-KI 0,66–14,87). Bei 2 anderen gepoolten Gleichgewichtsmessungen (Berg-Balance-Skala und Step-Test) konnten keine überlegenen Effekte nachgewiesen werden. Die unabhängige Mobilität, gemessen anhand der Stroke Impact Scale, der Functional Ambulation Classification und des Rivermead Mobility Index, verbesserte sich bei CCT-Interventionen ebenfalls stärker als bei anderen Maßnahmen. Die Reha-Aufenthaltsdauer zeigte einen nicht signifikanten Effekt zugunsten der CCT (2 Studien, 217 Teilnehmer, MD –16,35, 95 %-KI –37,69 bis 4,99). In 8 Studien (815 Teilnehmer) wurden unerwünschte Ereignisse (Stürze während der Therapie) nachgewiesen: Es zeigte sich ein nicht signifikanter Effekt eines höheren Sturzrisikos in der CCT-Gruppe (RD 0,03, 95 %-KI –0,02 bis 0,08, GRADE: sehr niedrig). Wie viel Zeit nach dem Schlaganfall vergangen war, hatte keinen Einfluss auf die positiven Ergebnisse, ebenso wenig wie die Qualität oder Größe der Studien. Die Heterogenität war im Allgemeinen gering; das Risiko einer Verzerrung war in den einzelnen Studien unterschiedlich hoch, wobei in mehreren Studien die Durchführung der Studie unzureichend beschrieben wurde.

Schlussfolgerungen der Autoren

Es gibt mäßige Belege dafür, dass CCT die Mobilität von Menschen nach einem Schlaganfall verbessern kann – sie können möglicherweise weiter und schneller gehen, sind unabhängiger und haben mehr Vertrauen in ihre Gleichgewichtsfähigkeit. Die Auswirkungen können zu einem späteren Zeitpunkt nach dem Schlaganfall stärker sein und sind von klinischer Bedeutung. Weitere qualitativ hochwertige Forschung ist erforderlich, die Lebensqualität, Teilhabe und das Kosten-Nutzen-Verhältnis untersucht, die CCT mit der Standardversorgung vergleicht und auch den Einfluss von Faktoren wie Schwere des Schlaganfalls und Alter mit einbezieht. Das potenzielle Risiko von Stürzen während der CCT muss überwacht werden.

22.2 Kommentar

22.2.1 Zusammenfassung

Die Übersichtsarbeit schloss 17 randomisiert kontrollierte Studien mit insgesamt 1297 Teilnehmenden ein. 13 Studien fanden im ambulanten Setting statt, und 10 der 17 Studien inkludierten Personen im chronischen Schlaganfallstadium. Es zeigte sich, dass Zirkeltraining in der Gruppe im Vergleich zu den Kontrollinterventionen zu Verbesserungen der Gehstrecke (6-Minuten-Gehtest) und Gehgeschwindigkeit (10-Meter-Gehtest) führt. Das Ausmaß der Verbesserung in beiden Variablen entspricht einer klinisch bedeutsamen Veränderung. Die Qualität der Evidenz für Gehstrecke und Gehgeschwindigkeit wurde als moderat eingestuft. Das Zirkeltraining zeigte im Vergleich zu den Kontrollinterventionen außerdem Verbesserungen aus der Perspektive der Teilnehmenden (sturzbezogene Selbstwirksamkeit anhand der Activities-Specific Balance Confidence Scale und Lebensqualität anhand der Stroke Impact Scale).

22.2.2 Praxistipp

2 Studien der Übersichtsarbeit untersuchten ein manualisiertes Zirkeltraining, das Programm „Fitness and Mobility Exercise" (FAME). FAME wurde von der kanadischen Physiotherapeutin und Wissenschaftlerin Janice Eng entwickelt und beinhaltet die 3 Hauptkomponenten aufgabenorientiertes Krafttraining, Balancetraining sowie Koordinations- und Fitnesstraining. Durchgeführt werden sollte das einstündige Training 3× pro Woche für insgesamt 3 Monate. Das FAME-Manual bietet umfassende Informationen zur praktischen Durchführung, u. a. zu Einschlusskriterien für die Teilnahme, Sicherheitsvorkehrungen, zur medizinischen Abklärung vor Übungsstart, zur Gestaltung des Zirkels und konkrete Übungsbeispiele. Das deutschsprachige Manual kann über die FAME-Website (https://fameexercise.com/) kostenlos angefordert werden.

Aktuell wird Zirkeltraining in der Gruppe in der ambulanten Physiotherapie in Deutschland kaum umgesetzt (Diermayr et al. 2023a; Scheffler et al. 2022). Dabei empfinden Menschen nach Schlaganfall das Üben in der Gruppe als wertvoll; außerdem werden sie durch die Beobachtung anderer Teilnehmenden für das eigene Training inspiriert (Bennett et al. 2016). In einem Pilotprojekt wurde FAME mit Anpassungen an das deutsche Gesundheitssystem in der Regelversorgung einer Physiotherapiepraxis umgesetzt (Diermayr et al. 2023b). Angepasst werden mussten die Anzahl der Trainingseinheiten pro Woche sowie die Trainingsdauer pro Trainingseinheit, außerdem wurden Studierende im Rahmen ihrer Praxisphase als Co-Instruktoren eingesetzt.

Das Pilotprojekt zeigte, dass FAME ohne Anschaffung zusätzlicher Materialien auch in einer kleinen ambulanten Physiotherapiepraxis umgesetzt werden kann (Diermayr et al. 2023b).

22.2.3 Wissenschaftliche Einordnung

Die Studienergebnisse von English und Kollegen spiegeln sich in den Empfehlungen einer aktuellen Synthese von 200 internationalen Schlaganfallleitlinien wider (Mead et al. 2023). Für eine optimale Rehabilitation wird darin „so viel wie möglich" funktionelles (aufgabenorientiertes) Training empfohlen. Konkret soll Zirkeltraining in der Gruppe eingesetzt werden, um die aktive Therapiezeit zu erhöhen (Mead et al. 2023). Programme wie FAME könnten damit einen wesentlichen Beitrag zu einer Optimierung der Therapiemenge leisten. Die Erfahrungen aus dem Pilotprojekt legen nahe, dass sich ein Zirkeltraining auch zur Förderung des eigenständigen Trainierens eignet. Weitere Untersuchungen sind hier notwendig.

Um die Umsetzung von gruppenbasierten Trainingsprogrammen in die Routinepraxis in Deutschland zu fördern, sind multizentrische, praxisorientierte Forschungsprojekte notwendig, die vor allem Barrieren auf Ebene des Gesundheitssystems wie die ärztliche Verordnung und auch auf der Ebene der Therapeuten und Therapeutinnen wie z. B. Einstellung und Wissen zu Training in der Gruppe adressieren.

TAKE HOME MESSAGE

Zirkeltraining in der Gruppe stellt eine wirksame Alternative zur Behandlung schlaganfallbedingter Mobilitätseinschränkungen im Einzelsetting dar. Das FAME-Programm als eine Form des Zirkeltrainings bietet über ein Manual konkrete Informationen zu Planung, Organisation und praktischer Durchführung an.

LITERATUR

Bennett, Leanne/Luker, Julie/English, Coralie/Hillier, Susan (2016). Stroke survivors' perspectives on two novel models of inpatient rehabilitation: seven-day a week individual therapy or five-day a week circuit class therapy. Disability and rehabilitation 38 (14), 1397–1406. https://doi.org/10.3109/09638288.2015.1103788.

Deutsche Gesellschaft für Allgemeinmedizin und Familienmedizin (2020). Schlaganfall. AWMF-Register_N. 053-011 DEGAM-Leitlinie Nr. 8. Berlin. Online verfügbar unter https://www.awmf.org/uploads/tx_szleitlinien/053-011l_S3_Schlaganfall_2021-03.pdf (abgerufen am 28.07.2022).

Diermayr, Gudrun/Greisberger, Andrea/Stadel, Maria/Garbade, Sven/Salbach, Nancy M. (2023a). Group-based circuit training to improve mobility after stroke: a cross-sectional survey of German and Austrian physical therapists in outpatient settings. NeuroRehabilitation 53 (1), 105–119. https://doi.org/10.3233/NRE-230010.

Diermayr, Gudrun/Stadel, Maria/Marino, Marilena/Dobrev, Ivo/Schmid, Luzie/Rudolph, Lisa (2023b). Aufgabenorientiertes Zirkeltraining für Menschen mit Schlaganfall: ein Pilotprojekt zur Implementierung. pt Zeitschrift für Physiotherapeuten 75 (4), 21–27.

Dohle, Christian/Quintem, Jochen/Saal, Susanne/Stephan, Martin/Tholen, Reina/Wittenberg, Heike (2015). Rehabilitation der Mobilität nach Schlaganfall (ReMoS). Neurol Rehabil 21 (7), 355–494. https://doi.org/10.14624/NR201509.001.

English, Coralie/Hillier, Susan L./Lynch, Elizabeth A. (2017). Circuit class therapy for improving mobility after stroke. The Cochrane database of systematic reviews 6, CD007513. https://doi.org/10.1002/14651858.CD007513.pub3.

Mead, Gillian E./Sposato, Luciano A./Sampaio Silva, Gisele/Yperzeele, Laetitia/Wu, Simiao/Kutlubaev, Mansur/Cheyne, Joshua/Wahab, Kolawole/Urrutia, Victor C./Sharma, Vijay K./Sylaja, P. N./Hill, Kelvin/Steiner, Thorsten/Liebeskind, David S./Rabinstein, Alejandro A. (2023). A systematic review and synthesis of global stroke guidelines on behalf of the World Stroke Organization. International journal of stroke : official journal of the International Stroke Society 18 (5), 499–531. https://doi.org/10.1177/17474930231156753.

Royal Dutch Society for Physical Therapy (2014). KNGF Clinical Practice Guideline for Physical Therapy in patients with stroke. Online verfügbar unter https://www.dsnr.nl/wp-content/uploads/2012/03/stroke_practice_guidelines_2014.pdf (abgerufen am 26.09.2022).

Scheffler, Bettina/Schimböck, Florian/Schöler, Almut/Rösner, Katrin/Spallek, Jacob/Kopkow, Christian (2022). Current physical therapy practice and implementation factors regarding the evidence-based 'Rehabilitation of Mobility after Stroke (ReMoS)' guideline in Germany: a cross-sectional online survey. BMC neurology 22 (1), 284. https://doi.org/10.1186/s12883-022-02780-5.

Bernhard Elsner

KAPITEL 23 Die Auswirkung der Rehabilitationszeit auf Aktivitätseinschränkungen und Beeinträchtigungen nach einem Schlaganfall

23.1 Einleitung

Dass eine körperliche Rehabilitation nach Schlaganfall den Krankheitsverlauf positiv beeinflusst, ist recht gut untersucht und wird in aktuellen Leitlinien auch empfohlen. Allerdings ist unklar, in welchem Umfang trainiert werden soll, um einen optimalen Nutzen zu erzielen. Diese systematische Übersichtsarbeit von Beth Clark und Kollegen aus Großbritannien widmete sich der Frage, inwiefern ein Mehr an Therapie nach Schlaganfall auch bessere klinische Ergebnisse hervorbringt. Ein weiteres Ziel war es, zu ermitteln, wie die Therapie nach Schlaganfall im Idealfall geplant werden müsste, um maximale Erfolge zu erzielen.

Clark B, Whitall J, Kwakkel G et al. The effect of time spent in rehabilitation on activity limitation and impairment after stroke. Cochrane Database Syxst Rev. 2021; 10(10):CD012612
https://doi.org/10.1002/14651858.cd012612.pub2

Abstract

The effect of time spent in rehabilitation on activity limitation and impairment after stroke

Hintergrund
Der Schlaganfall betrifft jedes Jahr Millionen von Menschen und ist eine der Hauptursachen für Behinderungen, was zu erheblichen finanziellen Belastungen und einer Verringerung der Lebensqualität führt. Die Rehabilitation nach einem Schlaganfall zielt darauf ab, die entstandene Behinderung zu verringern, indem sie die Wiederherstellung von entstandenen Beeinträchtigungen erleichtert und Aktivitäten oder Teilhabe ermöglicht. Ein Aspekt der Schlaganfallrehabilitation, der sich auf die Ergebnisse auswirken kann, ist die Zeit, die in der Rehabilitation verbracht wird, einschließlich der Gesamtzeit (in Minuten), der Häufigkeit (Tage pro Woche) und der Dauer (Zeitraum, über den die Rehabilitation durchgeführt wird). Die Auswirkungen der Rehabilitationszeit nach einem Schlaganfall sind in der Literatur ausführlich untersucht worden, aber die Ergebnisse sind widersprüchlich. Bisherige systematische Übersichtsarbeiten mit Metaanalysen enthielten Studien, die sich nicht nur im Umfang, sondern auch in der Art der Rehabilitation unterschieden.

Ziele
Bewertung des Effekts von
- mehr Zeit, die in einer gleichartigen Rehabilitation verbracht wird, auf das Ausmaß der Aktivitäten bei Menschen mit Schlaganfall;
- Unterschied in der Gesamtrehabilitationszeit (in Minuten) auf die Erholung der Aktivität bei Menschen mit Schlaganfall und
- des Rehabilitationsplans auf die Aktivität in Bezug auf:
  - durchschnittliche Zeit (in Minuten) pro Woche in der Rehabilitation,
  - Häufigkeit (Anzahl der Sitzungen pro Woche) der Rehabilitation und
  - Gesamtdauer der Rehabilitation.

Suchmethoden
Durchsucht wurden das Studienregister der Cochrane Stroke Group, CENTRAL, MEDLINE, Embase, 8 weitere Datenbanken und 5 Studienregister bis Juni 2021. Wir durchsuchten Referenzlisten identifizierter Studien, kontaktierten Schlüsselautoren und führten eine Referenzsuche mit der Web of Science Cited Reference Search durch.

Auswahlkriterien
Wir schlossen randomisierte kontrollierte Studien (RCTs) an Erwachsenen mit Schlaganfall ein, in denen verschiedene Zeitspannen > 0 Stunden verglichen wurden, die in der Rehabilitation verbracht wurden (jede nicht-pharmakologische, nicht-chirurgische Intervention, die darauf abzielt, die Aktivität nach einem Schlaganfall zu verbessern). Die Studien unterschieden sich zwischen Versuchs- und Kontrollbedingungen nur hinsichtlich der Dauer der Rehabilitation. Primärer Endpunkt waren Aktivitäten des täglichen Lebens (ADLs); sekundäre Endpunkte waren das Aktivitätsausmaß der oberen und unteren Extremitäten, motorische Beeinträchtigungen der oberen und unteren Extremitäten sowie schwerwiegende unerwünschte Ereignisse (SAE)/Tod.

Datenerhebung und -analyse
2 Review-Autoren überprüften unabhängig voneinander die Studien, extrahierten Daten, bewerteten die methodische Qualität mit dem Cochrane-RoB 2-Tool und bewerteten die Vertrauenswürdigkeit der Evidenz mit GRADE. Für kontinuierliche Ergebnisse mit verschiedenen Skalen berechneten wir die gepoolte standardisierte Mittelwertdifferenz (SMDs) und die 95 %-KI.

Wir drückten dichotome Ergebnisse als relative Risiken (RR) mit 95 %-KI aus.
Wichtigste Forschungsergebnisse
Die quantitative Synthese dieser Übersichtsarbeit umfasste 21 RCTs, die die analysierten Daten von 1412 Teilnehmern umfassten.
Die in der Rehabilitation verbrachte Zeit variierte zwischen den Studien. Die pro Woche zur Verfügung gestellte Gesamtzeit betrug 90–1288 Minuten. Die pro Woche für Rehabilitationsmaßnahmen zur Verfügung gestellte Anzahl der Tage betrug 3–7. Die Dauer der Rehabilitation betrug 2 Wochen bis 6 Monate.
13 Studien betrachteten die Rehabilitation der oberen Extremitäten, 5 die allgemeine Rehabilitation, 2 Arbeiten bewerteten das Mobilisierungstraining, und 1 Studie untersuchte das Training der unteren Extremität. 16 Studien untersuchten die Teilnehmer in den ersten 6 Monaten nach dem Schlaganfall; die restlichen 5 umfassten Maßnahmen, die mehr als 6 Monate nach dem Schlaganfall stattfanden. Der Vergleich des Schweregrads des Schlaganfalls oder des Grades der Beeinträchtigung war aufgrund von Variationen in der Datenerhebung nur begrenzt möglich.
Die Bewertung des Risikos für Verzerrungen (Bias) deutet darauf hin, dass es Probleme mit der methodischen Qualität der eingeschlossenen Studien gab. Es gab 76 Bewertungen des Biasrisikos auf Ergebnisebene: 15 mit niedrigem Risiko, 37 mit einigen Bedenken und 24 mit hohem Risiko.
Beim Vergleich von Gruppen, die unmittelbar nach der Intervention mehr Zeit versus weniger Zeit in der Rehabilitation verbrachten, fanden wir keinen Unterschied in der Rehabilitation für ADL-Endpunkte (SMD 0,13, 95 %-KI –0,02 bis 0,28; p = 0,09; I^2 = 7 %; 14 Studien, 864 Teilnehmer; sehr niedrige Vertrauenswürdigkeit der Evidenz), Aktivitätsmessungen der oberen Extremität (SMD 0,09, 95 %-KI –0,11 bis 0,29; p = 0,36; I^2 = 0 %; 12 Studien, 426 Teilnehmer; sehr niedrige Vertrauenswürdigkeit der Evidenz) und Aktivitätsmessungen der unteren Extremität (SMD 0,25, 95 %-KI –0,03 bis 0,53; p = 0,08; I^2 = 48 %; 5 Studien, 425 Teilnehmer; sehr niedrige Vertrauenswürdigkeit der Evidenz). Wir fanden einen Effekt zugunsten einer längeren Zeit in der Rehabilitation bei motorischen Beeinträchtigungen der oberen Extremität (SMD 0,32, 95 %-KI 0,06 bis 0,58; p = 0,01; I^2 = 10 %; 9 Studien, 287 Teilnehmer; niedrige Vertrauenswürdigkeit der Evidenz) und der unteren Extremität (SMD 0,71, 95 %-KI 0,15 bis 1,28; p = 0,01; 1 Studie, 51 Teilnehmer; sehr niedrige Vertrauenswürdigkeit der Evidenz). Es gab keine interventionsbezogenen SAEs. Eine längere Zeit in der Rehabilitation hatte keinen Einfluss auf das Risiko für SAE/Tod (RR 1,20, 95 %-KI 0,51 bis 2,85; p = 0,68; I^2 = 0 %; 2 Studien, 379 Teilnehmer; Evidenz von niedriger Vertrauenswürdigkeit), jedoch haben nur wenige Studien diese Endpunkte untersucht.
Vordefinierte Subgruppenanalysen, die Studien mit einem größeren Unterschied der Gesamtrehabilitationszeit zwischen Interventionsgruppen mit Studien mit einem kleineren Unterschied verglichen, ergaben umfangreichere Verbesserungen für Studien mit einem größeren Unterschied. Dies war statistisch signifikant für ADL-Endpunkte (p = 0,02) und Aktivitätsmessungen der oberen Extremität (p = 0,04), nicht jedoch für Aktivitätsmessungen der unteren Extremität (p = 0,41) oder motorische Beeinträchtigungen der oberen Extremität (p = 0,06).
Schlussfolgerungen der Autoren
Zusätzliche Zeit, die nach einem Schlaganfall in der gleichen Art von Rehabilitation verbracht wird, führt zu wenig bis gar keinem Unterschied bei sinnvollen Aktivitäten wie ADLs und Aktivitäten der oberen und unteren Extremität, jedoch zu einem kleinen Nutzen bei der motorischen Beeinträchtigung (niedrige bis sehr niedrige Vertrauenswürdigkeit der Evidenz für alle Befunde).
Wenn die Verlängerung der in der Rehabilitation verbrachten Zeit einen Schwellenwert überschreitet, kann dies zu verbesserten Ergebnissen führen.
Es gibt derzeit keine ausreichende Evidenz, um in der klinischen Praxis einen vorteilhaften täglichen Mindestumfang an Rehabilitationsmaßnahmen zu empfehlen. Die Ergebnisse dieser Untersuchung werden durch einen Mangel an Studien eingeschränkt, die einen signifikanten Unterschied im zusätzlichen Umfang an Rehabilitationsmaßnahmen zwischen Kontroll- und Interventionsgruppen aufweisen.
Große, gut konzipierte, qualitativ hochwertige RCTs, die die in allen Rehabilitationsaktivitäten (nicht nur den interventionellen) aufgewendete Zeit messen und eine große Differenz (mindestens 1000 Minuten) in der Dauer der Rehabilitation zwischen den Gruppen aufweisen, würden weitere Evidenz für den Effekt der in der Rehabilitation verbrachten Zeit liefern.

23.2 Kommentar

23.2.1 Zusammenfassung

Die Arbeit wurde nach den etablierten Kriterien des renommierten Cochrane-Netzwerks durchgeführt. Es wurden 12 Datenbanken durchsucht und dabei insgesamt 21 randomisierte kontrollierte Studien mit 1412 Teilnehmerinnen und Teilnehmern eingeschlossen. Hierbei zeigte sich, dass zusätzliche Therapiezeit zwar nicht zu einer Verbesserung der Alltagsaktivität, jedoch zu einer Verbesserung der funktionellen Einschränkung der oberen und unteren Extremität führte. Diese Verbesserungen waren umso deutlicher, je größer der Unterschied zwischen den Experimentalgruppen (viel Therapiezeit) und den Kontrollgruppen (wenig Therapiezeit) war. Dies spricht für einen Dosis-Wirkungs-Zusammenhang in Bezug auf die Funktion der oberen und unteren Extremität. Wo genau die Schwelle für eine wirksame Behandlung liegt, konnte aufgrund einer unzureichenden Studienlage nicht ermittelt werden.

23.2.2 Praxistipp

Das Sprichwort „Viel hilft viel!“ gilt auch in Bezug auf die Wiederherstellung der Arm- und Beinfunktion nach Schlaganfall. Die Frage nach dem genauen Schwellwert für „viel" – die ja weiterhin offen bleiben muss – könnte für die klinische Versorgung jedoch von nachrangiger Bedeutung sein: Solange Physiotherapeutinnen und -therapeuten jederzeit bestrebt sind, ihren Patientinnen und Patienten nach Schlaganfall ein intensives, hoch repetitives sowie aufgabenorientiertes und aufgabenspezifisches Training anzubieten und umzusetzen, dürfte eine der aktuellen Studienlage entsprechende, korrekte Dosierung der Intervention stattfinden. Dies ist umso bedeutsamer, als Interventionen in der Schlaganfallrehabilitation durch die Physiotherapie im Allgemeinen viel zu gering dosiert werden (Lang et al., 2009).

23.2.3 Wissenschaftliche Einordnung

Spätestens seit der viel beachteten Übersichtsarbeit von Janne Verbeek und Kollegen aus dem Jahr 2014 ist die Frage nach der genauen Dosierung und Ausgestaltung der Therapie nach Schlaganfall von großem Interesse (Veerbeek et al., 2014). Diese Arbeit legt nahe, dass intensives, hoch repetitives aufgabenorientiertes und aufgabenspezifisches Training in allen Phasen nach Schlaganfall wirksam ist. Allerdings konnte nicht abschließend geklärt werden, wie hoch genau die Therapie dosiert werden sollte. Diese Frage konnte auch die hier vorgestellte Übersichtsarbeit von Beth Clark und ihrem Team nicht klären, da die Studienlage dies derzeit noch nicht zulässt. Weitere Forschung sollte mindestens einen Kontrast von 1000 Minuten Summentherapiezeit zwischen Kontroll- und Experimentalgruppe beinhalten.

TAKE HOME MESSAGE

„Viel hilft viel" gilt auch für die Dosis der Schlaganfallrehabilitation. Allerdings bleibt unklar, ab wann man von „viel" spricht. Das ist aber für die Praxis nicht so relevant – solange man Menschen nach Schlaganfall ein intensives, hoch repetitives sowie aufgabenorientiertes und aufgabenspezifisches Training anbietet und dieses umsetzt.

LITERATUR

LANG, C. E., MACDONALD, J. R., REISMAN, D. S., BOYD, L., JACOBSON KIMBERLEY, T., SCHINDLER-IVENS, S. M., HORNBY, T. G., ROSS, S.A. & SCHEETS, P. L. 2009. Observation of amounts of movement practice provided during stroke rehabilitation. *Arch Phys Med Rehabil,* 90, 1692–8.

VEERBEEK, J. M., VAN WEGEN, E., VAN PEPPEN, R., VAN DER WEES, P. J., HENDRIKS, E., RIETBERG, M. & KWAKKEL, G. 2014. What is the evidence for physical therapy poststroke? A systematic review and meta-analysis. *PLoS One,* 9, e87987.

Sabine Lamprecht

KAPITEL 24

Hochintensives Intervalltraining (HIIT) versus moderates aerobes Training (AET) zur Verbesserung der Gangausdauer und -geschwindigkeit nach Schlaganfall

24.1 Einleitung

Der Schlaganfall gehört zu den häufigsten neurologischen Erkrankungen. Die Verbesserung der Gehfähigkeit steht bei vielen Betroffenen im Vordergrund. Zudem sind eine bestimmte Gangausdauer und Ganggeschwindigkeit entscheidend für die außerhäusliche Gehfähigkeit. Die Arbeit von Boyne et al. zeigt, wie effektiv es ist, Gehen durch gezieltes und intensiviertes Gangtraining zu behandeln.

Boyne P, Billinger SA, Reisman DS. Optimal intensity and duration of walking rehabilitation in patients with chronic stroke: A randomized clinical trial. JAMA Neurol. 2023;80(4):342–351.
https://doi.org/10.1001/jamaneurol.2023.0033

Abstract

Optimal intensity and duration of walking rehabilitation in patients with chronic stroke: A randomized clinical trial

https://doi.org/10.1001/jamaneurol.2023.0033

24.2 Kommentar

24.2.1 Zusammenfassung

In dieser wichtigen und gut strukturierten Arbeit wurde bei chronischen Schlaganfallpatientinnen und -patienten > 6 Monate nach dem Schlaganfall untersucht, wie sich die Intensität auch in Bezug auf die Gesamtdauer der Intervention auswirkt. Die eine Gruppe bekam moderates Gangtraining, das sogar in Art und Intensität der heutigen „Best-Practice-Behandlung“ entsprach, die andere Gruppe bekam Gangtraining in Form von High Intensity Intervall Training (HIIT). Die Studie zeigt klar, dass eine intensivere und länger dauernde Therapie (12 Wochen) in besseren Ergebnissen insbesondere in der Gangausdauer und Ganggeschwindigkeit resultiert.

24.2.2 Praxistipp

Wichtig für Physiotherapeutinnen und Physiotherapeuten ist diese Arbeit aus verschiedenen Gründen:

- Die Studie zeigt klar, dass ein gezieltes Gangtraining die Gangparameter entscheidend verbessern kann.
- Zudem wird fundiert dargestellt, dass zwar bei dem schon jetzt empfohlenen Training des Gehens gute Erfolge erzielt werden, diese jedoch noch weiter verbessert werden, wenn noch intensiver und länger trainiert wird. Gerade die Gangausdauer, aber auch die für die außerhäusliche Gehfähigkeit wichtige Ganggeschwindigkeit verbessern sich deutlich (Pohl et al., 2002; Perry et al. 1995).
- Es wird aufgezeigt, dass auch bei chronischen Schlaganfallpatientinnen und -patienten messbare Verbesserungen durch gezieltes, hochdosiertes und längerfristig gestaltetes Gangtraining erzielt werden können.
- Außerdem sollte diskutiert werden, wie lang auch die Patientinnen und Patienten mit chronischen Schlaganfallfolgen hochdosiert trainiert werden müssen, ob also 12 Wochen intensiviertes Training deutlich effektiver ist als beispielsweise 4 Wochen.

Wichtig für die Praxis

Es muss die Gehfähigkeit über ein intensives Gehen verbessert werden. Parameter wie die Anzahl der durchgeführten Schritte, spezifisches Training der Ganggeschwindigkeit und spezifisches Training der Gangausdauer sollten unbedingt eingesetzt werden. Bei dieser

Studie wird die Intensität bzw. die Erhörung der Intensität über die Herzfrequenz gesteuert.

Es ist unerlässlich, dass wir unsere Patientinnen und Patienten gezielt mehr fordern.

Die Arbeit zeigt einen ungefährlichen Ansatz zur Intensitätssteigerung durch ein Intervalltraining auf. Wir sollten ein intensiveres Gangtraining über einen längeren – 12 Wochen dauernden – Zeitraum durchführen.

Intervalltraining ist sicher. Natürlich müssen Nebenerkrankungen und Komorbiditäten beachtet werden.

Intensiveres, gezieltes Gangtraining mit höherer Herzfrequenz oder eben auch mit deutlich höherer Ganggeschwindigkeit und Belastung führt zu besseren Ergebnissen des Gehens im Sinne einer höheren Ganggeschwindigkeit und einer besseren Ausdauer.

Wichtig für Physiotherapeutinnen und Physiotherapeuten ist es zu wissen, dass eine außerhäusliche Gehfähigkeit einer Ganggeschwindigkeit von > 2,4 km/h, beispielsweise gemessen im 10-m-Gehtest, und einer Gangstrecke beim 6-Minuten-Gehtest von mindestens 300 m bedarf (Perry et al., 1995). Die Patientinnen und Patienten in der vorliegenden Studie zeigten bei der Ausdauer eine Range von 132–239 m gemessen im 6-Minuten-Gehtest. Also lagen die Ergebnisse aller Teilnehmenden noch unter der notwendigen Strecke von 300 m. Bei der Ganggeschwindigkeit zeigten die Betroffenen Geschwindigkeiten zwischen 1,11 km/h und 2,26 km/h. Auch hier gingen die Probanden für unabhängiges außerhäusliches Gehen in einer zu geringen Gehgeschwindigkeit. Nach dem intensivierten 12-wöchigen Training konnte eine maßgebliche Verbesserung bezüglich der notwendigen Parameter für außerhäusliche Gehfähigkeit und damit für eine Verbesserung der Lebensqualität erzielt werden.

Wir Physiotherapeutinnen und Physiotherapeuten können mit diesem Wissen unsere Patientinnen und Patienten noch individueller und spezifischer bezüglich Gangausdauer und Ganggeschwindigkeit und dadurch noch gezielter trainieren. Beispielsweise sollten wir die Ganggeschwindigkeit durch Laufbandtraining (wenn die Möglichkeit besteht) verbessern mit dem Fokus auf Gehtempo, speziell unter Einbeziehung eines Intervalltrainings.

Mit Betroffenen, die in erster Linie ein Ausdauerproblem aufweisen oder hier das größte Alltagsproblem beschreiben oder in den Zielwerten bei der Ausdauer am deutlichsten abweichen, sollte ein gezieltes Ausdauertraining – wieder mit Intervalltraining – durchgeführt werden. Insgesamt muss durch diese Arbeit erkannt werden, dass wir die Betroffenen mehr fordern sollten und unsere Therapie auch einer bestimmte Gesamtdauer bedarf, um möglichst effektiv zu sein.

Es wurde erwähnt, dass die eingeschlossenen Patientinnen und Patienten möglichst selbstständig und ohne personelle Hilfe gehfähig sein sollten. Dieser Ansatz sollte in der Gangrehabilitation generell angewendet werden, oder, um es deutlich zu sagen: Die Zeiten des Fazilitierens sind passé (Bender et al., 2023), wohingegen der Einsatz von Hilfsmitteln wie Orthesen und/oder Rollatoren mit Unterarmauflagen etc. für ein selbstständiges Gehen unbedingt empfehlenswert sind (Nikamp et al., 2019). Wie wichtig die Versorgung mit einer geeigneten Orthese ist, fand in der Studie bei den Einschlusskriterien Berücksichtigung.

Wir sollten uns auch als ambulant arbeitende Physiotherapeutinnen und -therapeuten daran erinnern, wie wichtig eine gezieltes Gangtraining, eine hohe Intensität, während der Therapieeinheit, die häufige Frequenz innerhalb einer Woche (mindestens 3× wöchentlich) und wie entscheidend die Gesamtdauer der Therapie mit 12 Wochen ist. Dieses Programm könnte in Deutschland häufig auch im Rahmen des Heilmittelkatalogs erbracht werden. Leider ist die Versorgungssituation und -praxis eine völlig andere aufgrund des fehlenden fachlichen Wissens von Therapeuten über die Verbesserung des Gehens durch gezieltes Gangtraining und aufgrund der fehlenden Ressourcen der verfügbaren Therapeutinnen und Therapeuten. Anders ausgedrückt werden leider heute noch – auch international – zu häufig andere Fähigkeiten geübt (beispielsweise Rumpfkräftigung oder Übungen auf der Bank), anstatt dass ein intensiviertes (HIIT) und gezieltes, 12-wöchiges Gangtraining durchgeführt wird (Kirker et.al., 2000).

24.2.3 Wissenschaftliche Einordnung

Diese Arbeit hat eine große Relevanz für weitere Studien im Bereich der Gangrehabilitation bei chronischen Schlaganfallpatientinnen und -patienten. Es sollten weitere Studien durchgeführt werden, die überprüfen, ob durch ein noch intensiveres Training in Bezug auf Häufigkeit pro Woche (beispielsweise mit 4–5× pro Woche) schnellere, frühere und deutlichere Ergebnisse erzielt werden könnten. Darüber hinaus wäre es interessant zu erfahren, ob ein gezieltes Ganggeschwindigkeitstraining oder ein Gangausdauertraining bei Subgruppen noch effektiver wäre.

Interessant war, dass bei dieser Arbeit die höhere Intensität mit schon empfohlener Best-Practice-Behandlung verglichen wurde und damit neue und wichtige Erkenntnisse gewonnen werden konnten. Des Weiteren wäre es ein Ziel, ein größeres Patientenkollektiv einzuschließen, um die Ergebnisse noch weiter zu untermauern. Ebenso könnte noch genauer auf die Fatigue geschaut werden und die Ergebnisse zur Ermüdung noch besser dargestellt werden. Interessant wäre auch zu untersuchen, wie Verbesserungen bei weniger gut gehfähigen Schlaganfallbetroffenen durch gezieltes und intensiviertes Gangtraining erzielt werden könnten (Mehrholz et al., 2020).

Sehr spannend war die Diskussion über die mögliche Begründung, wodurch die verbesserten Ergebnisse erzielt wurden:

„Das Fehlen signifikanter Unterschiede zwischen den Gruppen bei der Verbesserung der aeroben Kapazität deutet darauf hin, dass die größere Verbesserung der Gehkapazität durch HIIT im Vergleich zu MAT(moderatem Ausdauertraining) in erster Linie auf neuromotorische und nicht auf kardiopulmonale Anpassungen zurückzuführen sein könnte."

Das Intervall mit 30 Sekunden forcierten Geheinheiten und 30–60 Sekunden Pausen könnte auch noch durch deutlich höhere Geheinheiten adaptiert werden. Des Weiteren wäre interessant, in einer separaten Arbeit zu untersuchen, ob bei schlechteren Gangparametern ein Laufbandtraining mehr Effekt bringt und ob bei besser gehfähigen Pateinten eher ein Over-Ground-Training effektiv wäre, um die jeweiligen Vorteile des Laufbandtrainings bzw. des Over-Ground-Trainings oder auch des Gehtrainings außer Haus zu nutzen.

Zudem wäre, wie auch von den Autoren angemerkt, ein Follow-up erforderlich, um die nachhaltige Verbesserung des Trainings nachzuweisen. Hier könnte das Erreichen der Parameter für außerhäusliche Gehfähigkeit eine Rolle spielen, denn wenn die Betroffenen eine unabhängige außerhäusliche Gehfähigkeit erlangen, darf erwartet werden, dass sie zukünftig länger, weiter, mehr gehen und damit ihre Gehfähigkeit erhalten.

TAKE HOME MESSAGE

Für uns ist es klar, dass ein intensiveres Training effektiver ist und auch klinisch deutlichere Erfolge zeigt. Schon jetzt bieten wir intensivierte Therapie im ambulanten Setting (auch im Rahmen des Heilmittelkatalogs) an. Das bedeutet bis zu 5× pro Woche gezielte Therapie für bis zu 4 Stunden täglich, allerdings bisher normalerweise 4 Wochen lang. Diese Dauer sollte überdacht werden und ein längeres Training mit etwas geringerer Intensität durchgeführt werden.

LITERATUR

BENDER, A. 2023. Curriculum Neurorehabilitation der Deutschen Gesellschaft für Neurorehabilitation e.V. (DGNR). Hg. v. T. Mokrusch, A. Gorsler, C. Dohle, J. Liepert und C. Rollnik. Bad Honnef: Hippocampus Verlag. S. 53.

KIRKER, S.G., SIMPSON, D.S., JENNER, J.R., WING, A.M. 2000. Stepping before standing: hip muscle function in stepping and standing balance after stroke. In: Journal of neurology, neurosurgery, and psychiatry 68 (4), S. 458–464.

MEHRHOLZ, J., THOMAS, S., KUGLER, J., POHL, M., ELSNER, B. 2020. Electromechanical-assisted training for walking after stroke. In: The Cochrane database of systematic reviews 10 (10), CD006185.

NIKAMP, C., BUURKE, J., SCHAAKE, L., VAN DER PALEN, J.; RIETMAN, J., HERMENS, H. 2019. Effect of long-term use of ankle-foot orthoses on tibialis anterior muscle electromyography in patients with sub-acute stroke: A randomized controlled trial. In: Journal of rehabilitation medicine 51 (1), S. 11–17:.

PERRY, J., GARRETT, M.; GRONLEY, J.K.; MULROY, S.J. 1995. Classification of walking handicap in the stroke population. In: Stroke 26 (6), S. 982–989.

POHL M, MEHRHOLZ J, RITSCHEL C, RUCKRIEM S. Speed-dependent treadmill training in ambulatory hemiparetic stroke patients: a randomized controlled trial. Stroke 2002;33:553–58.

KAPITEL

25 Rumpftraining nach Schlaganfall

Thomas Platz

25.1 Einleitung

Schlaganfälle gehören in Europa und weltweit zu den häufigsten Ursachen für eine alltagsrelevante Behinderung (Brendes et al., 2024; GBD 2021 Nervous System Disorders Collaborators, 2024) bei steigender Tendenz der absoluten Anzahl Betroffener. Schlaganfallbedingte Behinderungen beeinträchtigen die Lebensqualität der Betroffenen auf verschiedene Weise, z. B. in Bezug auf Mobilität, kognitive Fähigkeiten und emotionales Wohlbefinden. Verschiedene Körperfunktionsstörungen („Impairments") verursachen Aktivitätslimitierungen und Teilhaberestriktionen. Grundsätzlich ist nach einem Schlaganfall eine zumindest partielle Restitution von Körperfunktionen möglich (Joy und Carmichael, 2021). Trainingsbasierte Therapie kann diesen funktionellen Wiederherstellungsprozess unterstützen und so zu einer Reduktion alltagsrelevanter Behinderungen beitragen.

Eine der Körperfunktionen, die durch einen Schlaganfall häufiger betroffen ist, ist die aktive Rumpfkontrolle. Sie ermöglicht es uns, entgegen der Schwerkraft aufrecht zu sitzen, den Rumpf und Körper frei zu bewegen und verschiedene Positionen einzunehmen, ohne das Gleichgewicht zu verlieren, und ist damit bei vielen Aktivitäten im Sitzen, aber auch im Stehen und Gehen relevant.

Der hier vorgestellte Cochrane Review untersucht die Frage, welche therapeutischen Effekte mit einem Rumpftraining nach Schlaganfall erreicht werden und in welchem Maß sich ein Rumpftraining positiv auf die Selbstständigkeit bei Verrichtungen des täglichen Lebens und die Lebensqualität der Betroffenen auswirkt.

Thijs L, Voets E, Denissen S et al. Trunk training for improving activities in people with stroke. Cochrane Database Syst Rev 2023; 9: CD013712. https://www.cochrane.org/CD013712/STROKE_trunk-training-improving-activities-people-stroke

Abstract

Trunk training for improving activities in people with stroke

Hintergrund

Ein Schlaganfall ist eine Erkrankung, die bei Erwachsenen häufig zu schweren Behinderungen und sogar zum Tod führen kann. Ein Schlaganfall hat erhebliche Auswirkungen auf verschiedene Aspekte der menschlichen Funktionsfähigkeit, einschließlich einer Einschränkungen der Bewegungsfähigkeit. Ein häufig zu beobachtendes Defizit nach einem Schlaganfall ist die eingeschränkte Funktion des Rumpfes. Diese Beeinträchtigung kann sich unter anderem durch eine reduzierte Beweglichkeit, ein eingeschränktes Sitzgleichgewicht, verspätete oder limitierte Reaktionen auf innere und äußere Störungen, reduzierte Muskelkraft und ein vermindertes Muskelaktivierungsmuster des Rumpfes auszeichnen. Sowohl die Bewegungen des Rumpfes als auch das Gleichgewicht beim Sitzen sind wichtig für die funktionelle Unabhängigkeit, d. h. die Fähigkeit, Aktivitäten des täglichen Lebens wie Anziehen, Essen und Körperpflege ohne Hilfe zu erledigen. Aufgrund der Funktionsfähigkeit des Rumpfes lassen sich das Ausmaß der Genesung und der Grad der Unabhängigkeit nach einem Schlaganfall weitgehend vorhersagen.
Das Rumpftraining zielt darauf ab, die Funktion des Rumpfes wiederherzustellen. Das Training des Rumpfes kann aus verschiedenen Elementen bestehen, z. B.: Krafttraining der Bauch- und Rückenmuskulatur, Übungen zur Verbesserung der Beweglichkeit des Rumpfes oder Verbesserung des seitlichen oder vorderen Gleichgewichts beim Sitzen, um das Sitzgleichgewicht zu verbessern.
Der Rumpf ist der Kern des Körpers; er bietet eine stabile Basis für die Kontrolle und die Bewegungen des Kopfes und der Extremitäten. Ein Training des Rumpfes kann sich nicht nur positiv auf die Funktion des Rumpfes auswirken, sondern auch auf andere Outcome-Parameter wie Aktivitäten des täglichen Lebens, Gleichgewicht im Stehen, Gehen und allgemeines Wohlbefinden.

Fragestellung der Studie

Wir wollten herausfinden, ob das Training des Rumpfes nach einem Schlaganfall die Aktivitäten des täglichen Lebens, die Rumpffunktion, das Gleichgewicht im Stehen, das Wohlbefinden und andere Outcome-Parameter verbessert.

Zeitpunkt der Suche

Wir haben 9 Datenbanken durchsucht; die Literaturverzeichnisse relevanter, bis zum 25. Oktober 2021 veröffentlichter Studien wurden von Hand durchsucht.

Methoden

Wir schlossen 68 Studien mit insgesamt 2585 Teilnehmern ein, bei denen die Probanden nach dem Zufallsprinzip in 2 oder mehr

Gruppen aufgeteilt wurden. In den Studien wurde das Training des Rumpfes mit anderen Therapien oder keiner Therapie nach einem Schlaganfall verglichen.

Die wichtigsten Ergebnisse

Wir haben festgestellt, dass ein Training des Rumpfes zu Verbesserungen bei den Aktivitäten des täglichen Lebens, der Rumpffunktion, dem Gleichgewicht im Stehen, dem funktionellen Gebrauch des betroffenen Arms und der betroffenen Hand, den Bewegungen der betroffenen unteren Extremität, der Gehfähigkeit und dem Wohlbefinden führen kann.

Evidenz

Die Evidenz der Nachweise war sehr gering bis gering.

Deutsche Zusammenfassung des Cochrane Reviews

(Quelle: https://www.cochrane.org/de/CD013712/STROKE_rumpftraining-zur-verbesserung-von-aktivitaten-fur-menschen-die-einen-schlaganfall-erlitten-haben)

Hintergrund

In früheren systematischen Übersichtsarbeiten und randomisierten kontrollierten Studien wurde die Wirkung von Rumpftraining nach einem Schlaganfall untersucht. Die Ergebnisse deuten darauf hin, dass Rumpftraining die Funktionsfähigkeit und Aktivität des Rumpfes oder die Ausführung einer Aufgabe oder Handlung bei den Betroffenen verbessert. Es ist jedoch unklar, wie sich das Rumpftraining auf die Aktivitäten des täglichen Lebens, die Lebensqualität und andere Zielgrößen auswirkt.

Zielsetzungen

Es sollen die Wirksamkeit des Rumpftrainings nach einem Schlaganfall auf die Aktivitäten des täglichen Lebens, die Rumpffunktion, die Arm-Hand-Funktion oder -Aktivität, das Gleichgewicht im Stehen, die Beinfunktion, die Gehfähigkeit und die Lebensqualität im Vergleich zu an die Behandlungsdosis angepasste und nicht angepasste Kontrollgruppen untersucht werden.

Suchstrategie

Wir durchsuchten das Cochrane Stroke Group Trials Register, CENTRAL, MEDLINE, Embase und 5 weitere Datenbanken bis zum 25. Oktober 2021. Um weitere relevante veröffentlichte, unveröffentlichte und laufende Studien zu ermitteln, durchsuchten wir Studienregister. Zusätzlich durchsuchten wir die Referenzlisten der eingeschlossenen Studien von Hand.

Auswahlkriterien

Wir wählten randomisierte, kontrollierte Studien aus, die Rumpftraining mit einer bezüglich der Behandlungsdosis nicht angepassten oder angepassten Kontrolltherapie verglichen und Erwachsene (ab 18 Jahre) mit einem ischämischen oder hämorrhagischen Schlaganfall einschlossen. Zu den Ergebnismessungen der Studien gehörten Aktivitäten des täglichen Lebens, Rumpffunktion, Arm-Hand-Funktion oder -Aktivität, Gleichgewicht im Stehen, Beinfunktion, Gehfähigkeit und Lebensqualität.

Datensammlung und -analyse

Die Autorinnen und Autoren des Reviews verwendeten methodische Cochrane-Standardverfahren.

Es wurden 2 Hauptanalysen durchgeführt. Die erste Analyse umfasste Studien, bei denen die Therapiedauer der Kontrollintervention nicht an die Therapiedauer der Versuchsgruppe angepasst war. Die zweite Analyse umfasste Studien, bei denen ein Vergleich mit einer bezüglich der Behandlungsdosis angepassten Kontrollintervention (gleiche Therapiedauer in der Kontroll- und in der Versuchsgruppe) durchgeführt wurde.

Hauptergebnisse

Wir schlossen 68 Studien mit insgesamt 2585 Teilnehmenden ein.

In der Analyse der bezüglich der Behandlungsdosis nicht-angepassten Gruppen (Zusammenfassung aller Studien mit unterschiedlicher Trainingsdauer in der experimentellen im Vergleich zur Kontrollgruppe) konnten wir feststellen, dass das Rumpftraining einen positiven Effekt auf Aktivitäten des täglichen Lebens hatte (standardisierte Mittelwertdifferenz, SMD 0,96; 95%-KI 0,69 bis 1,24; p< 0,001; 5 Studien; 283 Teilnehmende; sehr niedrige Vertrauenswürdigkeit der Evidenz), auf die Rumpffunktion (SMD 1,49, 95 %-KI 1,26 bis 1,71; p< 0,001; 14 Studien, 466 Teilnehmende; sehr niedrige Vertrauenswürdigkeit der Evidenz), Arm-Hand-Funktion (SMD 0,67, 95 %-KI 0,19 bis 1,15; p=0,006; 2 Studien, 74 Teilnehmende; niedrige Vertrauenswürdigkeit der Evidenz), Arm-Hand-Aktivität (SMD 0,84, 95 %-KI 0,009 bis 1,59; p=0,03; 1 Studie, 30 Teilnehmende; sehr geringe Vertrauenswürdigkeit der Evidenz), Gleichgewicht im Stehen (SMD 0,57, 95 %-KI 0,35 bis 0,79; p< 0,001; 11 Studien, 410 Teilnehmende; sehr geringe Vertrauenswürdigkeit der Evidenz), Beinfunktion (SMD 1,10, 95 %-KI 0,57 bis 1,63; p< 0,001; 1 Studie, 64 Teilnehmende; sehr geringe Vertrauenswürdigkeit der Evidenz), Gehfähigkeit (SMD 0,73, 95 %-KI 0,52 bis 0,94; p< 0,001; 11 Studien, 383 Teilnehmende; geringe Vertrauenswürdigkeit der Evidenz) und auf die Lebensqualität (SMD 0,50, 95 %-KI 0,11 bis 0,89; p=0,01; 2 Studien, 108 Teilnehmende; geringe Vertrauenswürdigkeit der Evidenz). Ein bezüglich der Behandlungsdosis nicht-angepasstes Rumpftraining führte zu keinem Unterschied in Bezug auf das Ergebnis schwerwiegender unerwünschter Ereignisse (Odds Ratio: 7,94, 95 %-KI 0,16 bis 400,89; 6 Studien, 201 Teilnehmende; sehr geringe Vertrauenswürdigkeit der Evidenz).

In der Analyse der bezüglich der Behandlungsdosis angepassten Gruppen (Zusammenfassung aller Studien mit gleicher Trainingsdauer in der experimentellen wie in der Kontrollgruppe) zeigte sich, dass das Rumpftraining einen positiven Effekt auf die Rumpffunktion hatte (SMD 1,03, 95 %-KI 0,91 bis 1,16; p< 0,001; 36 Studien, 1217 Teilnehmende; sehr geringe Vertrauenswürdigkeit der Evidenz), auf das Gleichgewicht im Stehen (SMD 1,00, 95 %-KI 0,86 bis 1,15; p< 0,001; 22 Studien, 917 Teilnehmende; sehr geringe Vertrauenswürdigkeit der Evidenz), die Beinfunktion (SMD 1,57, 95 %-KI 1,28 bis 1,87; p< 0,001; 4 Studien, 254 Teilnehmende; sehr geringe Vertrauenswürdigkeit der Evidenz), die Gehfähigkeit (SMD 0,69, 95 %-KI 0,51 bis 0,87; p< 0,001; 19 Studien, 535 Teilnehmende; geringe Vertrauenswürdigkeit der Evidenz) und Lebensqualität (SMD 0,70, 95 %-KI 0,29 bis 1,11; p< 0,001; 2 Studien, 111 Teilnehmende; geringe Vertrauenswürdigkeit der Evidenz), aber nicht auf Aktivitäten des täglichen Lebens (SMD 0,10; 95 %-KI –0,17 bis 0,37; p=0,48; 9 Studien; 229

Teilnehmende; sehr geringe Vertrauenswürdigkeit der Evidenz) und die Arm-Hand-Aktivität (SMD 0,76, 95 %-KI –0,18 bis 1,70; p=0,11; 1 Studie, 19 Teilnehmende; geringe Vertrauenswürdigkeit der Evidenz), die Arm-Hand-Beweglichkeit (SMD 0,17, 95 %-KI –0,21 bis 0,56; p=0,38; 3 Studien, 112 Teilnehmende; sehr geringe Vertrauenswürdigkeit der Evidenz). Auch hinsichtlich „schwerwiegender unerwünschter Ereignisse" (Odds Ratio, OR) ergab sich kein Unterschied: 7,39, 95 %-KI 0,15 bis 372,38; 10 Studien, 381 Teilnehmende; sehr geringe Vertrauenswürdigkeit der Evidenz.

Die „Zeit nach dem Schlaganfall" führte zu einem signifikanten Subgruppenunterschied für die Zielgröße Gleichgewicht im Stehen (p< 0,001) bei nicht dosisangepasster Therapie. In der Analyse der bezüglich der Behandlungsdosis nicht angepassten Gruppen hatten verschiedene Rumpftherapieansätze einen signifikanten Effekt auf die Aktivitäten des täglichen Lebens (< 0,001), die Rumpffunktion (p< 0,001) und das Gleichgewicht im Stehen (< 0,001).

Wenn die Teilnehmenden in beiden Gruppen eine dosisangepasste Therapie erhielten, zeigte die Analyse der Unterschiede zwischen den Untergruppen, dass die Rumpftherapie einen signifikanten Effekt auf Aktivitäten des täglichen Lebens (p=0,001), Rumpffunktion (p< 0,001), Arm-Hand-Aktivität (p< 0,001), Gleichgewicht im Stehen (p=0,002) und Beinfunktion (p=0,002) hatte. Für die dosisangepasste Therapie ergab die Subgruppenanalyse auch für die Zeit nach dem Schlaganfall einen signifikanten Unterschied für die Parameter Gleichgewicht im Stehen (p< 0,001), Gehfähigkeit (p=0,003) und Beinfunktion (p< 0,001), wobei die Zeit nach dem Schlaganfall den Effekt der Intervention signifikant veränderte.

In den eingeschlossenen Studien wurden überwiegend die Trainingsansätze Stabilität des Rumpfes (15 Studien), selektive Rumpfbewegungen (14 Studien) und Rumpftraining bei instabilem Untergrund (16 Studien) angewendet.

Schlussfolgerungen der Autoren

Es gibt Hinweise darauf, dass Rumpftraining als Teil der Rehabilitation Aktivitäten des täglichen Lebens, Rumpffunktion, Gleichgewicht im Stehen, Gehfähigkeit, Funktion der oberen und unteren Gliedmaßen und Lebensqualität bei Menschen nach einem Schlaganfall verbessert. Ein Training der Rumpfstabilität, selektiver Rumpfbewegungen und ein Rumpftraining bei instabilem Untergrund waren die in den eingeschlossenen Studien am häufigsten angewendeten Trainingsmethoden für den Rumpf. Wenn nur Studien mit geringem Verzerrungsrisiko berücksichtigt wurden, wurden die Ergebnisse meist bestätigt, je nach Endpunkt mit sehr geringer bis moderater Vertrauenswürdigkeit der Evidenz.

25.2 Kommentar

25.2.1 Zusammenfassung

In Bezug auf Effekte trainingsbasierter Therapie stellt sich immer die Frage, inwiefern die erzielten Effekte für das Training spezifisch sind oder eben auch unspezifisch im Rahmen eines (motorischen) Trainings erreicht werden können. Um zu klären, ob und welche spezifische Therapieform zur Erreichung einer Verbesserung der Zielsymptomatik, in diesem Review der Rumpfkontrolle, dient, sind die Vergleiche besonders informativ, die bei gleicher Therapiezeit Unterschiede in den Therapieeffekten zwischen den angewendeten Therapieformen nachweisen.

Das trifft in diesem Cochrane Review für die Analysen zu, die bezüglich der Behandlungsdosis angepasste Gruppen verglichen, also die Analysen aller Studien mit gleicher Trainingsdauer in der Experimental- wie in der Kontrollgruppe.

Die Betrachtung dieser Ergebnisse zeigt, dass ein spezifisches Training der Rumpfkontrolle im Vergleich zu Kontrollbehandlungen nebenwirkungsarm zu einer klinisch relevant besseren Rumpfkontrolle nach Schlaganfall führt (SMD 1,03, 95 %-KI 0,91–1,16, I^2 = 74 %; 36 Studien, 1217 Teilnehmende). Der spezifische Fokus auf die Rumpfkontrolle führte zu einem deutlich positiven Effekt auf diese Fähigkeit. Die Effektstärke kann nach konventionellen Maßstäben als klinisch relevant erachtet werden.

In den eingeschlossenen Studien wurden vor allem 3 Formen eines Trainings der Rumpfkontrolle untersucht:

- einerseits ein Rumpfstabilitätstraining unter Verwendung von isometrischer Kräftigung der Rumpfmuskulatur,
- zweitens das Trainieren selektiver Bewegungen des Rumpfes, wodurch eine Verbesserung der Bewegungskoordination erreicht werden sollte, sowie
- drittens ein Rumpfkontrolltraining auf instabilem Untergrund, also einer sich bewegenden oder instabilen Oberfläche, sodass die Kontrolle häufig angepasst werden musste.

Es kann geschlussfolgert werden, dass für diese Therapieansätze eine Wirksamkeit mit einem klinisch relevanten Effekt für die Rumpfkontrolle nach Schlaganfall nachgewiesen werden konnte. Wenn man sich die 3 Formen anschaut, so könnte man auch schlussfolgern, dass sie eine Art Stufenprogramm für ein Rumpftraining darstellen könnten.

Die Effekte auf die Rumpfkontrolle haben sich dann auch auf andere Funktionen positiv ausgewirkt. Nachgewiesen wurde dies im Cochrane Review für das Gleichgewicht im Stehen, für das Gehen einschließlich der Gehgeschwindigkeit und Belastbarkeit beim Gehen sowie für die Lebensqualität. Auch diese Aspekte sind von Bedeutung, denn sie weisen darauf hin, dass die verbesserte Rumpfkontrolle sich auch auf eine Verbesserung der Mobilität auswirkte und dies im Sinne der verbesserten Lebensqualität von den Betroffenen als relevant eingeschätzt wurde.

Wenn man nur die Vergleiche für die Studien heranzieht, die für die Experimental- und Kontrollgruppe die gleiche Trainingszeit verwendet hatten, dann ließen sich für das Rumpfkontrolltraining keine spezifischen Effekte auf die Selbstständigkeit bei den Verrichtungen des täglichen Lebens oder die Arm- und Handaktivitäten nachweisen. Dies ist insofern nicht verwunderlich, als hierfür spezifische andere Therapieverfahren zur Verfügung stehen.

25.2.2 Praxistipp

Wenn Menschen in der subakuten oder chronischen Phase nach einem Schlaganfall eine Störung der Rumpfkontrolle aufweisen, kann es empfohlen werden, ein spezifisches Training der Rumpfkontrolle in die rehabilitative Behandlung mit einzubeziehen. Je nach Schwerpunkt und individuellen Gegebenheiten kann dafür ein Rumpfstabilitätstraining mit isometrischer Kräftigung der Rumpfmuskulatur oder ein Training selektiver Bewegungen des Rumpfes, das auf eine Verbesserung der Bewegungskoordination des Rumpfes abzielt, oder ein Rumpfkontrolltraining auf instabilem Untergrund durchgeführt werden.

Wenn das primäre Behandlungsziel die Mobilität ist im Sinne von Stehen, Transfer und Gehen, dann sollten jedoch die Aktivitäten Stehen und Gehen bevorzugt Inhalte der Therapie sein, wie dies in den diesbezüglichen nationalen und internationalen Leitlinien empfohlen wird (Nelles et al., 2023; Stephan und Pérennou, 2021). Ein Training zur Verbesserung der Rumpfkontrolle wäre dabei entweder vorbereitend oder ergänzend zu integrieren.

25.2.3 Wissenschaftliche Einordnung

Das Risiko einer systematischen Verzerrung („Bias") war bei nicht wenigen Studien dieses systematischen Reviews als hoch oder unklar bewertet worden. Entsprechend ist es möglich, dass zukünftige Forschung unsere Einschätzung der Therapieeffekte und ihrer Stärken modifizieren wird. Die Sensitivitätsanalyse des Cochrane Reviews, das Studien mit hoher methodischer Qualität berücksichtigte, bestärkte jedoch wichtige Ergebnisse der Metaanalyse. Die Sensitivitätsanalysen des Cochrane Reviews, die Studien mit hohem Risiko für systematische Verzerrung („bias") ausschlossen, bestärkten jedoch wichtige Ergebnisse der Metaanalysen.

Die Therapieeffektstärken waren über die eingeschlossenen Studien hinweg heterogen. Diese Variabilität mag verschiedene Ursachen haben wie z. B. die klinischen Charakteristika der Studienpatientinnen und -patienten, die Unterschiedlichkeit der Therapieformen (wie oben bereits erwähnt) oder auch die unterschiedlichen Assessments, die zur Anwendung kamen.

Trotz dieser methodischen Einschränkungen können die Ergebnisse der Metaanalyse, wie oben ausgeführt (s. Praxistipp), für klinische Entscheidungen genutzt werden.

Wichtig für die klinische Praxis ist noch festzustellen, dass die meisten Studien, die hier eingeschlossen wurden, Patientinnen und Patienten in einem Zeitraum zwischen 2 Wochen und 3 Monaten nach ihrem Schlaganfall inkludiert haben. Entsprechend sind die Ergebnisse auf die unmittelbare Akutphase nicht übertragbar. Meist war das organisatorische Setting der berücksichtigten Studien eine stationäre Einrichtung. Die Ergebnisse des systematischen Reviews sind damit ggf. nicht 1:1 auf Therapiepraxen oder eine Behandlung in der Häuslichkeit übertragbar. Da für die Therapiedurchführung und die Ergebnisse jedoch nicht so sehr die Umgebungsfaktoren oder aufwendige Therapiegeräte eine Rolle gespielt haben sollten, wird angenommen, dass die Ergebnisse analog auch als auf den ambulanten Bereich übertragbar erachtet werden können.

TAKE HOME MESSAGE

Was bedeuten diese Erkenntnisse nun für meine Arbeit als Physiotherapeutin/ als Physiotherapeut in der Praxis?

- Für die physiotherapeutische Behandlung von Menschen, die in der subakuten oder chronischen Phase nach einem Schlaganfall eine Störung der Rumpfkontrolle aufweisen, kann empfohlen werden, ein spezifisches Training der Rumpfkontrolle in die rehabilitative Behandlung mit einzubeziehen.
- Wenn das primäre Behandlungsziel die Mobilität ist im Sinne von Stehen, Transfer und Gehen, dann sollten jedoch die Aktivitäten Stehen und Gehen bevorzugt Inhalte der Therapie sein. Ein Training zur Verbesserung der Rumpfkontrolle wäre dabei entweder vorbereitend oder ergänzend zu integrieren.

Wie setze ich dieses Wissen in der Praxis um?

- Je nach Schwerpunkt und individuellen Gegebenheiten kann für ein Training der Rumpfkontrolle
  - ein Rumpfstabilitätstraining mit isometrischer Kräftigung der Rumpfmuskulatur oder
  - ein Training selektiver Bewegungen des Rumpfes, das auf eine Verbesserung der Bewegungskoordination des Rumpfes abzielt, oder
  - ein Rumpfkontrolltraining auf instabilem Untergrund durchgeführt werden.

LITERATUR

Prendes CF, Rantner B, Hamwi T, Stana J, Feigin VL, Stavroulakis K, Tsilimparis N. GBD Collaborators Study Group. Burden of Stroke in Europe: An Analysis of the Global Burden of Disease Study Findings From 2010 to 2019. Stroke. 2024 Feb;55(2):432–442. doi: 10.1161/STROKEAHA.122.042022.

GBD 2021 Nervous System Disorders Collaborators. Global, regional, and national burden of disorders affecting the nervous system, 1990–2021: a systematic analysis for the Global Burden of Disease Study 2021. Lancet Neurol. 2024 Apr;23(4):344–381. doi: 10.1016/S1474-4422(24)00038-3. Epub 2024 Mar 14. Erratum in: Lancet Neurol. 2024 May;23(5):e9.

Joy, M.T., Carmichael. S.T. (2021). Encouraging an excitable brain state: mechanisms of brain repair in stroke. Nat Rev Neurosci. 22(1):38–53. doi: 10,1038/s41583-020-00396-7.

Nelles G., Platz T., Allert N., Brinkmann S., Dettmer C., Dohle C., Engel A., Eckhardt G., Elsner B., Fheodoroff K., Guggisberg A., Jahn K., Liepert J., Pucks-Faes E., Reichl S., Renner C., Steib S., Rehabilitation sensomotorischer Störungen, S2k-Leitlinie. (2023). In: Deutsche Gesellschaft für Neurologie (Hrsg.), Leitlinien für Diagnostik und Therapie in der Neurologie. Online: www.dgn.org/leitlinien (abgerufen am 22.02.2024).

Stephan, K.M., Pérennou, D. (2021). Mobility After Stroke: Relearning to Walk. In: Platz, T. (eds) Clinical Pathways in Stroke Rehabilitation. Springer, Cham. https://doi.org/10,1007/978-3-030-58505-1_8.

Thijs L, Voets E, Denissen S, Mehrholz J, Elsner B, Lemmens R, Verheyden GS. (2023). Trunk training following stroke. Cochrane Database Syst Rev.; 3(3):CD013712. doi: 10,1002/14651858.CD013712.pub2. PMID:36864008; PMCID: PMC9987175.

KAPITEL

26 Implementierung von Leitlinien in der Rehabilitation nach Schlaganfall

Bettina Scheffler

26.1 Einleitung

Die Rehabilitation nach einem Schlaganfall spielt eine entscheidende Rolle bei der Wiederherstellung von Funktionen und der Verbesserung der Lebensqualität von Betroffenen. Dabei ist die leitliniengestützte Versorgung ein wesentlicher Ansatz, um qualitativ hochwertige und evidenzbasierte Therapien zu gewährleisten. In diesem Kontext sind jedoch verschiedene Faktoren zu berücksichtigen, die die Umsetzung von Leitlinienempfehlungen beeinflussen können. Diese Einflussfaktoren reichen von individuellen Merkmalen der Patientinnen und Patienten über institutionelle Rahmenbedingungen bis hin zu gesundheitspolitischen Aspekten. Ein vertieftes Verständnis dieser Faktoren ist entscheidend, um die leitliniengestützte Rehabilitation nach einem Schlaganfall effektiver zu gestalten und die bestmöglichen Ergebnisse für die betroffenen Patientinnen und Patienten zu erzielen.

Cormican A, Hirani SP, McKeown E. Healthcare professionals' perceived barriers and facilitators of implementing clinical practice guidelines for stroke rehabilitation: A systematic review. Clin Rehabil 2023; 37 (5): 701–712.
https://journals.sagepub.com/doi/10.1177/02692155221141036

Abstract

Healthcare professionals' perceived barriers and facilitators of implementing clinical practice guidelines for stroke rehabilitation: A systematic review

Ziel

Ermittlung der von Gesundheitsfachkräften wahrgenommenen hemmenden und förderlichen Faktoren bei der Umsetzung von Leitlinien für die klinische Praxis in der Schlaganfallrehabilitation.

Datenquellen

CINAHL, MEDLINE, EMBASE, AMED, Cochrane Library, Academic Search Complete und Scopus wurden durchsucht. Weitere Arbeiten wurden durch händische Suche ermittelt.

Methodenanalyse

Die Überprüfung folgte dem PRISMA-Ansatz (Preferred Reporting Item for Systematic Reviews and Meta-Analysis), einem Protokoll für systematische Analysen. Eingeschlossen wurden alle empirischen Untersuchungen, die qualitative Daten zu den Faktoren lieferten, die aus Sicht der Gesundheitsfachkräfte die Umsetzung klinischer Leitlinien in der Schlaganfallrehabilitation beeinflussen. Ein Gutachter überprüfte alle Titel und Zusammenfassungen (n=669). Zwei weitere Gutachter überprüften unabhängig voneinander 30 % der Titel und Zusammenfassungen, gefolgt von den Volltexten(n=61). Die Qualität der Studien wurde mit dem Mixed-Methods-Appraisal-Tool bewertet.

Ergebnisse

Daten aus 10 qualitativen, 6 quantitativen und 6 Mixed-Methods-Studien, die zwischen 2000 und 2022 veröffentlicht wurden und an denen insgesamt 1576 Personen teilnahmen, wurden analysiert und mithilfe eines modifizierten thematischen Syntheseansatzes zusammengefasst. Die Mehrheit der Teilnehmer waren Therapeuten (n=1297) (Ergotherapeuten, Physiotherapeuten, Sprachtherapeuten). Organisatorische Faktoren (Zeitmangel, Ressourcen) sowie mangelnde Kenntnisse und Fähigkeiten der Gesundheitsfachkräfte waren die am häufigsten genannten hemmenden Faktoren für die Umsetzung der Leitlinie. Widersprüchliche Einstellungen und Überzeugungen in Bezug auf die Anwendbarkeit von Schlaganfallleitlinien in der realen klinischen Praxis und deren Evidenzbasis wurden berichtet. Organisatorische Unterstützung in Form von Schulungen, lokalen Protokollen, Leistungsmonitoring und Mitarbeiterführung wurden als förderlich empfunden.

Schlussfolgerung

Barrieren und förderliche Faktoren wurden auf verschiedenen Ebenen – Leitlinien, einzelnes Individuum, Team, Organisation – ermittelt und sind vielschichtig. Es ist notwendig, die wahrgenommenen hemmenden und förderlichen Faktoren in Maßnahmen zur praktischen Umsetzung zu überführen, um insbesondere Hemmnisse auf organisatorischer Ebene zu beseitigen.

26.2 Kommentar

26.2.1 Zusammenfassung

Die Zielsetzung dieser Studie bestand darin, die Barrieren und förderlichen Aspekte zu recherchieren, mit denen Angehörige der Gesundheitsfachberufe konfrontiert sind, wenn es um die Implementierung von Leitlinien in der Rehabilitation nach Schlaganfall geht. Hierbei wurden Daten aus verschiedenen Quellen analysiert, darunter 10 qualitative, 6 quantitative und 6 Mixed-Methods-Studien mit insgesamt 1576 Teilnehmenden, wobei der Großteil von ihnen unter anderem Physiotherapeutinnen und Physiotherapeuten waren.

Die identifizierten Faktoren erwiesen sich als äußerst vielschichtig und komplex. Insbesondere wurden häufig organisatorische Hindernisse sowie Aspekte, die die Kompetenzen der Mitarbeitenden betreffen, herausgearbeitet. Als förderliche Faktoren wurden organisatorische Unterstützung, Schulungsmaßnahmen und eine effektive Führungsstruktur gefunden. In ihren Schlussfolgerungen betonen die Autorinnen und Autoren die Dringlichkeit, die ausgemachten Einflussfaktoren zu berücksichtigen und diese, insbesondere auf organisatorischer Ebene, in konkrete Maßnahmen zur Implementierung zu überführen.

26.2.2 Praxistipp

Die interdisziplinäre Rehabilitation, basierend auf wissenschaftlichen Erkenntnissen, erweist sich als wertvoll im Hinblick auf verschiedene Zielsetzungen. Allerdings stoßen alle beteiligten Professionen auf vielschichtige Hindernisse bei deren Umsetzung. Leitlinien können ein bedeutsames Instrument darstellen, um den Transfer von Evidenz zu fördern, sofern entlang der Translationsachse bekannte Determinanten entsprechend berücksichtigt werden. Hierbei sollten Akteure auf allen Ebenen ihre Verantwortung wahrnehmen.

Ein Appell richtet sich an die Leitungen der Versorgungseinrichtungen. Gezielte Investitionen (beispielsweise in die akademische und berufliche Bildung der Mitarbeitenden) sowie Maßnahmen zur Stärkung einer evidenzbasierten Kultur im Unternehmen (beispielsweise Anpassung des Führungsstils, Implementierung von Mentoringprogrammen, Erstellung von Handlungsprotokollen, Durchführung von Audits), sollten getätigt werden. Mitarbeitende profitieren voneinander, wenn der Versuch unternommen wird, gewohnte Praktiken abzulegen. Gleichzeitig sollten gezielt wissenschaftsbasierte Fortbildungen angestrebt werden. Grundsätzlich muss die Implementierung von Evidenz in den Praxisalltag als kontinuierlicher Verbesserungsprozess verstanden werden, sodass eine nachhaltige Transformation möglich wird. Dies bedarf eines langfristigen Engagements aller Beteiligten. Allen voran müssen jedoch gesundheitspolitische Entscheidungstragende dafür sorgen, dass notwendige Ressourcen und eine entsprechende Infrastruktur bereitgestellt werden können.

26.2.3 Wissenschaftliche Einordnung

Es gibt eine Reihe an Studien, die sich mit den Determinanten der Implementierung auseinandersetzen. Eine dieser Studien, nämlich die hier beschriebene Arbeit von von Cormican et al. (2023), berücksichtigt die Multidisziplinarität sowie verschiedene Settings in der Versorgung von Patientinnen und Patienten nach Schlaganfall. Die Ergebnisse dieser Arbeit fügen sich in das Gesamtbild anderer Autorinnen und Autoren ein und verdeutlichen die Komplexität eines erfolgreichen Implementierungsprozesses (Correa et al., 2020; Paci et al., 2021).

Auch Forschende und an der Entwicklung von Leitlinien Beteiligte spielen eine verantwortungsvolle Rolle, um Veränderungen hin zu einer evidenzbasierten Praxis zu gestalten. Aus wissenschaftlicher Perspektive lässt sich ableiten, dass bei der Konzeption von Primärstudien bereits die zukünftige Implementierung potenzieller Ergebnisse berücksichtigt werden sollte. Beispielsweise sind repräsentative Stichproben erforderlich, um Effekte unter realen Bedingungen reproduzieren zu können.

Des Weiteren sollte der Aspekt der Implementierung auch in der Entwicklung von Leitlinien stärker berücksichtigt werden. Auch an dieser Stelle können Checklisten zur Bewertung und Leitlinien zur Berichterstattung, wie z. B. AGREE II oder das RIGHT Statement, eine Orientierung geben (Brouwers et al., 2016; Chen et al., 2017). Eine klare Struktur und hohe Qualität der Leitlinien, detaillierte Empfehlungen sowie konkrete Implementierungsmaßnahmen erleichtern ihre Anwendbarkeit. Zudem müssen die Disseminationswege an die Zielgruppen angepasst werden, beispielsweise durch die Bereitstellung von Pocketversionen. Durch die Veröffentlichung von Informationen in leicht verständlicher Sprache (Patientenversionen) können Laien aktiv in den Versorgungsprozess integriert und eine tatsächliche partizipative Entscheidungsfindung ermöglicht werden.

Jedoch bedarf es weiterer Untersuchungen zur Wirksamkeit der, basierend auf bekannten Einflussfaktoren, abgeleiteten Maßnahmen. Zwar sind häufig angewendete Implementierungsstrategien bekannt, jedoch sind deren Effekte oft gering und beruhen auf unsicherer Evidenz, nicht zuletzt aufgrund von kompromissbehafteten Studiendesigns (Cahill et al., 2020; Curran et al., 2012).

TAKE HOME MESSAGE

- Eine Vielzahl an Faktoren kann die Umsetzung von Leitlinienempfehlungen beeinflussen.
- Organisatorische Unterstützung, Schulungsmaßnahmen und eine effektive Führungsstruktur sind fördernde Faktoren für die Umsetzung von Leitlinienempfehlungen.
- Implementierung von Evidenz in den Praxisalltag muss als kontinuierlicher Verbesserungsprozess verstanden werden, sodass eine nachhaltige Transformation möglich wird.

LITERATUR

Brouwers, M.C., Kerkvliet, K., & Spithoff, K. (2016). The AGREE Reporting Checklist: a tool to improve reporting of clinical practice guidelines. *Bmj, 352*, i1152. https://doi.org/10.1136/bmj.i1152.

Cahill, L.S., Carey, L.M., Lannin, N.A., Turville, M., Neilson, C.L., Lynch, E.A., McKinstry, C.E., Han, J.X., & O'Connor, D. (2020). Implementation interventions to promote the uptake of evidence-based practices in stroke rehabilitation (Cochrane review) [with consumer summary]. *Cochrane Database of Systematic Reviews 2020;Issue 10.*

Chen, Y., Yang, K., Marušic, A., Qaseem, A., Meerpohl, J.J., Flottorp, S., Akl, E.A., Schünemann, H.J., Chan, E.S., Falck-Ytter, Y., Ahmed, F., Barber, S., Chen, C., Zhang, M., Xu, B., Tian, J., Song, F., Shang, H., Tang, K., Wang, Q., & Norris, S.L. (2017, Jan 17). A Reporting Tool for Practice Guidelines in Health Care: The RIGHT Statement. *Ann Intern Med, 166*(2), 128–132. https://doi.org/10.7326/m16-1565.

Correa, V.C., Lugo-Agudelo, L.H., Aguirre-Acevedo, D.C., Contreras, J.A.P., Borrero, A.M.P., Patiño-Lugo, D.F., & Valencia, D.A.C. (2020, Jun 29). Individual, health system, and contextual barriers and facilitators for the implementation of clinical practice guidelines: a systematic metareview. *Health Res Policy Syst, 18*(1), 74. https://doi.org/10.1186/s12961-020-00588-8.

Curran, G.M., Bauer, M., Mittman, B., Pyne, J.M., & Stetler, C. (2012, Mar). Effectiveness-implementation hybrid designs: combining elements of clinical effectiveness and implementation research to enhance public health impact. *Med Care, 50*(3), 217–226. https://doi.org/10.1097/MLR.0b013e3182408812.

Paci, M., Faedda, G., Ugolini, A., & Pellicciari, L. (2021, Jun 10). Barriers to Evidence-Based Practice Implementation in Physiotherapy: A Systematic Review and Meta-Analysis. *Int J Qual Health Care.* https://doi.org/10.1093/intqhc/mzab093.

KAPITEL

27

Marco Wurg

Spinale Stimulation zur Förderung der Motorik nach Schlaganfall

27.1 Einleitung

In der Rehabilitation gestörter Funktionen der oberen Extremität nach einem Schlaganfall ist eine Vielzahl von unterschiedlichen Interventionen verfügbar. Neben bimanuellen, kognitiven und geräteunterstützten Verfahren, teilweise in Kombination mit virtueller Realität, stehen auch verschiedene Verfahren der elektrischen Stimulation zur Verfügung (DGNR, 2020). Das Zielorgan ist dabei meist der läsionierte motorische Kortex oder die paretische Muskulatur. Powell et al. (2023) stellen mit ihrer Studie ein neues Stimulationsverfahren für die o. g. Zielpopulation vor.

Powell MP, Verma N, Sorensen E, Carranza E et al. Epidural stimulation of the cervical spinal cord for post-stroke upper-limb paresis. Nat Med. 2023;29(3):689–699. https://pubmed.ncbi.nlm.nih.gov/36807682/

Abstract

Epidural stimulation of the cervical spinal cord for post-stroke upper-limb paresis

Ein Schlaganfall kann die absteigenden Befehle aus motorischen kortikalen Bereichen zum Rückenmark unterbrechen, was zu dauerhaften motorischen Defiziten in Arm und Hand führen kann. Unterhalb der Läsion bleiben jedoch die spinalen Schaltkreise, die die Bewegung steuern, intakt und könnten durch neurotechnologische Apparaturen gezielt zur Wiederherstellung der Bewegung eingesetzt werden.

Wir berichten über die Ergebnisse von 2 Teilnehmern einer ersten Studie am Menschen, bei der die elektrische Stimulation zervikaler spinaler Schaltkreise zur Verbesserung der Arm- und Handmotorik bei chronischer Hemiparese nach Schlaganfall eingesetzt wurde (NCT04512690). Den Teilnehmern wurden für 29 Tage 2 lineare Ableitungen in den dorsolateralen Epiduralraum implantiert, die die Spinalwurzeln C3 bis Th1 ansteuerten, um die Erregung der Motoneuronen von Arm und Hand zu erhöhen.

Wir fanden heraus, dass die kontinuierliche Stimulation durch ausgewählte Kontakte die Kraft (z. B. Griffkraft +40 % [epidurale Rückenmarkstimulation/"spinal cord stimulation", SCS01] bzw. +108 % [SCS02]), die Kinematik (z. B. +30 % bis 40 % Geschwindigkeit) und die funktionellen Bewegungen verbesserte und die Teilnehmer dadurch in die Lage versetzte, Bewegungen auszuführen, die sie ohne Rückenmarkstimulation nicht durchführen konnten. Beide Teilnehmer behielten einige dieser Verbesserungen auch ohne Stimulation bei, und es wurden keine ernsthaften unerwünschten Ereignisse gemeldet.

Obwohl wir die Sicherheit und Wirksamkeit bei nur 2 Teilnehmern nicht abschließend beurteilen können, liefern unsere Daten vielversprechende, wenn auch vorläufige Hinweise darauf, dass die Rückenmarkstimulation sowohl ein unterstützendes als auch ein wiederherstellendes Verfahren für die Erholung der oberen Extremität nach einem Schlaganfall sein könnte.

27.2 Kommentar

27.2.1 Zusammenfassung

Powell et al. stellen die ersten Ergebnisse von 2 Patientinnen einer bis 2025 geplant laufenden, nicht kontrollierten Experimentalstudie vor. Ausgehend von dem läsionierten Kortex zeigten beide Patientinnen eine signifikante Schädigung des kortikospinalen Traktes und die daraus resultierende Parese der oberen Extremität. Beiden Patientinnen wurden zwei lineare Elektroden im dorsolateralen Epiduralraum mit Fokus auf die Spinalwurzeln C3 bis Th1 implantiert, um die Arm- und Handmotorneuronen zu stimulieren. Die Stimulation erfolgte über einen Zeitraum von 4 Wochen, und die Intensität wurde täglich so eingestellt, dass willentliche Bewegungen ermöglicht und passive Bewegungen ausgeschlossen wurden. Die jeweiligen Stimulationsfrequenzen wurden an die entsprechende Muskulatur angepasst. Veränderungen wurden jeweils täglich mittels einer umfangreichen Assessmentbatterie gemessen, welche isometrische Krafttestungen mittels Handdynamometer und Gelenkdrehmomenten, neuronale Rekrutierung mittels EMG-Ableitungen, funktionelle Synergismen mittels Roboter-unterstützter Reichbewegungen sowie funktionelle Fähigkeiten mittels Box and Block, Action Research Arm Test und Fugl-Meyer Assessment beinhaltete (➤ Abb. 27.1). Diese Messinstrumente wurde zudem auch für die Patientinnen angepasst als Intervention verwendet. Darüber hinaus erhielten die Patientinnen

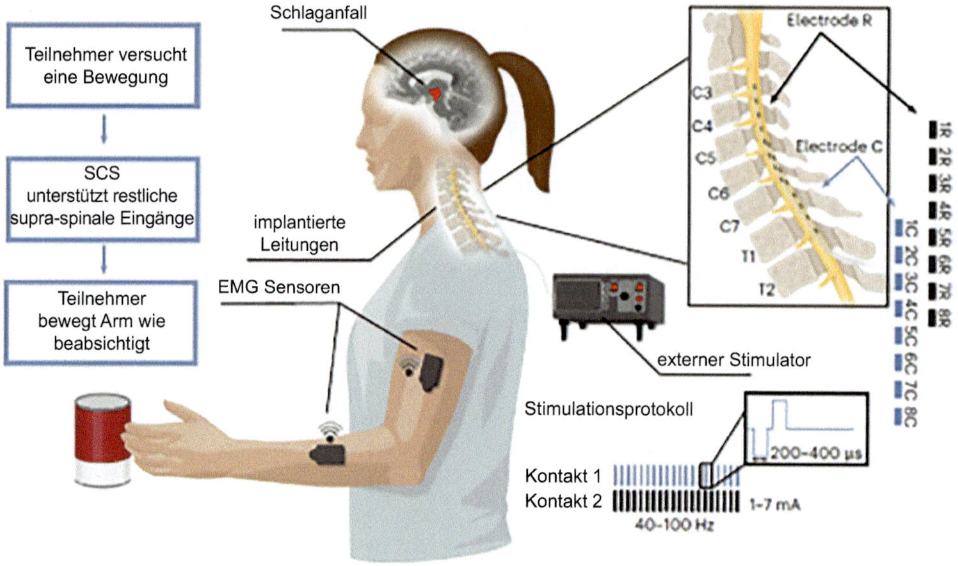

Abb. 27.1 Versuchsaufbau und Stimulations-Set-up. Während die Teilnehmerinnen eine motorische Aufgabe für die oberen Gliedmaßen ausführten, wurde drahtlos die elektromyografische (EMG)-Aktivität der Muskeln von Arm und Hand gemessen. [H284-002]

keine ergo- oder physiotherapeutischen Maßnahmen, um nur den unterstützenden Effekt der Stimulation zu messen.

Über den gesamten Zeitraum hinweg zeigten sich im EMG und auch in Roboter-unterstützten Reichbewegungen, unter der Stimulation, Aktivitäten der primären Muskulatur für diese Aufgabe, welche mit der Zeit zunehmend waren. Ebenso verbesserten sich die funktionellen Fähigkeiten unter Stimulation, welche zum Ende der vierten Woche auch ohne Stimulation erhalten blieben.

27.2.2 Praxistipp

Die Stimulation der motorischen Nervenwurzeln im dorsolateralen Epiduralraum zeigt einen Effekt zur Aktivierung motorischer Funktionen. Der Vergleich zwischen den Phasen mit und ohne spinale Stimulation zeigte vor allem bei den funktionellen (Reaching) Aufgaben, welche motorische Synergien erfordern, unterschiedliche motorische Rekrutierungen im EMG und somit auch differente Aktivierungsstrategien. Mittels gezielter Stimulation der motorischen Wurzeln wäre es möglich, alltagsorientierte therapeutische Interventionen zu trainieren, die ohne Stimulation umfangreiche kompensatorische synergistische Aktivitäten erfordern.

Untersuchungen mittels transkutaner Stimulationen der motorischen Wurzeln im zervikalen Bereich bei Patientinnen und Patienten mit einem kompletten Querschnitt zeigten eine nachhaltige Verbesserung der Greifkraft (Gad et al., 2018). Inanici et al. (2021) wiesen darüber hinaus nachhaltige Verbesserungen der Fingerbewegungen und der Handfunktionen nach intensivem Funktionstraining vor allem in Kombination mittels transkutaner Stimulationen nach.

Auf Grundlage der zur Verfügung stehenden Daten kann bislang noch keine Empfehlung zur Verwendung epiduraler oder transkutaner Stimulationen des Rückenmarks bei Schlaganfallpatientinnen und -patienten ausgesprochen werden.

27.2.3 Wissenschaftliche Einordnung

Der experimentellen Studie wohnen, aufgrund der geringen Anzahl von 2 Patientinnen, aufgrund ihrer Verallgemeinerbarkeit und Übertragbarkeit starke Limitationen inne, sie trägt aber zur Erweiterung der aktuellen neurophysiologischen Theorien bei. Abzuwarten sind die Ergebnisse der gesamten Studie von Powell et al.

Mit Blick auf die Ergebnisse der spinalen Stimulation bei anderen neurologischen Erkrankungen (Inanici et al., 2021, 2018), bei denen die kortikospinalen Bahnen läsioniert sind, scheint die Stimulation dieser Bahnen ein vielversprechender Ansatz zu sein (Hofstetter und Minassian, 2022), der auf Patientinnen und Patienten mit Schlaganfall übertragen werden könnte.

Kritisch anzumerken ist jedoch, dass bisherige Elektrostimulationsverfahren in Bezug zum Wiedererlangen funktioneller Fähigkeiten der oberen Extremität anderen Verfahren nicht überlegen oder erst in Kombination mit funktionellen Trainings wirksam sind (Pollock et al., 2014, Hao et al., 2013).

Nach kortikaler Läsion und somit Schädigung der dezendierenden Bahnen konnten erhöhte retikulospinale Aktivitäten nachgewiesen werden (Hammerbeck et al., 2021). Die spinale Stimulation könnte diese erhöhte Exzitabilität der spinalen Motoneurone unterstützen, um daraus motorische Funktionen zu initiieren.

TAKE HOME MESSAGE

- Die Stimulation spinaler Neurone könnte zukünftig ein weiterer Ansatz sein, um die motorischen Funktionen der oberen Extremität nach einem Schlaganfall zu verbessern.
- Die Ergebnisse der beschriebenen Studie sind aufgrund des experimentellen Status und der notwendigen Operation aktuell nicht auf die deutsche Versorgung übertragbar.
- Die spinale Stimulation motorischer Neurone sollte mit funktionellen aktiven Bewegungsinterventionen kombiniert werden.

LITERATUR

Deutsche Gesellschaft für Neurorehabilitation (DGNR). (2020). S3-Leitlinie Rehabilitative Therapie bei Armparese nach Schlaganfall. Version 2.0., Verfügbar unter: https://register.awmf.org/assets/guidelines/080-001l_S3_Rehabilitative_Therapie_bei_Armparese_nach_Schlaganfall_2020-07.pdf, Zugriff am 20.02.2024.

Powell, M.P., Verma, N., Sorensen, E., Carranza, E., Boos, A., Fields, D.P., Roy, S., Ensel, S., Barra, B., Balzer, J., Goldsmith, J., Friedlander, R.M., Wittenberg, G.F., Fisher, L.E., Krakauer, J.W., Gerszten, P.C., Pirondini, E., Weber, D.J., & Capogrosso, M. (2023). Epidural stimulation of the cervical spinal cord for post-stroke upper-limb paresis. Nature medicine, 29(3), 689–699. https://doi.org/10.1038/s41591-022-02202-6.

Gad, P., Lee, S., Terrafranca, N., Zhong, H., Turner, A., Gerasimenko, Y., & Edgerton, V.R. (2018). Non-Invasive Activation of Cervical Spinal Networks after Severe Paralysis. Journal of neurotrauma, 35(18), 2145–2158. https://doi.org/10.1089/neu.2017.5461Hammerbeck, U., Tyson, S.F., Samraj, P., Hollands, K., Krakauer, J.W., & Rothwell, J.;1; (2021). The Strength of the Corticospinal Tract Not the Reticulospinal Tract Determines Upper-Limb Impairment Level and Capacity for Skill-Acquisition in the Sub-Acute Post-Stroke Period. Neurorehabilitation and neural repair, 35(9), 812–822. https://doi.org/10.1177/15459683211028243.

Hao, Z., Wang, D., Zeng, Y., & Liu, M. (2013). Repetitive transcranial magnetic stimulation for improving function after stroke. The Cochrane database of systematic reviews, 2013(5), CD008862. https://doi.org/10.1002/14651858.CD008862.pub2.

Hammerbeck, U., Tyson, S.F., Samraj, P., Hollands, K., Krakauer, J.W., & Rothwell, J. (2021). The Strength of the Corticospinal Tract Not the Reticulospinal Tract Determines Upper-Limb Impairment Level and Capacity for Skill-Acquisition in the Sub-Acute Post-Stroke Period. Neurorehabilitation and neural repair, 35(9), 812–822. https://doi.org/10.1177/15459683211028243.

Hofstoetter, U.S., & Minassian, K. (2022). Transcutaneous Spinal Cord Stimulation: Advances in an Emerging Non-Invasive Strategy for Neuromodulation. Journal of clinical medicine, 11(13), 3836. https://doi.org/10.3390/jcm11133836.

Inanici, F., Brighton, L.N., Samejima, S., Hofstetter, C.P., & Moritz, C.T. (2021). Transcutaneous Spinal Cord Stimulation Restores Hand and Arm Function After Spinal Cord Injury. IEEE transactions on neural systems and rehabilitation engineering : a publication of the IEEE Engineering in Medicine and Biology Society, 29, 310–319. https://doi.org/10.1109/TNSRE.2021.3049133.

Inanici, F., Samejima, S., Gad, P., Edgerton, V.R., Hofstetter, C.P., & Moritz, C.T. (2018). Transcutaneous Electrical Spinal Stimulation Promotes Long-Term Recovery of Upper Extremity Function in Chronic Tetraplegia. IEEE transactions on neural systems and rehabilitation engineering : a publication of the IEEE Engineering in Medicine and Biology Society, 26(6), 1272–1278. https://doi.org/10.1109/TNSRE.2018.2834339.

Pollock, A., Farmer, S.E., Brady, M.C., Langhorne, P., Mead, G.E., Mehrholz, J., & van Wijck, F. (2014). Interventions for improving upper limb function after stroke. The Cochrane database of systematic reviews, 2014(11), CD010820. https://doi.org/10.1002/14651858.CD010820.pub2.

KAPITEL

28 Die Rolle der Selbsteinschätzung in der Neurorehabilitation

Volker Völzke

28.1 Einleitung

Die Herstellung bzw. Verbesserung der Selbsteinschätzung (engl. „awareness of deficit“) ist ein zentraler Bestandteil des neurorehabilitativen Handelns bei Kindern, Jugendlichen und Erwachsenen (Lidzba et al., 2019; Gauggel, 2018; Thöne-Otto, 2018; Winson et al., 2017; Prigatano, 1999). Insbesondere nach akut erworbenen Hirnschädigungen – Schädel-Hirn-Trauma (SHT), intrazerebraler Blutung [ICB], Insult etc. – stellen sie eine Herausforderung für das Behandlungsteam dar.

In der Selbsteinschätzung der Betroffenen, aber auch in der Wahrnehmung von Eltern und Angehörigen ist die Wahrnehmung motorischer Einschränkungen (Lähmung etc.) oder kommunikativer Einschränkungen (Aphasie etc.) oft einfacher (s. u.) als die Einschätzung eher subtiler kognitiver oder affektiver Limitationen. Dem multiprofessionellen Behandlungsteam kommt hier in jeder Phase der Therapie eine entscheidende Aufgabe zu. Neben der Funktionsverbesserung im eigenen Fachbereich ist das Hinführen zu einer „adäquaten“ Selbsteinschätzung im Rahmen einer therapeutischen Allianz (Völzke, 2021) im ganzheitlichen Sinne bedeutsam. Die adäquate Selbsteinschätzung ist die Voraussetzung für eine erfolgreiche schulische, berufliche und soziale Teilhabe (Gauggel, 2018). Je nach Assessment variieren bisher Aussagen von Kindern/Jugendlichen und Fremdeinschätzungen der Eltern auch in Abhängigkeit vom zeitlichen Abstand zum Trauma.

Ein bedeutsamer Baustein der Neurorehabilitation ist die grundsätzliche und optimalerweise systematische Erfassung der Selbsteinschätzung. Die vorliegende Studie validiert ein entsprechendes Instrument für die Altersgruppe der Kinder und Jugendlichen. Die Entwicklung der Selbsteinschätzung bzw. Metakognitionen gehört zu den Entwicklungsaufgaben bzw. Meilensteinen der Entwicklung gesunder Kinder und Erwachsener (Lidzba et al., 2019).

Lloyd O, Ownsworth T, Zimmer-Gembeck MJ et al. Measuring domain-specific deficits in self-awareness in children and adolescents with acquired brain injury: Component analysis of the Paediatric Awareness Questionnaire. Neurophysiol Rehab J. 2021; 12: 1814–1834.
https://pubmed.ncbi.nlm.nih.gov/33980136/

Abstract

Measuring domain-specific deficits in self-awareness in children and adolescents with acquired brain injury: Component analysis of the Paediatric Awareness Questionnaire

Es wurde festgestellt, dass die Selbstwahrnehmung bei Erwachsenen mit erworbenen Hirnverletzungen („acquired brain injury“, ABI) in verschiedenen Funktionsbereichen variiert; die bereichsspezifische Selbstwahrnehmung nach pädiatrischer ABI wurde jedoch noch nicht untersucht. Ziele dieser Studie waren die Validierung des Paediatric Awareness Questionnaire (PAQ) als bereichsübergreifende Messung der Selbstwahrnehmung und die Untersuchung der bereichsspezifischen Selbstwahrnehmung bei Kindern mit ABI.

197 Kinder und Jugendliche (8–16 Jahre, M= 12,44, SD= 2,62) mit Schädel-Hirn-Verletzung unterschiedlicher Ursachen (70 % mit traumatischen Hirnverletzungen) und ihre Eltern (n= 197) wurden durch aufeinanderfolgende Rehabilitationstermine rekrutiert und füllten den PAQ aus. Die 37 Items der Stammversion des PAQ wurden einer Hauptkomponentenanalyse mit Varimax-Rotation unterzogen. Eine 5-Komponenten-Lösung (29 Items) erklärte 64 % der Varianz in den PAQ-Items. Die Komponenten zeigten 5 Bereiche der Selbstwahrnehmung: sozio-emotionale Funktionen, Aktivitäten des täglichen Lebens (ADLs), Kognition, körperliche Funktionen und Kommunikation. Die interne Konsistenz der Komponenten reichte von akzeptabel bis ausgezeichnet ($\alpha = 0{,}70–0{,}95$).

Die Analyse ergab, dass die Kinder eine schlechtere Selbstwahrnehmung hinsichtlich ihrer kognitiven Fähigkeiten hatten als ihrer sozio-emotionalen Fähigkeiten, ihrer ADLs und ihrer Kommunikationsfähigkeiten. Insgesamt lassen sich 5 Komponenten (d. h. funktionale Bereiche) der Selbstwahrnehmung identifizieren, und es gibt Anhaltspunkte dafür, dass die Selbstwahrnehmung nach einer Schädel-Hirn-Verletzung bei pädiatrischen Patienten in den verschiedenen Bereichen variiert.

28.2 Kommentar

28.2.1 Zusammenfassung

Die australische Autorengruppe nutzt einen Fragebogen (Paediatric Awareness Questionaire; PAQ) zur Erfassung der Selbsteinschätzung der Folgen einer erworbenen Hirnschädigung bei Kindern und Jugendlichen und deren Eltern. Ziel war es, den Fragebogen hinsichtlich der domänenspezifischen Erfassung von „Awareness" zu validieren. Kinder und Jugendliche im Alter von 8–16 Jahren bzw. deren Eltern beantworteten den ursprünglich aus 37 Items bestehenden Fragebogen. In die Studie integriert wurden nur Kinder und Jugendliche mit ausreichendem kognitivem Status, die medizinisch stabil waren. Ausgeschlossen wurden Betroffene mit psychischen Vorerkrankungen und sonstigen beeinflussenden Problemen. 8 Fragebögen von Kindern/Jugendlichen bzw. Eltern wurden wegen fehlender Antworten aus der Auswertung ausgeschlossen.

Alle Kinder, Jugendlichen bzw. Familien wurden ambulant in Brisbane (Australien) betreut. Aus einer Stichprobe von 357 Kindern und Jugendlichen nach Schädel-Hirn-Trauma konnten 139 Datensätze ausgewertet werden. Parallel wurden Datensätze von ursprünglich 138 Kindern/Jugendlichen nach Schlaganfall, Tumoroperation, Entzündung oder Hypoxie ausgewertet. 60 Datensätze konnten in die finale Auswertung eingeschlossen werden.

In einem statistischen Verfahren wurden 5 Komponenten identifiziert (sozial-emotionale Kompetenz, ADL, kognitive Fähigkeiten, physische Fähigkeiten und kommunikative Fähigkeiten).

In der Detailanalyse zeigte sich überraschend kein Unterschied bei den Kindern/Jugendliche zwischen der Selbsteinschätzung physischer und interpersonaler Kompetenz. Bei Erwachsenen, aber auch in der bisherigen Literatur zu Kindern und Jugendlichen zeigte sich ein entsprechender Unterschied.

Des Weiteren fand sich eine schlechtere Selbsteinschätzung hinsichtlich kognitiver Fähigkeiten gegenüber sozial-emotionaler Kompetenz, ADL und kommunikativer Fähigkeiten.

Auch jüngere Kinder zeigten in Übereinstimmung zur bisherigen Literatur eine schlechtere Selbsteinschätzung als ältere Kinder bzw. Jugendliche. Erklärt wird das Phänomen unter anderem durch die noch unzureichend konsolidierten Fähigkeiten der Kinder auch durch noch nicht vollständig entwickelte neuronale Netzwerke.

Der Schwergrad des SHT beeinflusst ebenfalls die Güte der Selbsteinschätzung. Kinder und Jugendliche mit leichten SHT zeigen eine bessere Selbsteinschätzung bei parallel bestehenden leichteren kognitiven Defiziten.

Die Autorengruppe weist in ihrem Ausblick auf die notwendigen Längsschnittuntersuchungen hin. Unklar bleibt bisher die Entwicklung der intraindividuellen Selbsteinschätzung über die Zeit. Darüber hinaus artikuliert die Autorengruppe mögliche Limitationen durch die Rekrutierung aus einer einzigen Grundgesamtheit der Klinik in Brisbane. Limitierend könnte auch die Verwendung der Diskrepanzmethode sein (Selbsteinschätzung vs. Eltern- bzw. Experteneinschätzung).

Klinisch bedeutsam sind, so die Autorengruppe, Erkenntnisse aus der Erfassung der Selbsteinschätzung für die Initiierung von Interventionen und deren Begleitung. Im Rahmen der Interventionen sind die Auswirkungen auf das emotionale Befinden der Kinder und Jugendlichen besonders zu beachten.

28.2.2 Praxistipp

Selbsteinschätzung und Awareness Die bewusste Berücksichtigung der individuellen Selbsteinschätzung der Betroffenen und Angehörigen ist für das Rehabilitationsergebnis, aber auch für die therapeutische Beziehung enorm bedeutsam. Therapieeinheiten zur Verbesserung der Selbsteinschätzung sollten unter Berücksichtigung der kognitiven und emotionalen Kompetenz bzw. des emotionalen Staus in den Therapiealltag aller Professionen integriert werden.

28.2.3 Wissenschaftliche Einordnung

Die Studie ist ein wichtiger Bestandteil der Forschung zur Rolle der Awareness im Bereich der Neuropädiatrie. Sie lässt sich aber auf alle Altersgruppen insoweit übertragen, dass der Aspekt der Selbsteinschätzung in allen Altersgruppen bei der Behandlung von Betroffenen mit erworbenen Hirnschädigungen bedeutsam ist. Die intraindividuelle Entwicklung der Betroffenen über die Zeit und spezielle Interventionen sind praktische und wissenschaftliche Herausforderungen der Zukunft.

TAKE HOME MESSAGE

Die Selbsteinschätzung der Betroffenen beeinflusst in besonderer Weise die Rehabilitation und ihre Teilhabe im Alltag. Integrieren Sie spezielle Skalen (s. o.) und Übungen zur Selbsteinschätzung in Ihre Therapie (Ist das gesetzte Ziel realistisch?).

LITERATUR

GAUGGEL, S. 2018. Störung der Krankheitseinsicht. Göttingen: Hogrefe.
LIDZBA, K, EVERTS, R., REUNER, G. 2019. Neuropsychologie bei Kindern und Jugendlichen. Göttingen: Hogrefe.
THÖNE-OTTO, A., SCHELLHORN, A. & WENZ, C. 2018. Persönlichkeits- und Verhaltensstörungen nach Hirnschädigungen. Göttingen: Hogrefe.
PRIGATANO, G. 1999. Principles of Neuropsychological Rehabilitation. Oxford: University Press.
VÖLZKE, V. 2021. Die therapeutische Beziehung in der Neurorehabilitation. Psychotherapie im Dialog 22; 1–6. DOI 10.1055/a-1215–2704.
WINSON, R., WILSON, B. & BATEMAN, A. 2017. The Brain Injury Rehabilitation Workbook. New York: Guilford Press.

KAPITEL

29

Christian Dettmers

Behandlung der Fatigue bei Multipler Sklerose (MS)

29.1 Einleitung

Fatigue ist bei Patientinnen und Patienten mit MS des Öfteren und stellt häufig für die Betroffenen den leistungsbegrenzenden Faktor dar, vor allem im Erwerbsleben. Eine effektive Therapie wäre wünschenswert (Asano und Finlayson 2014) und hätte enorme Auswirkungen auf die Lebensqualität der Patientinnen und Patienten und die volkswirtschaftlichen Kosten der Erkrankung.

Harrison AM, Safari R, Mercer T et al. Which exercise and behavioural interventions show most promise for treating fatigue in multiple sclerosis? A network meta-analysis. Multiple Sclerosis Journal. 2021, 27(11): 1657–1678. https://pubmed.ncbi.nlm.nih.gov/33876986/

Abstract

Which exercise and behavioural interventions show most promise for treating fatigue in multiple sclerosis? A network meta-analysis

Hintergrund
Müdigkeit ist ein häufiges, zehrendes Symptom der Multiplen Sklerose (MS), für das es derzeit keine standardisierte Behandlung gibt.

Zielsetzung
Ziel dieser systematischen Übersichtsarbeit mit Netzwerk-Metaanalysen war es, die relative Wirksamkeit von auf Fatigue ausgerichteten und nicht auf Fatigue ausgerichteten Bewegungs-, Verhaltens- und kombinierten (Verhaltens- und Bewegungs-) Interventionen zu beurteilen.

Methoden
Bis August 2018 wurden 9 elektronische Datenbanken durchsucht, und 113 Studien (Teilnehmer: n = 6909) wurden eingeschlossen. Es handelte sich um 34 auf Fatigue ausgerichtete und 79 nicht auf Fatigue ausgerichtete Studien. Die Interventionscharakteristika wurden anhand der Leitlinien für die Beschreibung und Replikation von Interventionen extrahiert. Die Vertrauenswürdigkeit der Evidenz wurde mit GRADE bewertet.

Ergebnisse
Paarweise Metaanalysen zeigten, dass Bewegungsinterventionen unabhängig vom Behandlungsziel mäßige bis große Effekte über alle Subtypen hinweg zeigten mit dem größten Effekt für Gleichgewichtsübungen (SMD = 0,84). Kognitive Verhaltenstherapie erbrachte mäßige bis große Effekte (SMD = 0,60), wobei Behandlungen, die auf Fatigue abzielen, größere Effekte zeigten als solche, die die Behandlung von Stress zum Ziel haben.
Die Netzwerk-Metaanalyse zeigte, dass Gleichgewichtsübungen im Vergleich zu anderen Trainings- und Verhaltensinterventionen mit Ausnahme der kognitiven Verhaltenstherapie signifikant besser abschnitten. Die kognitive Verhaltenstherapie erwies sich bei der Energieerhaltung und bei anderen verhaltenstherapeutischen Interventionen als überlegen. Kombinierte Übungen hatten ebenfalls eine mäßige bis große Wirkung.

Schlussfolgerung
Die Behandlungsempfehlungen für Gleichgewichtsübungen und kombinierte Übungen sind vorläufig, da die Vertrauenswürdigkeit der Evidenz in den entsprechenden Studien mäßig war. Die Vertrauenswürdigkeit der Evidenz für die Wirksamkeit einer kognitiven Verhaltenstherapie wurde hingegen als hoch eingeschätzt.

29.2 Kommentar

29.2.1 Zusammenfassung

Diese Studie untersucht, welche Therapiemethode den größten Effekt auf Fatigue bei Multipler Sklerose (MS) hat bzw. welche am wirksamsten ist. Es werden zwei- oder mehrarmige Studien einbezogen, die eine körperliche/sporttherapeutische oder eine verhaltenstherapeutische/edukative Trainingsmethode mit einem normalen Training („training as usual“, TAU) vergleichen (mehrarmige Studien besitzen mehr als eine Experimental- oder Kontrollgruppe). Bemerkenswerterweise gibt es kaum Head-to-Head-Vergleiche, die direkt zwei Behandlungsarten miteinander vergleichen, insbesondere keine sporttherapeutische Behandlung mit einer verhaltenstherapeutisch orientierten Therapie. Es wurden paarweise direkte Vergleiche mit TAU berücksichtigt und unter Einschluss aller Studien eine Netzwerkanalyse durchgeführt (➤ Abb. 29.1). Insgesamt wurden 135 Studien bzw. 292 Behandlungsarme unter Einschluss von 6909 Patienten ausgewertet.

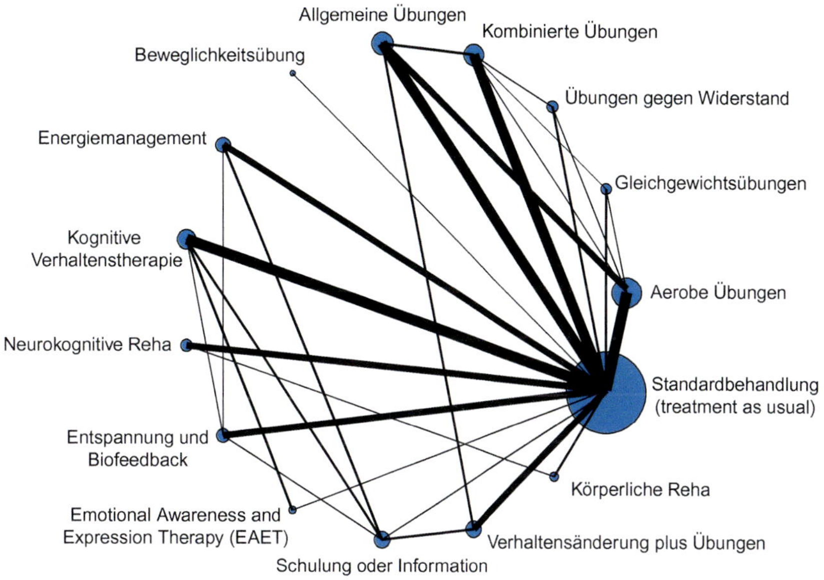

Abb. 29.1 Schema der Netzwerkanalyse. Die Größe der Kreise stellt die Zahl der Studien dar, die Liniendicke die Zahl der direkten Vergleiche [H440-001/L143]

Überraschend war, dass der kurzfristige Effekt unmittelbar nach Beendigung des Trainings beim Gleichgewichtstraining am größten war (➤ Abb. 29.2). In der Reihenfolge ihrer Wirksamkeit folgten: kognitive Verhaltenstherapie, allgemeine Übungsbehandlung, Krafttraining, kombiniertes Training, Ausdauertraining, Entspannung und Biofeedback, Verhaltenstherapie in Verbindung mit Übungstherapie, emotionale Ausdruckstherapie, neurokognitives Training, körperliches Training, Energiekonservierungstherapie, Dehnübungen und Schulungen/Informationsveranstaltungen (➤ Abb. 29.2).

Mittelfristig bzw. nach 3–6 Monaten hatte die neurokognitive Therapie die größte Wirksamkeit, gefolgt von kognitiver Verhaltenstherapie in Verbindung mit Übungstherapie, körperlichem Training, Energiekonservierungstherapie, Ausdauertraining, Schulung und Informationen, Entspannung und Biofeedback und Krafttraining.

29.2.2 Praxistipp

Neben Ausdauertraining scheint auch Gleichgewichtstraining ein guter Kandidat zu sein zur Verbesserung von Fatigue und sollte stärker in Rehabilitationskonzepte zur Behandlung der Fatigue bei MS einbezogen werden. Neben Ausdauer- und Gleichgewichtstraining sollte auch immer die Möglichkeit einer psychotherapeutischen Begleitung, einer kognitiven Verhaltenstherapie und einer Lebensstiländerung in Erwägung gezogen werden.

Möglicherweise liegt der Erfolg in einer Kombination dieser Maßnahmen.

29.2.3 Wissenschaftliche Einordnung

Seit 2013 wird zwischen Fatigue und Fatigability unterschieden (Kluger et al. 2013; Enoka et al. 2021):

- Fatigue stellt die subjektive Wahrnehmung der Patientinnen und Patienten dar. Sie wird vor allem mittels Fragebogen ermittelt.
- Fatigability ist die Änderung der Leistungsfähigkeit oder der „performance". Die motorische Fatigability lässt sich beobachten oder mittels Video dokumentieren, wenn z. B. mit zunehmender Erschöpfung sich das Gangbild verändert und eine Fußheber- oder eine Hüftbeugeschwäche oder eine Ataxie zunehmen. Sie lässt sich auch messen (Sehle et al. 2014; Behrens et al. 2021) und objektivieren. Welche Methode zur Messung oder Quantifizierung der motorischen Fatigability am besten geeignet ist, ist noch nicht abschließend konsentiert (Severijns et al. 2017).

Die differenzielle Wirkung von Rehabilitationsmaßnahmen auf Fatigue versus Fatigability konnte in dieser Analyse nicht dargestellt werden. Dies ist auch zu Beginn der Studie damit begründet, dass es bisher kaum Studien gegeben hat, bei denen Fatigability der Outcome-Parameter ist. Um die Trainingsmethoden zu verstehen, wäre es wünschenswert, den Effekt auf Fatigue und Fatigability getrennt zu erfassen, um dann die Therapien in unterschiedlicher Intensität gezielter anbieten zu können.

Desgleichen fehlt die Differenzierung des Effekts auf kognitive und motorische Fatigue oder die Frage, inwieweit sich die Effekte auf diese beiden Komponenten unterscheiden können. Was in dieser Metaanalyse ebenfalls nicht geleistet werden kann, ist die Differenzierung, welchen Anteil im Einzelfall psychische Belastungsfaktoren, Traumata und Schwierigkeiten mit der Krankheitsverarbeitung darstellen (Pust et al. 2020, 2021). Diese werden naturgemäß einen stärkeren psychotherapeutischen Ansatz erfordern. Das bedeutet: Eine Empfehlung für die Individualisierung von Therapiemaßnahmen („individual tailoring") bei Fatigue steht noch aus.

TAKE HOME MESSAGE

Motorische Fatigability ist beobachtbar und messbar. Kommt es z. B. am Ende des 6-Minuten-Gehtests zu sichtbaren Gangbildänderungen (z. B. Zunahme eines Schlappfußes oder der Ataxie), so gehört diese Beobachtung in das Assessment.

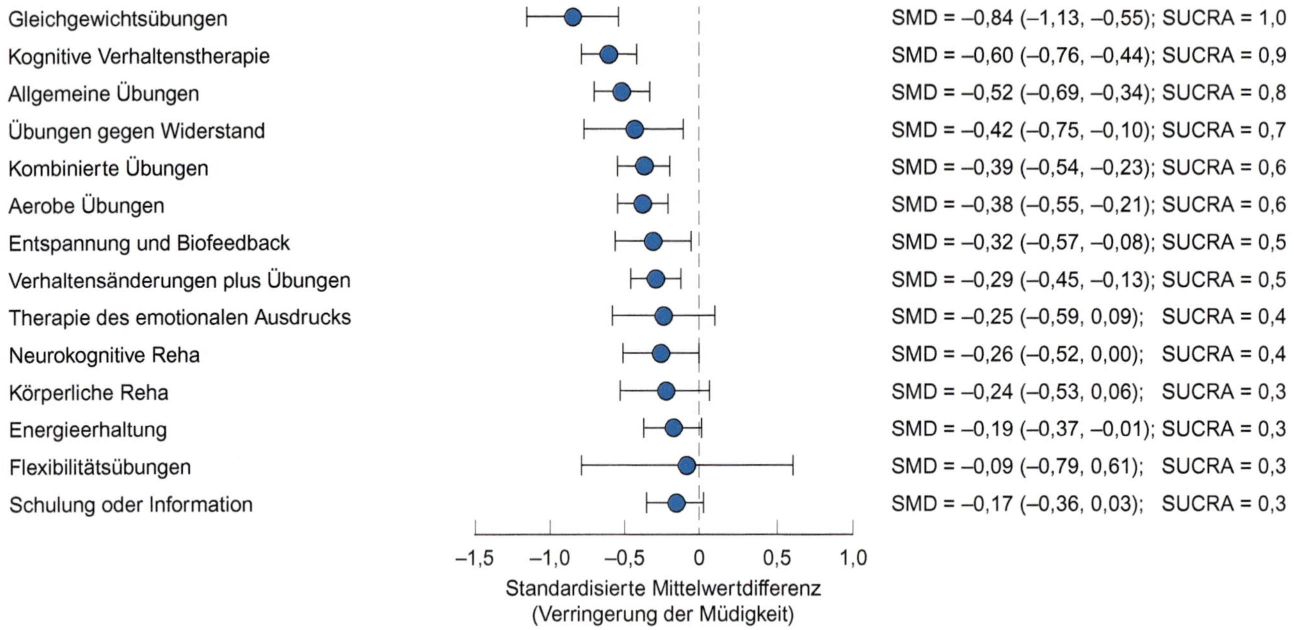

Abb. 29.2 Wirksamkeit der einzelnen Therapiearten im Vergleich zu TAU („treatment as usual") [H440-001/L143]

LITERATUR

Asano, M., Finlayson, M. L.: Meta-analysis of three different types of fatigue management interventions for people with multiple sclerosis: exercise, education, and medication. Mult Scler Int. 2014:798285. doi: 10.1155/2014/798285.

Behrens, M., Broscheid, K.-C., Schega, L. (2021). Taxonomie und Determinanten Motorischer Performance Fatigability bei Multipler Sklerose. Neurologie & Rehabilitation, 27(1), 3–12.

Enoka, R. M., Almuklass, A. M., Alenazy, M., Alvarez, E., Duchateau, J.: Distinguishing between Fatigue and Fatigability in Multiple Sclerosis. Neurorehabil Neural Repair, 2021; 35: 960–973.

Kluger, B. M., Krupp, L. B., & Enoka, R. M. (2013). Fatigue and fatigability in neurologic illnesses: proposal for a unified taxonomy. Neurology, 80(4), 409–416. doi:10.1212/WNL.0b013e31827f07be.

Pust, G. E. A., Dettmers, C., Randerath, J., Rahn, A. C., Heesen, C., Schmidt, R., & Gold, S. M. (2020). Fatigue in Multiple Sclerosis Is Associated With Childhood Adversities. Front Psychiatry, 11, 811. doi:10.3389/fpsyt.2020.00811.

Pust, G. E. A., Randerath, J., Goetzmann, L., Weierstall, R., Korzinski, M., Gold, S. M. (2021). Association of fatigue severity with maladaptive coping in Multiple sclsrosis: A data-driven psychośdynamic perspective. Frontiers Neurol, 12. DOI: 10.3389/fneur.2021.652177.

Sehle A, Vieten MM, Sailer S, Mündermann A, Dettmers C. Objective assessment of motor fatigue in multiple sclerosis: The Fatigue index Kliniken Schmieder (FKS). Journal of Neurology. 2014;261:1752–62. doi:10.1007/s00415-014-7415-7.

Severijns D, Zijdewind I, Dalgas U, Lamers I, Lismont C, Feys P. The Assessment of Motor Fatigability in Persons With Multiple Sclerosis: A Systematic Review. Neurorehabilitation and Neural Repair. 2017;31:413–31. doi:10.1177/1545968317690831.

KAPITEL

30 Die Wirkung von Dual-Task-Training für Menschen mit einer Parkinson-Erkrankung

Anuprita Kanitkar, Sven Karstens

30.1 Einleitung

Dual-Tasking (DT) ist die Fähigkeit, zwei Aufgaben gleichzeitig auszuführen. Im Alltag ist dies von großer Bedeutung. Die Beanspruchung kann motorisch, kognitiv oder motorisch-kognitiv sein. DT-Trainingsansätze in der Therapie zielen darauf ab, durch gleichzeitige Ausführung von verschiedenen Aktivitäten die Steuerung der Aufmerksamkeitsressourcen zu verbessern und damit Beeinträchtigungen unter DT-Bedingungen zu verringern (Mendel et al., 2015). Im Falle einer Parkinson-Erkrankung sind die posturale Kontrolle und das Gehen zunehmend eingeschränkt. Als Begleitsymptome können sich kognitive Störungen bis hin zu einer Demenz entwickeln (Berg, 2016). Die Effekte von DT-Training auf die Gangleistung von Menschen mit Parkinson-Erkrankung werden international gegenwärtig intensiv untersucht.

Wong PL, Cheng SJ, Yang YR et al. Effects of dual task training on dual task gait performance and cognitive function in individuals with Parkinson disease: A meta-analysis and meta-regression. Arch Phys Med Rehabil. 2023; 104(6): 950–964.
https://pubmed.ncbi.nlm.nih.gov/36574531/

Abstract

Effects of dual task training on dual task gait performance and cognitive function in individuals with Parkinson disease: A meta-analysis and meta-regression

Ziel
Erforschung der Auswirkungen eines Dual-Task-Trainings (DT) auf die DT-Gangleistung und die kognitiven Funktionen von Personen mit Parkinson-Erkrankung und Untersuchung von Faktoren, die die Auswirkungen des DT-Trainings beeinflussen könnten.

Datenquellen
PubMed, Wiley Online Library, Cochrane Library, CINAHL und Medline wurden nach Artikeln durchsucht, die zwischen Januar 2006 und Dezember 2021 veröffentlicht wurden.

Studienauswahl
Eingeschlossen wurden randomisierte kontrollierte Studien, in denen DT-Training mit üblicher Behandlung oder allgemeiner Bewegung verglichen wurde.

Datenextraktion
Die untersuchten Kenngrößen waren DT-Gangparameter einschließlich Geschwindigkeit, Schrittlänge, Kadenz, Schrittzeitvariabilität, Dual-Task-Ausführung auf Kosten der Ganggeschwindigkeit sowie Trail Making Tests, die als standardisierte Mittelwertunterschiede (SMDs) dargestellt wurden. Zur Bewertung der Qualität der Evidenz kam der GRADE-Ansatz (Grading of Recommendations, Assessment, Development, and Evaluation) zur Anwendung.

Datensynthese
10 randomisierte, kontrollierte Studien mit 466 Teilnehmern wurden in die Metaanalyse einbezogen. Die eingeschlossenen Studien wiesen im Allgemeinen ein geringes bis hohes Verzerrungsrisiko auf. Für die Metaanalyse kamen für alle Analysen Random-Effects-Modelle zur Anwendung. Die Metaanalyse zeigte die Auswirkungen des DT-Trainings auf die DT-Ganggeschwindigkeit (SMD=0,825, p=0,012), die DT-Schrittlänge (SMD=0,400, p=0,015), den Trail Making Test Part A (TMT-A; SMD=0,533, p=0,010) und den Trail Making Test Part B (SMD=0,516, p=0,012) im Vergleich zur Kontrollgruppe. Nur die Wirkung auf TMT-A blieb bei der Nachuntersuchung erhalten. Die Ergebnisse der Metaregression zeigten, dass sich Teilnehmer mit langsamerer anfänglicher Single-Task-Ganggeschwindigkeit nach dem DT-Training stärker in Bezug auf DT-Schrittlänge verbesserten.

Schlussfolgerungen
Das DT-Training verbesserte die DT-Ganggeschwindigkeit von Menschen mit Morbus Parkinson stärker als die übliche Behandlung oder das herkömmliche körperliche Training (moderate Evidenz). Die positiven Auswirkungen des DT-Trainings auf die DT-Schrittlänge, die Aufmerksamkeit und exekutive Funktion wurden in dieser Metaanalyse ebenfalls nachgewiesen. Darüber hinaus stand die Verbesserung der DT-Schrittlänge im Zusammenhang mit der anfänglichen Single-Task-Ganggeschwindigkeit der Teilnehmer.

30.2 Kommentar

30.2.1 Zusammenfassung

In der von Wong et al. (2023) durchgeführten Metaanalyse wurde die Evidenz zur Wirksamkeit von DT-Training auf dem Fußboden auf die DT-Gangleistung und die kognitiven Funktionen untersucht, und potenzielle Einflussfaktoren wurden analysiert. Die Auswahl der Studien erfolgte auf der Grundlage einer umfassenden Suche in 5 Literaturdatenbanken sowie einer ergänzenden manuellen Recherche. Eingeschlossen wurden 10 randomisiert kontrollierte Studien mit insgesamt mehr als 600 Teilnehmerinnen und Teilnehmern (davon 466 in die Metaanalyse eingeschlossen).

Die Ergebnisse zeigten statistisch signifikante Verbesserungen der räumlich-zeitlichen Gangparameter wie Ganggeschwindigkeit und Schrittlänge sowie der kognitiven Funktionen (Trail Making Test). Orientiert an den Parametern insbesondere einer eingeschlossenen Studie mit großer Effektstärke empfehlen Wong et al. (2023) mindestens 2 Trainingseinheiten pro Woche über einen Zeitraum von mindestens 8 Wochen (San Martín Valenzuela et al., 2020).

30.2.2 Praxistipp

Sicheres, freies Gehen im Alltag erfordert ein komplexes Zusammenspiel von visuell-räumlichen, vestibulären, kognitiven und neuromuskulären Funktionen. Eine Vielzahl von Herausforderungen wie gleichzeitiges Sprechen oder Orientieren in belebten Räumen, Ausweichen vor Hindernissen beim Gehen auf einer Straße oder das Umherschauen beim Einkaufen ist dabei zu bewältigen. Eine Verringerung der DT-Ganggeschwindigkeit ist ein Indikator für ein erhöhtes Sturzrisiko, sie ist diesbezüglich der Single-Task-Ganggeschwindigkeit gegenüber aber nicht überlegen (Camicioli et al., 2023, Menant et al., 2014).

Vereinzelt wurde in den von Wong et al. (2023) vorgestellten Arbeiten motorisch-motorisch gearbeitet. So wurde beispielsweise ein Gangtraining mit Aktivitäten der oberen Extremität kombiniert. Um auf die oben beschriebenen Alltagsanforderungen einzugehen, sollte aber für Personen mit M. Parkinson eine individuelle, multidimensionale Intervention gestaltet werden. Es ist wichtig, das DT-Gangtraining anspruchsvoll und zugleich motivierend zu gestalten. Die kognitiven Aufgaben sollen für visuell-kognitive wie auch andere exekutive Funktionen, das Arbeitsgedächtnis und kognitive Flexibilität fordernd sein (Szturm et al., 2021). In den von Wong et al. (2023) vorgestellten Arbeiten kommen auf kognitiver Ebene beispielsweise sprachliche, mathematische oder Gedächtnisaufgaben zur Anwendung. In der Praxis ist auch eine Ergänzung durch sensorische Stimulation, Cueing oder Musik möglich (Machado Sotomayor et al., 2021).

Besonders auffällig in DT-Studien ist die Reduktion der Ganggeschwindigkeit, wenn verschiedene Aktivitäten zugleich ausgeführt werden (Al-Yahya et al., 2011). Diesem Phänomen kann entgegengewirkt werden, indem das DT-Training – im Gegensatz zu den von Wong et al. (2023) eingeschlossenen Studien – auf einem Laufband umgesetzt wird. Die Geschwindigkeit wird dann über das Gerät gesteuert, und der motorische Anspruch kann entsprechend hoch gehalten werden (Bhatt et al., 2021). Als alternative kognitive Aufgabe können in diesem Kontext Computerspiele zum Einsatz kommen (Szturm et al., 2021, Mirelman et al., 2019). Sie erscheinen als eine vielversprechende Möglichkeit, die Motivation zur Durchführung eines DT-Trainings zu erhöhen (Guglietti et al., 2021) und damit die Langfristigkeit der Intervention zu fördern. Wong et al. (2023) diskutieren dies als besonders bedeutsam für den Therapieeffekt. Ein solches DT-Gangtraining kann im Sinne der Forderung von Al-Yahya et al. (2011) gut standardisiert durchgeführt werden.

30.2.3 Wissenschaftliche Einordnung

Die Metaanalyse von Wong et al. (2023) liefert schwache bis moderate Evidenz dafür, dass ein DT-Training auf dem Fußboden räumlich-zeitliche Gangparameter und kognitive Leistungen verbessert. Nur für den Trail Making Test Part A konnte allerdings ein Effekt für die Kognition 2 bzw. 3 Monate nach Intervention gezeigt werden. Beim Gehen auf festem Grund ist es den Patientinnen und Patienten möglich, den körperlichen oder den kognitiven Aufgaben den Vorrang zu geben.

Die Studienergebnisse unterstreichen die Forderung einer früheren Arbeit, Behandlungsprotokolle weiter zu standardisieren (Al-Yahya et al., 2011). Ansätze auf dem Laufband oder Exergames, bei denen die Patientinnen und Patienten weniger anpassen können (Lu et al., 2022, Fernández-Del-Olmo et al., 2014), wurden von Wong et al. (2023) nicht aufgenommen.

Eine besondere Schwäche der eingeschlossenen Arbeiten, auf die Wong et al. (2023) hinweisen, sind fehlende Informationen zum kognitiven Status der Patientinnen und Patienten. In zukünftigen Studiendesigns sollte dies ebenso wie die Bedeutung unterschiedlicher Symptomausprägungen für den Effekt Berücksichtigung finden.

TAKE HOME MESSAGE

- Für Personen mit M. Parkinson sollte eine individuelle, multidimensionale Intervention gestaltet werden.
- Auf kognitiver Ebene können sprachliche, mathematische oder Gedächtnisaufgaben zur Anwendung kommen.
- Empfohlen werden mindestens 2 Einheiten DT-Training pro Woche.

LITERATUR

AL-YAHYA, E., DAWES, H., SMITH, L., DENNIS, A., HOWELLS, K. & COCKBURN, J. 2011. Cognitive motor interference while walking: a systematic review and meta-analysis. *Neurosci Biobehav Rev,* 35, 715–28.

BERG, D. 2016. Krankheiten der Basalganglien. *In:* HACKE, W. (ed.) *Neurologie.* Heidelberg: Springer.

BHATT, M., MAHANA, B., KO, J. H., KOLESAR, T. A., KANITKAR, A. & SZTURM, T. 2021. Computerized Dual-Task Testing of Gait Visuomotor and Cognitive Functions in Parkinson's Disease: Test-Retest Reliability and Validity. *Front Hum Neurosci,* 15, 706230.

CAMICIOLI, R., MORRIS, M. E., PIERUCCINI-FARIA, F., MONTERO-ODASSO, M., SON, S., BUZAGLO, D., HAUSDORFF, J. M. & NIEUWBOER, A. 2023. Prevention of Falls in Parkinson's Disease: Guidelines and Gaps. *Movement Disorders Clinical Practice,* 10, 1459–1469.

FERNÁNDEZ-DEL-OLMO, M.A., SANCHEZ, J.A., BELLO, O., LOPEZ-ALONSO, V., MÁRQUEZ, G., MORENILLA, L., CASTRO, X., GIRALDEZ, M. & SANTOS-GARCÍA, D. 2014. Treadmill training improves overground walking economy in Parkinson's disease: a randomized, controlled pilot study. *Front Neurol,* 5, 191.

GUGLIETTI, B., HOBBS, D. & COLLINS-PRAINO, L. E. 2021. Optimizing Cognitive Training for the Treatment of Cognitive Dysfunction in Parkinson's

Disease: Current Limitations and Future Directions. *Front Aging Neurosci,* 13, 709484.

LU, C., LOUIE, K. H., TWEDELL, E. L., VITEK, J. L., MACKINNON, C. D. & COOPER, S. E. 2022. Overground versus treadmill walking in Parkinson's disease: Relationship between speed and spatiotemporal gait metrics. *Gait Posture,* 93, 96–101.

MACHADO SOTOMAYOR, M. J., ARUFE-GIRÁLDEZ, V., RUÍZ-RICO, G. & NAVARRO-PATÓN, R. 2021. Music Therapy and Parkinson's Disease: A Systematic Review from 2015–2020. *Int J Environ Res Public Health,* 18.

MENANT, J. C., SCHOENE, D., SAROFIM, M. & LORD, S. R. 2014. Single and dual task tests of gait speed are equivalent in the prediction of falls in older people: A systematic review and meta-analysis. *Ageing Research Reviews,* 16, 83–104.

MENDEL, T., BARBOSA, W. & DA SILVA, A. 2015. Dual task training as a therapeutic strategy in neurologic physical therapy: a literature review. *ActaFisiátrica,* 22, 206.

MIRELMAN, A., BONATO, P., CAMICIOLI, R., ELLIS, T. D., GILADI, N., HAMILTON, J. L., HASS, C. J., HAUSDORFF, J. M., PELOSIN, E. & ALMEIDA, Q. J. 2019. Gait impairments in Parkinson's disease. *Lancet Neurol,* 18, 697–708.

SAN MARTÍN VALENZUELA, C., MOSCARDÓ, L. D., LÓPEZ-PASCUAL, J., SERRA-AÑÓ, P. & TOMÁS, J. M. 2020. Effects of Dual-Task Group Training on Gait, Cognitive Executive Function, and Quality of Life in People With Parkinson Disease: Results of Randomized Controlled DUALGAIT Trial. *Arch Phys Med Rehabil,* 101, 1849–1856.e1.

SZTURM, T., BEHESHTI, I., MAHANA, B., HOBSON, D. E., GOERTZEN, A. & KO, J. H. 2021. Imaging Cerebral Glucose Metabolism during Dual-Task Walking in Patients with Parkinson's disease. *J Neuroimaging,* 31, 356–362.

WONG, P. L., CHENG, S. J., YANG, Y. R. & WANG, R. Y. 2023. Effects of Dual Task Training on Dual Task Gait Performance and Cognitive Function in Individuals With Parkinson Disease: A Meta-analysis and Meta-regression. *Arch Phys Med Rehabil,* 104, 950–964.

Anne Katrin Brust

KAPITEL 31 Dreidimensionale Ganganalyse und sEMG-Messungen für robotergestütztes Gehtraining nach einem Schlaganfall

31.1 Einleitung

Die Wiedererlangung und Verbesserung der Gehfähigkeit nach einem Schlaganfall zählt zu den wichtigsten Therapiezielen von Betroffenen (Selves et al., 2020). Seit einigen Jahren kommen hierfür zunehmend robotische und elektromechanische Hilfsmittel zum Einsatz, deren zumeist sehr kostspieliger Einsatz jedoch noch nicht in allen Gesichtspunkten der konventionellen Physiotherapie überlegen scheint (Mehrholz et al., 2020). Die Arbeit von Zhang und Kollegen aus China untersucht anhand einer dreidimensionalen, instrumentierten Ganganalyse zusammen mit Oberflächen-EMG-Messungen, ob ein robotergestütztes Gehtraining bei Personen mit einem subakuten Schlaganfall einen größeren Einfluss auf räumlich-zeitliche Gangparameter und die Muskelaktivierung hat als konventionelles Gehtraining ohne elektromechanische Hilfsmittel.

Zhang H, Li X, Gong Y, Wu J et al. Three-dimensional gait analysis and sEMG measures for robotic-assisted gait training in subacute stroke: A randomized controlled trial. Biomed Res Int. 2023;2023:7563802. https://pubmed.ncbi.nlm.nih.gov/37082189/

Abstract

Three-dimensional gait analysis and sEMG measures for robotic-assisted gait training in subacute stroke: A randomized controlled trial

Hintergrund

Die Wirksamkeit des robotergestützten Gehtrainings („robotic-assisted gait training", RAGT) sollte aus verschiedenen Blickwinkeln betrachtet werden, wobei die Gangbeurteilung eine der wichtigsten Maßnahmen ist. Die Gangbeurteilung durch Beobachtung ist die in der klinischen Praxis am häufigsten verwendete Methode, die jedoch aufgrund subjektiver Unterschiede gewisse Einschränkungen aufweist. Instrumentelle Beurteilungen wie die dreidimensionale Ganganalyse (3DGA) und die Oberflächen-Elektromyografie („surface EMG", sEMG) können verwendet werden zur Datenakquise von Gangdaten und Muskelaktivierung während des Gehens bei Schlaganfallpatienten mit Halbseitenlähmung, um den Rehabilitationserfolg von RAGT besser beurteilen zu können.

Ziel

Diese randomisierte, kontrollierte Einfachblindstudie zielte darauf ab, die Auswirkungen von robotergestütztem Gehtraining auf die 3DGA-Parameter und die Muskelaktivierung bei Patienten mit subakutem Schlaganfall zu analysieren und den klinischen Effekt der Verbesserung der Gehfunktion durch RAGT zu bewerten.

Methoden

Diese randomisierte kontrollierte Studie untersuchte die Verbesserung von 4-wöchigem RAGT bei Patienten mit subakutem Schlaganfall durch 3DGA und sEMG, kombiniert mit klinischen Skalen: Experimentalgruppe (n = 18, 20 Sitzungen RAGT) oder Kontrollgruppe (n = 16, 20 Sitzungen konventionelles Gehtraining). Die Gangleistung wurde mit der 3DGA bewertet, und es wurden klinische Bewertungen auf der Grundlage des Fugl-Meyer-Assessments für die untere Extremität (FMA-LE), der funktionellen Gehfähigkeit (Functional Ambulation Categories, FAC) und des 6-Minuten-Gehtests (6MWT) durchgeführt. Von diesen Patienten unterzogen sich 30 einer mit 3DGA synchronisierten sEMG-Messung; der Co-Kontraktionsindex in der Schwungphase des Knies und des Knöchels der betroffenen Seite wurde berechnet.

Ergebnisse

Nach 4-wöchiger Intervention zeigte der gruppeninterne Vergleich, dass sich die Gehgeschwindigkeit, die zeitliche Symmetrie, die beidseitige Schrittlänge, der Bewegungsumfang („range of motion", ROM) der Hüfte beidseitig, der Beugewinkel des betroffenen Knies, das ROM des betroffenen Knöchels, das FMA-LE, FAC und der 6MWT in der experimentellen Gruppe signifikant verbesserten ($p < 0{,}05$), und in der Kontrollgruppe wurden signifikante Verbesserungen bei der Gehgeschwindigkeit, der zeitlichen Symmetrie, der Schrittlänge der betroffenen Seite, beim ROM der betroffenen Hüfte, beim FMA-LE, bei der FAC und beim 6MWT ($p < 0{,}05$) beobachtet. Der Vergleich zwischen den Gruppen zeigte, dass die RAGT-Versuchsgruppe die Kontrollgruppe in Bezug auf die Gehgeschwindigkeit, die zeitliche Symmetrie der räumlich-zeitlichen Parameter, den Bewegungsumfang der betroffenen Hüfte und die maximale Flexion des Knies bei den kinematischen Parametern sowie hinsichtlich FMA-LE und FAC bei der klinischen Skala signifikant übertraf ($p < 0{,}05$). Bei den Patienten, die mittels sEMG bewertet wurden, zeigte die Versuchsgruppe eine deutliche Verbesserung des Co-Kontraktionsindex des Knies (p = 0,042), während in der Kontrollgruppe keine signifikante Verbesserung zu beobachten war (p = 0,196); die Versuchsgruppe war auch hier besser als die Kontrollgruppe (p = 0,020). Hinsichtlich des Co-Kontraktionsindexes des Knöchels wurden in beiden Gruppen keine nennenswerten Veränderungen festgestellt (p > 0,05).

Schlussfolgerungen

Im Vergleich zum konventionellen Gehtraining verbesserte RAGT effektiv einen Teil der räumlich-zeitlichen Parameter bei den Patienten und optimierte die Bewegung der betroffenen Gelenke der unteren Extremität sowie die Muskelaktivierungsmuster während des Gehens, was für die weitere Rehabilitation der Gehfähigkeit von Patienten mit subakutem Schlaganfall entscheidend ist. Diese Studie ist unter der Nummer ChiCTR2200066402 registriert.

31.2 Kommentar

31.2.1 Zusammenfassung

Die Studie wurde in Übereinstimmung mit den internationalen ethischen Grundsätzen für die medizinische Forschung durchgeführt. Insgesamt 38 erwachsene Personen wurden innerhalb von 6 Monaten nach ihrem Schlaganfall zufällig einer Gruppe zugeteilt und trainierten für insgesamt 4 Wochen in 20 Trainingseinheiten entweder mit oder ohne robotische Gehhilfsmittel ihren Gang. Im Vergleich zu den Ausgangswerten verbesserten sich beide Gruppen in den meisten gemessenen Gangparametern, wobei die Unterschiede zwischen den Ein- und Ausgangswerten in der Gruppe mit dem robotergestützten Gehtraining überwiegend größer waren als bei den Personen, die konventionell trainierten. Die Autoren schlussfolgern daraus, dass die signifikanten Veränderungen relevanter Gangparameter durch das robotergestützte Gehtraining das hohe Potenzial dieser Therapie unterstreichen.

31.2.2 Praxistipp

Der Zugang zu robotergestütztem Gehtraining nach einem Schlaganfall ist gegenwärtig noch stark limitiert. Die wissenschaftliche Erkenntnis, dass die größten Therapierfolge infolge eines Schlaganfalls durch ein frühzeitiges, intensives und aufgabenorientiertes Training erzielt werden können, ist dabei unumstößlich (Hornby et al., 2020; Mehrholz et al., 2020). Robotergestützte Hilfsmittel können Therapeuten in dieser Umsetzung physisch entlasten und damit frühzeitig eine höhere Therapieintensität erzeugen (Hesse et al., 2003). Gelingt es mithilfe der Anwendung standardisierter und objektiver Assessments, robustere Wirksamkeitsnachweise zu erbringen, wird dies mit großer Wahrscheinlichkeit zukünftig auch einen Einfluss auf die Zugänglichkeit der Therapiemethode haben.

31.2.3 Wissenschaftliche Einordnung

Asymmetrische Gangmuster mit reduzierter Muskelfunktion und posturaler Instabilität kennzeichnen das Gangbild von Personen nach einem Schlaganfall und führen zu erheblich eingeschränkter Balancefähigkeit und Mobilität (Patterson et al., 2008). Die instrumentierte und dreidimensionale Messung von räumlich-zeitlichen Gangparametern wie der Gehgeschwindigkeit, Schrittlänge und Dauer der Standbeinphase, v. a. auf der betroffenen Seite, ermöglichen eine objektive(re) Bewertung der Gehfähigkeit und können sehr gut als Kontrolle für das Erreichen der Therapieziele herangezogen werden (Geroin et al., 2013). Die rasante Weiterentwicklung von einfachen, sensorbasierten „Wearables" lässt hoffen, dass der Einsatz solch objektiver Messinstrumente im klinischen Rehabilitationsalltag zur Quantifizierung der Therapieerfolge zukünftig niederschwelliger möglich sein wird.

TAKE HOME MESSAGE

Das robotergestützte Gehtraining nach einem Schlaganfall hat, im Vergleich zu konventionellem Gehtraining, eine größere Verbesserung relevanter Gangparameter bewirkt.

Die dreidimensionale, instrumentierte Ganganalyse (3DGA) mit sEMG-Messungen ist dabei ein geeignetes Messinstrument, anhand dessen Therapiefortschritte objektiv dokumentiert werden können.

LITERATUR

Geroin, C., Mazzoleni, S., Smania, N., Gandolfi, M., Bonaiuti, D., Gasperini, G., Sale, P., Munari, D., Waldner, A., Spidalieri, R., Bovolenta, F., Picelli, A., Posteraro, F., Molteni, F., Franceschini, M., 2013. Systematic review of outcome measures of walking training using electromechanical and robotic devices in patients with stroke. J. Rehabil. Med. 45, 987–996. https://doi.org/10.2340/16501977-1234.

Hesse, S., Schmidt, H., Werner, C., Bardeleben, A., 2003. Upper and lower extremity robotic devices for rehabilitation and for studying motor control. Curr. Opin. Neurol. 16, 705–710. https://doi.org/10.1097/01.wco.0000102630.16692.38.

Hornby, T. G., Reisman, D. S., Ward, I. G., Scheets, P. L., Miller, A., Haddad, D., Fox, E. J., Fritz, N. E., Hawkins, K., Henderson, C. E., Hendron, K. L., Holleran, C. L., Lynskey, J. E., Walter, A., 2020. Clinical Practice Guideline to Improve Locomotor Function Following Chronic Stroke, Incomplete Spinal Cord Injury, and Brain Injury. J. Neurol. Phys. Ther. JNPT 44, 49–100. https://doi.org/10.1097/NPT.0000000000000303.

Mehrholz, J., Thomas, S., Kugler, J., Pohl, M., Elsner, B., 2020. Electromechanical-assisted training for walking after stroke. Cochrane Database Syst. Rev. 10, CD006185. https://doi.org/10.1002/14651858.CD006185.pub5.

Patterson, K. K., Parafianowicz, I., Danells, C. J., Closson, V., Verrier, M. C., Staines, W. R., Black, S. E., McIlroy, W. E., 2008. Gait asymmetry in community-ambulating stroke survivors. Arch. Phys. Med. Rehabil. 89, 304–310. https://doi.org/10.1016/j.apmr.2007.08.142.

Selves, C., Stoquart, G., Lejeune, T., 2020. Gait rehabilitation after stroke: review of the evidence of predictors, clinical outcomes and timing for interventions. Acta Neurol. Belg. 120, 783–790. https://doi.org/10.1007/s13760-020-01320-7.

KAPITEL

32

Joachim Liepert

Verbesserung des Neglects nach Schlaganfall durch Augmented Reality

32.1 Einleitung

Die Anwendung von Techniken wie Virtueller Realität erfolgt in der Neurorehabilitation bereits seit mehr als 10 Jahren. Inzwischen existieren Metaanalysen, die einen zusätzlichen Nutzen von Übungen mit Virtueller Realität z. B. hinsichtlich der Funktionsverbesserung der oberen Extremität und der Vergrößerung des Bewegungsausmaßes des betroffenen Arms bei Schlaganfallpatientinnen und -patienten nachweisen konnten (Chen et al., 2022, Demeco et al., 2023). Eine schon etwas ältere Übersichtsarbeit der Cochrane-Gruppe stellte fest, dass Virtuelle Realität eine konventionelle Therapie nicht ersetzen kann, aber hinsichtlich der motorischen Funktion der oberen Extremität einen Zusatznutzen hat, wenn sie in Ergänzung zur konventionellen Therapie eingesetzt wird (Laver et al., 2017). Die Wirkung scheint unter anderem durch eine Stärkung der Motivation zu entstehen (Dias et al., 2019).

In der Arbeit von Stammler et al. (2023) geht es nicht um die Verbesserung motorischer Funktionen, sondern um die Behandlung des räumlichen Neglects. In ihrem Studiendesign wurde die Anwendung einer auf Augmentierter Realität (AR) basierenden App als aktives Explorationstraining mit einer Neglect-Standardtherapie in einem randomisierten, kontrollierten Studiendesign verglichen.

Unter Augmentierter Realität versteht man eine Anreicherung der Realität durch künstliche virtuelle Inhalte. Dabei werden über die Videokamera eines Smartphones oder eines Tablets digitalisierte Informationen in die visuelle, reale Welt hineinprojiziert. Die Anwendung Virtueller Realität setzt hingegen das Tragen einer dezidierten Hardware, einer VR-Brille (auch „Head Mounted Display“ genannt) voraus, um in die virtuelle Welt „eintauchen“ zu können („immersive virtual reality“).

Stammler B, Flammer K, Schuster T et al. Spatial neglect therapy with the augmented reality app "negami" for active exploration training: A randomized controlled trial on 20 stroke patients with spatial neglect. Arch Phys Med Rehabil. 2023;104(12):1987–1994. https://pubmed.ncbi.nlm.nih.gov/37582475/

Abstract

Spatial neglect therapy with the augmented reality app "negami" for active exploration training: A randomized controlled trial on 20 stroke patients with spatial neglect

Ziel

Ziel war die Untersuchung der Wirksamkeit der Augmented-Reality-App „Negami“ beim aktiven Explorationstraining in der Behandlung von räumlichem Neglect. Bei Schlaganfallpatienten mit räumlichem Neglect wurden Verbesserungen der ipsiläsionalen Aufmerksamkeits- und Orientierungsverzerrung (und daraus resultierender kontraläsionaler Neglect) untersucht und mit einer Kontrollgruppe verglichen.

Studiendesign

Durchgeführt wurde eine randomisierte, kontrollierte Studie mit einer experimentellen „Negami“-Gruppe, bestehend aus Patienten mit räumlichem Neglect, und einer Gruppe von Neglect-Patienten, die eine Standard-Neglect-Therapie erhielten.

Setting

3 Rehabilitationskliniken.

Teilnehmende

20 rechtshemisphärische Schlaganfallpatienten mit räumlichem Neglect. (n=20).

Intervention

Über einen Zeitraum von 2 Wochen erhielten beide Gruppen 5 Trainingseinheiten pro Woche (à 25 Minuten). Das Neglect-Verhalten wurde über einen Zeitraum von 5 Wochen wöchentlich beurteilt, wobei bei der „Negami“-Therapiegruppe eine zweite Nachuntersuchung im Abstand von 1–2 Monaten nach Abschluss des Trainings durchgeführt wurde.

Wichtigste Messgrößen

Letter Cancellation Test, Bells-Test, Kopieraufgabe, Line Bisection Task und ein selbst entwickelter „Exploration Test“.

Ergebnisse

Beide Gruppen verbesserten sich deutlich. Während sich die „Negami“-Therapiegruppe in 4 von 5 verwendeten Neglect-Tests verbesserte, verbesserte sich die Standardtherapiegruppe nur in einem dieser Tests. In der „Negami“-Gruppe konnten wir bereits nach der 1. Trainingswoche eine signifikant stärkere Verbesserung feststellen. Dieser Unterschied war auch nach dem Ende des Trainings sowie 1 Woche nach Trainingsende signifikant und blieb 1–2 Monate nach Ende der Behandlung stabil.

Schlussfolgerung

„Negami“ kann als wirksame Alternative oder Ergänzung zur derzeitigen Standardtherapie bei Neglect eingesetzt werden und ist ihr möglicherweise sogar überlegen.

32.2 Kommentar

32.2.1 Zusammenfassung

In dieser randomisierten und kontrollierten Studie erhielten Schlaganfallpatientinnen und -patienten mit Neglect über einen 2-wöchigen Zeitraum täglich entweder die konventionelle Neglect-Therapie oder ein aktives Explorationstraining mit Augmented Reality. Beide Therapien führten zu einer signifikanten Besserung der Neglect-Symptomatik, die Behandlung mit der App „Negami" war dem konventionellen Training jedoch überlegen. Die Therapieeffekte waren auch 1–2 Monate nach Beendigung des Trainings noch nachweisbar.

32.2.2 Praxistipp

Neglect-Symptome können eine sehr alltagsrelevante Beeinträchtigung darstellen. Durch den Einsatz der App „Negami", welche sowohl im Rahmen stationärer als auch ambulanter Rehabilitationsbehandlungen angewendet werden kann oder von Patientin/Patient und Angehörigen als häusliches Eigentraining genutzt werden kann, vergrößert sich die Chance, Neglect-Symptome zu reduzieren. Die App kann angefordert werden unter www.negami.de.

32.2.3 Wissenschaftliche Einordnung

Die aktuelle Leitlinie der Deutschen Gesellschaft für Neurologie (2023) empfiehlt als Neglect-Therapie

- aktives Explorieren und Orientieren zur kontralateralen Seite,
- langsame Folgebewegungen zur kontralateralen Seite,
- Nackenmuskelvibration,
- kontinuierliche Theta-Burst-Stimulation (cTBS) in Kombination mit zumindest einem weiteren Trainingsverfahren (Karnath and Schenk, 2023);
- als therapeutische Erweiterungen werden der Einsatz von „Augmented Reality"- und von „Virtual Reality"-Verfahren genannt.

Der Inhalt der „Negami"-App entspricht diesen Empfehlungen.

Wie schon von den Autorinnen und Autoren der Studie hervorgehoben, haben Ansätze mit augmentierter Realität gegenüber Therapien, die auf Virtueller Realität basieren, den Vorteil, dass AR-Verfahren mithilfe von Smartphones oder Tablets angewendet werden können und dass keine Fälle von „cybersickness" auftreten.

Dass Stammler et al. bereits bei einer relativ kleinen Anzahl von Patientinnen und Patienten (n=10 Personen pro Gruppe) eine überlegene Wirksamkeit der „Negami"-App gefunden haben, mag als Hinweis für eine besondere Wirksamkeit des Verfahrens gelten (Stammler et al., 2023). Wünschenswert ist jedoch die Replikation dieser Studie an einer größeren Patientenzahl.

TAKE HOME MESSAGE

Patientinnen und Patienten mit einer Neglect-Symptomatik sollten die Gelegenheit bekommen, die kostenlose „Negami"-App auf ein Smartphone oder Tablet herunterzuladen und diese nebenwirkungsfreie Therapie als zusätzliches Training zu Hause anzuwenden.

LITERATUR

CHEN, J., OR, C. K. & CHEN, T. 2022. Effectiveness of Using Virtual Reality-Supported Exercise Therapy for Upper Extremity Motor Rehabilitation in Patients With Stroke: Systematic Review and Meta-analysis of Randomized Controlled Trials. J Med Internet Res, 24, e24111.

DEMECO, A., ZOLA, L., FRIZZIERO, A., MARTINI, C., PALUMBO, A., FORESTI, R., BUCCINO, G. & COSTANTINO, C. 2023. Immersive Virtual Reality in Post-Stroke Rehabilitation: A Systematic Review. Sensors (Basel), 23.

DIAS, P., SILVA, R., AMORIM, P., LAINS, J., ROQUE, E., PEREIRA, I. S. F., PEREIRA, F., SANTOS, B. S. & POTEL, M. 2019. Using Virtual Reality to Increase Motivation in Poststroke Rehabilitation. IEEE Comput Graph Appl, 39, 64–70.

KARNATH, H.-O. & SCHENK, T. 2023. Diagnostik und Therapie von Neglect und anderen Störungen der Raumkognition. Available: https://register.awmf.org/de/leitlinien/detail/030-126.

LAVER, K. E., LANGE, B., GEORGE, S., DEUTSCH, J. E., SAPOSNIK, G. & CROTTY, M. 2017. Virtual reality for stroke rehabilitation. Cochrane Database Syst Rev, 11, CD008349.

STAMMLER, B., FLAMMER, K., SCHUSTER, T., LAMBERT, M., NEUMANN, O., LUX, M., MATUZ, T. & KARNATH, H. O. 2023. Spatial Neglect Therapy With the Augmented Reality App „Negami" for Active Exploration Training: A Randomized Controlled Trial on 20 Stroke Patients With Spatial Neglect. Arch Phys Med Rehabil, 104, 1987–1994.

VI Digitalisierung & Technologien

VI

KAPITEL

33 Virtual Reality in der Rehabilitation nach Schlaganfall

Alexander Elser

33.1 Einleitung

Virtual Reality (VR) eröffnet neue Perspektiven in der Rehabilitation von Schlaganfallpatienten. Durch den Einsatz von VR-Technologien werden Therapiesitzungen zu faszinierenden und interaktiven Erlebnissen, die nicht nur die Motivation der Patientinnen und Patienten steigern, sondern auch gezielte Übungen zur Wiederherstellung motorischer Funktionen und kognitiver Fähigkeiten ermöglichen. Durch das Eintauchen in eine virtuelle Welt können die Patientinnen und Patienten dies in einer sicheren und vertrauten Umgebung tun, die speziell auf ihre individuellen Bedürfnisse zugeschnitten ist.

Um die Wirksamkeit und Sicherheit von VR-Therapien für Menschen nach einem Schlaganfall zu untersuchen, haben Silvia Bargeri und ihre Kollegen diese systematische Übersichtsarbeit durchgeführt.

Bargeri S, Scalea S, Agosta F et al. Effectiveness and safety of virtual reality rehabilitation after stroke: an overview of systematic reviews. EClinicalMedicine. 2023; 64(2):102220 Sep 14;64:102220. https://www.thelancet.com/journals/eclinm/article/PIIS2589-5370(23)00397-8/fulltext

Abstract

Effectiveness and safety of virtual reality rehabilitation after stroke: an overview of systematic reviews

Hintergrund
Virtuelle Realität (VR) ist eine innovative Modalität der Neurorehabilitation, die in verschiedenen systematischen Übersichtsarbeiten untersucht wurde. Wir haben die Wirksamkeit und Sicherheit der VR nach einem Schlaganfall beurteilt.

Methoden
Für diesen Überblick über systematische Übersichtsarbeiten wurden 11 Datenbanken (Cochrane Database of Systematic Reviews, EMBASE, MEDLINE, SCOPUS, ISI Web of Science, CINAHL, PsycINFO, Pedro, Otseeker, Healthevidence.org, Epistemonikos) und graue Literatur von Anfang an bis zum 17. Januar 2023 durchsucht. Eingeschlossen wurden systematische, in englischer Sprache veröffentlichte Studien, die erwachsene Patienten mit einer klinischen Schlaganfalldiagnose (akute bis chronische Phase) einschlossen, die sich einer immersiven, semi-immersiven oder nicht-immersiven VR-Intervention mit oder ohne konventionelle Therapie im Vergleich zu konventioneller Therapie allein unterzogen.
Der primäre Endpunkt waren die motorische Funktion und Aktivität der oberen Extremität. Die sekundären Endpunkte waren Gang und Gleichgewicht, kognitive und mentale Funktion, Einschränkung von Aktivitäten, Teilnahme und unerwünschte Ereignisse. Wir berechneten den Grad der Überschneidung zwischen den Überprüfungen auf der Grundlage der „corrected covered area" (CCA). Die methodische Qualität wurde anhand des A MeaSurement Tool to Assess systematic Reviews (AMSTAR 2) und die Sicherheit der Evidenz (CoE) anhand des GRADE-Ansatzes (Grading of Recommendations, Assessment, Development and Evaluations) bewertet. Diskrepanzen zwischen den Ergebnissen wurden anhand eines konzeptionellen Rahmens auf der Grundlage des Jadad-Algorithmus untersucht. Diese Übersicht ist bei PROSPERO registriert (CRD42022329263).

Ergebnisse
Von den 58 eingeschlossenen Übersichten (n = 345 einzelne Primärstudien) hatten 42 (72,4 %) eine Metaanalyse durchgeführt. Mehr als die Hälfte der Übersichten (58,6 %) wurde zwischen 2020 und 2022 veröffentlicht, und viele (77,6 %) wurden von AMSTAR 2 als von kritisch niedriger Qualität eingestuft. Die meisten berichteten über die Fugl-Meyer-Bewertungsskala (FMA-UE) zur Messung der Funktion und Aktivität der oberen Extremität.
Für den primären Endpunkt gab es eine mäßige Überschneidung von Primärstudien (CCA 9,0 %) mit nicht übereinstimmenden Ergebnissen. In Bezug auf die Funktion der oberen Extremität (FMA-UE) scheint die VR mit oder ohne konventionelle Therapie wirksamer zu sein als die konventionelle Therapie allein, mit niedrigem bis mittlerem CoE und wahrscheinlicher bis eindeutiger klinischer Relevanz. Bei den sekundären Endpunkten bestand aufgrund der erheblichen Heterogenität der Messskalen (z. B. aufgrund methodischer Entscheidungen) Unsicherheit darüber, ob zwischen den Gruppen Überlegenheit bestand oder kein Unterschied feststellbar war. In einigen wenigen Übersichten (n = 6) wurde über das Auftreten leichter unerwünschter Ereignisse berichtet.

Schlussfolgerung
Die aktuellen Erkenntnisse deuten darauf hin, dass mehrere Metaanalysen hinsichtlich der Überlegenheit der VR mit oder ohne

konventionelle Therapie gegenüber der konventionellen Therapie bei FME-UE für die obere Extremität übereinstimmten. Kliniker können in Erwägung ziehen, VR-Technologien in ihre Praxis zu integrieren, je nach den Zielen, Fähigkeiten und Vorlieben der Patienten. Angesichts der geringen methodischen Qualität der Übersichtsarbeiten ist jedoch Vorsicht geboten.

Finanzierung
Die Studie wurde finanziert durch das Italienische Ministerium für Gesundheit.

33.2 Kommentar

33.2.1 Zusammenfassung

Um die Wirksamkeit und Sicherheit von VR-Therapien bei Menschen nach einem Schlaganfall zu beurteilen, durchsuchten Bargeri et al. (2023) insgesamt 11 Datenbanken und graue Literatur. Anschließend bewerteten sie die gefundenen Übersichtsarbeiten und fassten die Ergebnisse zusammen. Die Analyse ergab, dass VR als alleinige Therapie oder in Kombination mit Physiotherapie eine sichere und potenziell wirksame Intervention für die oberen Extremitäten ist und dass Klinikerinnen und Kliniker erwägen sollten, den Einsatz von VR-Technologien zu erlernen und in ihre Praxis zu integrieren.

33.2.2 Praxistipp

Virtual Reality Therapien können bereits heute einen Beitrag zur Rehabilitation von Menschen nach einem Schlaganfall leisten. Insbesondere für die oberen Extremitäten zeigen sich vielversprechende Ergebnisse. So konnte in allen gefundenen Übersichtsarbeiten eine signifikante Verbesserung des Fugl-Meyer-Tests nach VR-Therapie nachgewiesen werden. Darüber hinaus zeigten 80 % der Übersichtsarbeiten eine Verbesserung bei kombinierten Messungen der Funktion und Aktivität der oberen Extremitäten, und nur ein kleiner Teil der Übersichtsarbeiten fand keine Verbesserungen.

Es gibt auch erste Hinweise darauf, dass VR-Therapien die Aktivitäten des täglichen Lebens positiv beeinflussen können, aber die Ergebnisse sind noch nicht eindeutig, da Studien sowohl positive als auch keine Effekte zeigten, dies war auch schon in einem Cochrane Review von Laver et al. (2017) gefunden worden. Auch die Ergebnisse zu den Auswirkungen von VR-Therapien auf die Partizipation oder die mentalen und kognitiven Funktionen von Menschen nach einem Schlaganfall sind nicht eindeutig. In diesen Bereichen gibt es noch zu wenige Studien, die oft unterschiedliche Messungen verwenden und zu unterschiedlichen Ergebnissen kommen. Die VR-Therapien können bei Patientinnen und Patienten mit akutem bis chronischem Schlaganfall eingesetzt werden, wenn sie den Zielen, Möglichkeiten und Präferenzen der Patientinnen und Patienten entsprechen. Es konnten keine Unterschiede zwischen immersiver VR (Head-Mounted Display) und nicht-immersiver VR (Bildschirme, auf denen der Nutzer mit einem computergenerierten Avatar interagieren kann) gefunden werden. Somit kann je nach Setting und individuellen Patientinnen und Patienten entschieden werden, welche Art von VR besser umzusetzen ist.

Für die Rehabilitation der unteren Extremitäten ist noch nicht klar, ob der Einsatz von VR-Therapien zur Verbesserung des Gangs oder des Gleichgewichts sinnvoll ist. Es wurden zwar Verbesserungen im Timed Up and Go Test gefunden, aber keine Veränderungen z. B. im Functional Reach Test oder im 10-Minuten-Gehtest. Eine geringe Anzahl von Übersichtsarbeiten untersuchte die Sicherheit von VR-Therapien und dokumentierte nur vereinzelte Probleme wie Unwohlsein, Sehstörungen (z. B. Überanstrengung der Augen), Kopfschmerzen, Schwindel, Muskelschmerzen und Bluthochdruck. Daher kann die Anwendung von VR-Therapien bei Schlaganfallpatienten als sicher eingestuft werden.

33.2.3 Wissenschaftliche Einordnung

Diese systematische Zusammenstellung von Übersichtsarbeiten zeigt, dass VR-Therapien bei Menschen nach einem Schlaganfall wirksam und sicher sind. Die Autorinnen und Autoren weisen jedoch darauf hin, dass die gefundenen Übersichtarbeiten, die mit dem Tool AMSTAR 2 („A MeaSurement Tool to Assess systematic Reviews") bewertet wurden, eine schwache methodische Qualität aufweisen. Dies mindert die Vertrauenswürdigkeit der Evidenz und zeigt gleichzeitig, dass auch publizierte Übersichtsarbeiten kritisch betrachtet werden sollten.

VR kann genutzt werden, um reale Situationen aus den Lebenswelten der Patientinnen und Patienten nachzustellen und in diesen zu trainieren, zusätzlich bietet VR die Möglichkeit, mittels Gamification eine hohe Motivation und Wiederholungszahl zu generieren, was speziell bei Menschen nach Schlaganfall ein wichtiger Teil der Rehabilitation ist. Daher ist weitere methodisch hochwertige Forschung erforderlich, um die Wirksamkeit von VR-Therapien bei Menschen nach Schlaganfall zu untersuchen, vor allem in Bezug auf die für Patientinnen und Patienten wichtigen Bereiche der Partizipation und Aktivitäten des alltäglichen Lebens.

Darüber hinaus ist es notwendig, die optimale Dosierung der VR-Therapie zu verstehen und zu untersuchen, ob es Unterschiede in der Wirksamkeit zwischen den verschiedenen Formen der VR-Therapie (immersiv, nicht-immersiv oder semi-immersiv) gibt. Diese Punkte gelten besonders angesichts der aktuellen Entwicklung hin zu einer personalisierten Medizin, um Empfehlungen für individuelle Patientinnen und Patienten geben zu können.

TAKE HOME MESSAGE

In der physiotherapeutischen Rehabilitation von Patientinnen und Patienten nach einem Schlaganfall kann eine VR-Therapie speziell für die obere Extremität in Betracht gezogen werden. Diese kann unter anderem dazu genutzt werden, Übungen in der Therapie mit alltäglichen Bewegungen und Situationen zu verknüpfen.

LITERATUR

Laver, K. E., Lange, B., George, S., Deutsch, J. E., Saposnik, G., Crotty, M., 2017. Virtual reality for stroke rehabilitation. Cochrane Database of Systematic Reviews. https://doi.org/10.1002/14651858.CD008349.pub4.

Johannes Soff

KAPITEL 34 Determinanten für den Rehabilitationserfolg und die Inanspruchnahme von Gesundheitsleistungen bei Personen mit starken chronischen unspezifischen Kreuzschmerzen

34.1 Einleitung

Um Interventionen einer Rehabilitation bedarfsgerecht und individuell gestalten zu können, ist es wichtig, Faktoren für den Rehabilitationserfolg zu bestimmen. Statistische Vorhersagemodelle können dabei helfen, diese Faktoren zu identifizieren, um sie zur Anpassung und Allokation von Behandlungen zu nutzen. Niederer und Kollegen verwendeten Routinedaten der Deutschen Rentenversicherung, um ein solches Vorhersagemodell für Personen mit nicht-spezifischen Kreuzschmerzen zu erstellen und damit vorteilhafte Faktoren für eine erfolgreiche Rehabilitation zu ermitteln.

Niederer D, Schiller J, Groneberg DA et al. Machine learning-based identification of determinants for rehabilitation success and future healthcare use prevention in patients with high-grade, chronic, nonspecific low back pain: an individual data 7-year follow-up analysis on 154,167 individuals. Pain. 2024; 165(4):772–784. https://pubmed.ncbi.nlm.nih.gov/37856652/

Abstract

Machine learning-based identification of determinants for rehabilitation success and future healthcare use prevention in patients with high-grade, chronic, nonspecific low back pain: an individual data 7-year follow-up analysis on 154,167 individuals

Um Rehabilitationsinhalte individuell zu verordnen, ist es wichtig, Faktoren für den Rehabilitationserfolg und das Risiko für eine zukünftige Inanspruchnahme der Gesundheitsversorgung zu kennen und zu quantifizieren. Ziel unseres multivariablen Vorhersagemodells war es, Faktoren für den Rehabilitationserfolg und das Risiko einer künftigen Inanspruchnahme von Gesundheitsleistungen bei Patienten mit hochgradigen, chronischen Kreuzschmerzen zu ermitteln.

Wir schlossen Versicherte der Deutschen Rentenversicherung ein, die wegen Kreuzschmerzen (ICD10:M54.5) im Zeitraum von 2012 bis 2019 an einer multimodalen medizinischen Rehabilitation mit physischen und psychologischen Behandlungsstrategien teilnahmen. Mithilfe von Gradient Boosting und Random-Forest-Algorithmen des R-Pakets „caret“ wurden aufgrund eines 70%-igen Trainings- und eines 30%-igen Testdatensatzes prognostische Faktoren für den Rehabilitationserfolg und für eine künftige Inanspruchnahme von Gesundheitsleistungen identifiziert. Wir analysierten die Daten von 154.167 Patienten. 8015 Personen durchliefen eine zweite medizinische Rehabilitationsmaßnahme und 5161 Personen gingen innerhalb des Studienzeitraums wegen Kreuzschmerzen in Rente.

Die Fehler des quadratischen Mittelwerts lagen zwischen 494 Tagen (Wiederholungsrehabilitation) und 523 Tagen (Ruhestand) (R2 = 0,183–0,229), während die Vorhersagegenauigkeit zwischen 81,9 % für die Vorhersage des Rehabilitationsergebnisses und 94,8 % für das Modell zur Vorhersage der künftigen Inanspruchnahme von Gesundheitsleistungen lag. Es wurden zahlreiche modifizierbare prognostische Faktoren (wie die Dauer der Rehabilitation [umgekehrte u-Form], die Art der Rehabilitation und die Nachsorgemaßnahme), nicht modifizierbare prognostische Faktoren (wie Geschlecht und Alter) und krankheitsspezifische Faktoren (wie die Arbeitsunfähigkeitszeiten vor der Rehabilitation [linear positiv] zusammen mit den Schmerzgraden) für den Rehabilitationserfolg ermittelt.

Stationäre medizinische Rehabilitationsprogramme (3 Wochen) können im Vergleich zu ambulanten Rehabilitationsprogrammen wirksamer sein, um eine erneute Rehabilitationsmaßnahme und/oder eine Frühverrentung aufgrund von Kreuzschmerzen zu verhindern. Die anschließende Durchführung zusätzlicher Bewegungsprogramme, eine kognitive Verhaltenstherapie und die Einhaltung der geplanten Nachsorge sind wahrscheinlich von Vorteil.

34.2 Kommentar

34.2.1 Zusammenfassung

Die Behandlung von anhaltenden nicht-spezifischem Kreuzschmerzen zeigt oftmals nur geringe bis moderate Effekte, die sich abhängig von verschiedenen, teils veränderbaren Faktoren von Person zu Person unterscheiden (Hayden et al., 2021; Saragiotto et al., 2016). Die Sekundärdatenanalyse von Niederer et al. (2023) identifizierte zahlreiche veränderbare wie auch unveränderbare prognostische Faktoren für den Rehabilitationserfolg von Patientinnen und Patienten mit chronischen starken Kreuzschmerzen (➤ Abb. 34.1) und ihr Risiko einer künftigen Inanspruchnahme von weiteren Rehabilitationsleistungen oder einer Erwerbsminderungsrente.

Wesentliche prognostische Faktoren für einen ärztlich dokumentierten Rehabilitationserfolg scheinen eine höhere Krankheitslast (gemessen an geringerer Arbeits- und Leistungsfähigkeit sowie Nebendiagnosen, die möglicherweise als Maß für den Schweregrad der Symptome genutzt werden können; Campbell et al., 2013), eine stationäre 3-wöchige medizinische Rehabilitation, ein mittleres Alter und das weibliche Geschlecht zu sein. Stationäre Rehabilitationsprogramme sind im Vergleich zur ambulanten Rehabilitation zudem möglicherweise wirksamer sowohl bei der Verhinderung einer zweiten medizinischen Rehaleistung als auch bei der Verhinderung von Erwerbsminderungsrente aufgrund der Kreuzschmerzen. Anschließende strukturierte Übungsprogramme wie Rehabilitationssport, Funktionstraining oder kognitive verhaltenstherapeutische Nachsorgebehandlungen scheinen, wenn sie für mindestens 3 Monate durchgeführt werden, ebenfalls von Vorteil.

34.2.2 Praxistipp

Physiotherapeutinnen und Physiotherapeuten im ambulanten Sektor sollten Patientinnen und Patienten im erwerbsfähigen Alter mit anhaltenden Kreuzschmerzen eher zu einer stationären Rehabilitation raten und sie dazu ermutigen, die Maßnahme für die gesamte Bewilligungsdauer (von meist 3 Wochen) in Anspruch zu nehmen. Stationär arbeitende Physiotherapeutinnen und Physiotherapeuten sollten versuchen, eine langfristige Bindung an ein strukturiertes Nachsorgeprogramm einzuleiten. Da dabei jegliche Form von Bewegungstherapie in Kombination mit edukativen Maßnahmen nach verhaltenstherapeutischen Prinzipien gewählt werden kann (Bundesärztekammer et al., 2017), sollte die Art der Bewegungsintervention individuell und im Rahmen einer partizipativen Entscheidungsfindung gewählt werden. Auch zeigt die Arbeit, dass insbesondere Patientinnen und Patienten mit zunächst verminderter Leistungsfähigkeit von einer Rehabilitation besonders profitieren könnten und mit höherer Wahrscheinlichkeit einen Rehabilitationserfolg erzielen.

34.2.3 Wissenschaftliche Einordnung

Eines der Versprechen Machine-Learning-basierter Ansätze ist es, durch genauere Prädiktion die Entscheidungsfindung bei medizinischen Behandlungen verbessern zu können. Niederer et al. (2023) liefern ein gutes Beispiel, wie auch mit Daten aus der deutschen Routineversorgung solche Vorhersagemodelle entwickelt werden können. Sie bestätigen mit ihren Analysen viele bereits bekannte prognostische Faktoren (Beneciuk et al., 2017; Campbell et al., 2013;

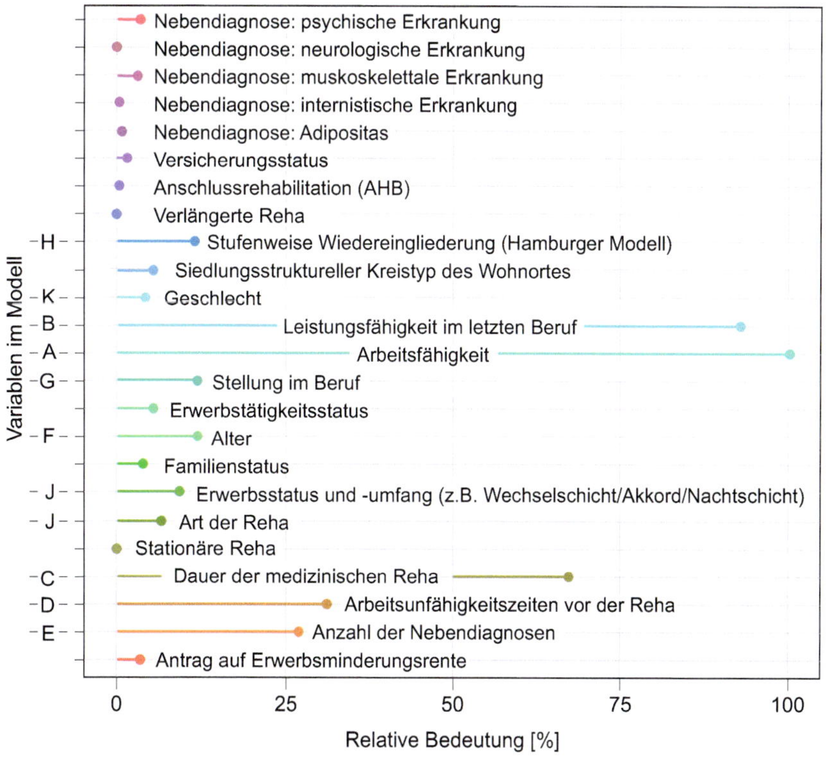

Abb. 34.1 Relative Bedeutung der einzelnen unabhängigen Variablen im Vorhersagemodell des Rehabilitationserfolgs [H441-001L143]

Gurung et al., 2015; Hayden et al., 2020) und schlagen zudem einige neue prädiktive Merkmale vor. Dabei berichten sie für ihre Modelle anhand eines unverblindeten Train-Test-Splits von 70 % zu 30 % eine Genauigkeit von 81,9 % für die Vorhersage des Rehabilitationserfolgs und 94,8 % für die Vorhersage der künftigen Inanspruchnahme von Gesundheitsleistungen. Diese Testung beruht auf einer zufälligen Teilung des Datensatzes. Der größere Anteil, der 70 % aller Fälle enthält, wird als Trainingsdatensatz zur Entwicklung und Kalibrierung des Algorithmus genutzt. Das daraus resultierende Modell wird anschließend anhand der verbleibenden 30 % der Fälle auf Verallgemeinerbarkeit überprüft.

Für die Interpretation dieser Vorhersagegenauigkeiten ist zu beachten, dass statistische Modelle Gesundheitsendpunkte innerhalb der Studie, in der sie entwickelt wurden, oft mit hoher Genauigkeit voraussagen können, jedoch in der Anwendung außerhalb der initialen Studienstichprobe regelmäßig nicht besser als der Zufall abschneiden (Seel et al., 2012; Van Calster et al., 2023). Therapeutinnen und Therapeuten sollten demnach beachten, dass auch die Ergebnisse von Prädiktionsstudien in hohem Maße kontextabhängig sind und möglicherweise nur begrenzt verallgemeinert werden können. Ebenfalls bleibt unklar, ob die identifizierten Faktoren kausal auf die Endpunkte wirken oder auf einer Regression zum Mittelwert beruhen. Daher sollte weitere Forschung die Ergebnisse durch experimentelle Ansätze reproduzieren.

TAKE HOME MESSAGE

Physiotherapeutinnen und Physiotherapeuten sollten Personen mit Kreuzschmerzen, die für eine Rehabilitation infrage kommen, ermutigen, die Leistung stationär und für die gesamte Bewilligungsdauer in Anspruch zu nehmen. Zudem sollten Therapeutinnen und Therapeuten in Abstimmung mit den Patientinnen und Patienten versuchen, im Anschluss an die Rehabilitation eine langfristige Bindung an ein strukturiertes Nachsorgeprogramm zu erzielen.

LITERATUR

Beneciuk, J. M., Hill, J. C., Campbell, P., Afolabi, E., George, S. Z., Dunn, K. M., Foster, N. E., 2017. Identifying Treatment Effect Modifiers in the STarT Back Trial: A Secondary Analysis. The Journal of Pain 18, 54–65. https://doi.org/10.1016/j.jpain.2016.10.002.

Bundesärztekammer (BÄK), Kassenärztliche Bundesvereinigung (KBV), Arbeitsgemeinschaft der Wissenschaftlichen Medizinischen Fachgesellschaften (AWMF), 2017. Nationale VersorgungsLeitlinie Nicht-spezifischer Kreuzschmerz – Langfassung, 2. Auflage. https://doi.org/10.6101/AZQ/000353.

Campbell, P., Foster, N. E., Thomas, E., Dunn, K. M., 2013. Prognostic Indicators of Low Back Pain in Primary Care: Five-Year Prospective Study. The Journal of Pain 14, 873–883. https://doi.org/10.1016/j.jpain.2013.03.013.

Gurung, T., Ellard, D. R., Mistry, D., Patel, S., Underwood, M., 2015. Identifying potential moderators for response to treatment in low back pain: A systematic review. Physiotherapy 101, 243–251. https://doi.org/10.1016/j.physio.2015.01.006.

Hayden, J. A., Ellis, J., Ogilvie, R., Malmivaara, A., Tulder, M. W. van, 2021. Exercise therapy for chronic low back pain. Cochrane Database of Systematic Reviews. https://doi.org/10.1002/14651858.CD009790.pub2.

Hayden, J. A., Wilson, M. N., Stewart, S., Cartwright, J. L., Smith, A. O., Riley, R. D., Tulder, M. van, Bendix, T., Cecchi, F., Costa, L. O. P., Dufour, N., Ferreira, M. L., Foster, N. E., Gudavalli, M. R., Hartvigsen, J., Helmhout, P., Kool, J., Koumantakis, G. A., Kovacs, F. M., Kuukkanen, T., Long, A., Macedo, L. G., Machado, L. A. C., Maher, C. G., Mehling, W., Morone, G., Peterson, T., Rasmussen-Barr, E., Ryan, C. G., Sjögren, T., Smeets, R., Staal, J. B., Unsgaard-Tøndel, M., Wajswelner, H., Yeung, E. W., 2020. Exercise treatment effect modifiers in persistent low back pain: an individual participant data meta-analysis of 3514 participants from 27 randomised controlled trials. Br J Sports Med 54, 1277–1278. https://doi.org/10.1136/bjsports-2019-101205.

Niederer, D., Schiller, J., Groneberg, D. A., Behringer, M., Wolfarth, B., Gabrys, L., 2023. Machine learning-based identification of determinants for rehabilitation success and future healthcare use prevention in patients with high-grade, chronic, nonspecific low back pain: an individual data 7-year follow-up analysis on 154,167 individuals. PAIN. https://doi.org/10.1097/j.pain.0000000000003087.

Saragiotto, B. T., Maher, C. G., Yamato, T. P., Costa, L. O., Costa, L. C. M., Ostelo, R. W., Macedo, L. G., 2016. Motor control exercise for chronic non-specific low-back pain. Cochrane Database of Systematic Reviews. https://doi.org/10.1002/14651858.CD012004.

Seel, R. T., Steyerberg, E. W., Malec, J. F., Sherer, M., Macciocchi, S. N., 2012. Developing and Evaluating Prediction Models in Rehabilitation Populations. Archives of Physical Medicine and Rehabilitation, Developing and Using Evidence to Improve Rehabilitation Practice 93, S138–S153. https://doi.org/10.1016/j.apmr.2012.04.021.

Van Calster, B., Steyerberg, E. W., Wynants, L., van Smeden, M., 2023. There is no such thing as a validated prediction model. BMC Med 21, 1–8. https://doi.org/10.1186/s12916-023-02779-w.

KAPITEL

35

Lisa Happe

Anwendbarkeit einer App zur Unterstützung der Sturzprävention bei älteren Menschen

35.1 Einleitung

Das Gesundheitssystem steht aufgrund des demografischen Wandels und eines zunehmenden Fachkräftemangels vor wachsenden Herausforderungen bei der Versorgung der Bevölkerung (Tiemann und Mohokum, 2021). Digitale Assistenzsysteme wie Apps können potenziell helfen, indem sie Gesundheitsparameter monitoren oder die Einhaltung von Trainingsprogrammen unterstützen (Yerrakalva et al., 2019). Die Nutzung digitaler Gesundheitssysteme ist bei älteren Menschen noch nicht so weit verbreitet wie in anderen Bevölkerungsgruppen. Die Implementierung entsprechender Anwendungen kann durch die geringere Erfahrung mit technischen Systemen erschwert werden.

Hawley-Hague H, Tacconi C, Mellone S et al. Using smartphone TechnolOGy to Support an EffecTive Home ExeRcise Intervention to prevent falls among community-dwelling older adults: The TOGETHER Feasibility RCT. Gerontologie. 2023;69(6):783–798.
https://pubmed.ncbi.nlm.nih.gov/36470216/

Abstract

Using smartphone TechnolOGy to Support an EffecTive Home ExeRcise Intervention to prevent falls among community-dwelling older adults: The TOGETHER Feasibility RCT

Einleitung

Stürze haben erhebliche Auswirkungen auf die Lebensqualität, die Unabhängigkeit und die Kosten der Gesundheitsversorgung. Kraft- und Gleichgewichtstraining haben sich zur Verringerung der Sturzrate bzw. des Sturzrisikos als wirksam erwiesen, sofern das evidenzbasierte Programm in angemessener Weise befolgt wird. Ziel dieser Studie war es,

- die Durchführbarkeit des Einsatzes der Interventionen „Motivate Me" („Motiviere mich") und „My Activity Programme" („Mein Aktivitätsprogramm") zur Unterstützung der Sturzrehabilitation in der Praxis zu bewerten und
- das Studiendesign und die Versuchsverfahren für die Bewertung der Intervention zu beurteilen.

Methoden

Eine zweiarmige pragmatische randomisierte kontrollierte Machbarkeitsstudie wurde mit 5 Gesundheitsdienstleistern in Großbritannien durchgeführt. Patienten im Alter von ≥ 50 Jahren, die für ein Übungsprogramm zur Sturzrehabilitation in Frage kamen, wurden rekrutiert und erhielten entweder 1) eine Standardleistung mit einem Smartphone nur zur Ergebnismessung oder 2) eine Standardleistung plus die Apps „Motivate Me" und „My Activity Programme". Das primäre Ergebnis war die Durchführbarkeit der Intervention, des Studiendesigns und der Verfahren (einschließlich Rekrutierungsrate, Adhärenz und Drop-out). Zu den Outcome-Parametern gehörten Gleichgewicht, Funktion, Stürze, Kraft, Angst vor Stürzen, gesundheitsbezogene Lebensqualität, Ressourcennutzung und Therapietreue, die zu Beginn, 3 Monate und 6 Monate nach der Randomisierung gemessen wurden. Verblindete Prüfer erfassten die Ergebnisse.

Ergebnisse

24 Patienten mit einem Durchschnittsalter von 77,6 Jahren (Spannweite 62–92 Jahre) wurden der Kontrollgruppe und 26 der Interventionsgruppe zugeteilt. Wir rekrutierten 37,5 % der in Frage kommenden Teilnehmer an den 5 Klinikstandorten. 77 % der Teilnehmer der Interventionsgruppe schlossen ihr komplettes Trainingsprogramm ab (einschließlich der Nutzung der App). Die Rücklaufquoten bei den Ergebnismessungen lagen nach 6 Monaten bei 77–80 %; ein Wert, der jedoch durch die COVID-19-Pandemie beeinträchtigt wurde. Wir fanden einen mittleren Unterschied von 2,6 ± 1,9 Punkten zwischen den Gruppen bei der Veränderung des Berg-Balance-Scores vom Ausgangswert bis zu 3 Monaten und einen mittleren Unterschied von 4,4 ± 2,7 Punkten vom Ausgangswert bis zu 6 Monaten zugunsten der Interventionsgruppe. Weniger Stürze allgemein (1,8 ± 2,8 vs. 9,1 ± 32,6) und weniger Stürze mit Verletzung (0,1 ± 0,5 vs. 0,4 ± 0,6) in der Interventionsgruppe und höhere Adhärenzwerte nach 3 (17,7 ± 6,8 vs. 13,1 ± 6,5) und 6 Monaten (15,2 ± 7,8 vs. 14,9 ± 6,1) wurden verzeichnet. Es traten keine unerwünschten Ereignisse auf. Die Angehörigen der Gesundheitsfachberufe und auch die Patienten hatten kaum technische Probleme mit den Apps.

Schlussfolgerungen

Die Motivations-Apps und die Versuchsabläufe waren für die Gesundheitsfachkräfte und die Patienten praktikabel. Die Ergebnisse der Machbarkeitsstudie deuten auf eine positive Entwicklung hin, und die Hauptkriterien für die Aufnahme in die Hauptstudie wurden erfüllt.

35.2 Kommentar

35.2.1 Zusammenfassung

Für eine erfolgreiche Sturzprävention ist die langfristige Fortführung von Übungen wichtig, die Einhaltung (Adhärenz) der Übungsempfehlungen ist jedoch oft gering (Nyman and Victor, 2012, Hill et al., 2011). In der Studie von Hawley-Hague et al. (2023) wurde ein Sturzpräventionsprogramm in Form einer App mit älteren Menschen untersucht. Um Aussagen über die Wirksamkeit treffen zu können, wurden die Studienteilnehmenden in 2 Gruppen eingeteilt. Es zeigten sich positive Effekte auf die Adhärenz zum Trainingsprogramm und die Entwicklung der Gesundheitsparameter über insgesamt 6 Monate (Hawley-Hague et al., 2023).

35.2.2 Praxistipp

Das App-basierte Sturzpräventionsprogramm erwies sich als mit der Zielgruppe anwendbar. Bei der Integration digitaler Anwendungen in die Therapie müssen neben der Bereitschaft der Patientinnen und Patienten weitere Aspekte berücksichtigt werden.

In der Studie von Hawley-Hague et al. (2023) mussten die Teilnehmenden über einen Internetanschluss bzw. eine stabile Internetverbindung verfügen. Dies könnte für einige ältere Menschen in Deutschland schwierig werden, da im Jahr 2023 noch 48 % der Befragten über 70 Jahre angaben, das Internet nicht zu nutzen (Allensbach, 2023). Es ist jedoch nicht nur die Internetverbindung der Patientinnen und Patienten zu berücksichtigen, sondern auch deren Stabilität in der Praxis. In der vorgestellten Studie wurden die meisten Verbindungsprobleme von Seiten der physiotherapeutischen Einrichtungen gemeldet.

Die Einbeziehung von Gleichaltrigen oder Familienangehörigen kann helfen, Nutzungsbarrieren bei älteren Menschen zu überwinden. Die Teilnehmenden hatten die Möglichkeit, bei dem Termin, bei dem die App vorgestellt wurde, eine ältere Person an der Seite zu haben, die bereits Erfahrungen mit der App gesammelt hatte. Dieses Angebot war freiwillig und wurde von etwa der Hälfte der angefragten Teilnehmenden genutzt, die durchweg sehr zufrieden damit waren. Darüber hinaus stand es den älteren Menschen frei, auch ihre Angehörigen mit einzubeziehen, was ein weiterer unterstützender Faktor bei der Schulung im Umgang mit der Technik, aber auch bei sprachlichen Barrieren sein kann.

Insgesamt konnte durch den Einsatz des App-basierten Sturzpräventionsprogramms die Adhärenz zur Weiterführung der Übungen in der Zielgruppe im Vergleich zur Kontrollgruppe erhöht werden. Ebenso konnten gesundheitliche Outcomes wie Sturzhäufigkeit, Mobilität und Beinkraft verbessert werden. Obwohl die Adhärenz nach 6 Monaten im Vergleich zu 3 Monaten in beiden Gruppen etwas zurückging, war sie in der Interventionsgruppe immer noch höher als in der Kontrollgruppe. Der Rückgang der Adhärenz in der Interventionsgruppe könnte nach Ansicht der Autorinnen und Autoren darauf zurückzuführen sein, dass ein Studienzentrum nach etwa 10 Wochen die regelmäßigen Nachrichten der Physiotherapeutinnen und Physiotherapeuten an die Teilnehmenden einstellte. Dies unterstreicht die Bedeutung der Einbindung in die Physiotherapie und den möglichen Bedarf an zusätzlichen Strategien zur Verhaltensänderung im Programm, um sicherzustellen, dass ältere Menschen in der Lage sind, eigenständig weiterzutrainieren.

35.2.3 Wissenschaftliche Einordnung

In der vorliegenden Studie ist positiv hervorzuheben, dass die Rekrutierung in unterschiedlichen Einrichtungen mit unterschiedlichen Einzugsgebieten und Behandlungsschwerpunkten erfolgte. Dieses Vorgehen ermöglicht eine realistischere Einschätzung, wie die Versorgung im realen Gesundheitssystem aussehen könnte.

Die Drop-out-Rate war höher als bei der Planung der Studie angenommen. Allerdings brach nur eine Person aus Unzufriedenheit mit dem Programm ab. Die übrigen Teilnehmenden mussten aufgrund einer Verschlechterung ihres Gesundheitszustandes, die nicht im Zusammenhang mit der Trainingsmaßnahme stand, die Studienteilnahme abbrechen. Diese Problematik, insbesondere bei älteren Menschen mit Multimorbidität, tritt bei Studien häufig auf und sollte bei der Planung ähnlicher Studien berücksichtigt werden (Picorelli et al., 2014).

Insgesamt bietet die Studie eine detaillierte Analyse verschiedener Aspekte und Outcome-Parameter, die bei der Überprüfung der Anwendbarkeit einer App oder einer digitalen Gesundheitsanwendung berücksichtigt werden müssen. Anhand der Studie sind die notwendigen Schritte zur Generierung verlässlicher Ergebnisse gut nachvollziehbar und auf zukünftige Studien übertragbar.

TAKE HOME MESSAGE

Apps können auch bei älteren Menschen eine sinnvolle Unterstützung der physiotherapeutischen Versorgung darstellen. Neben der generellen Bereitschaft der Patientinnen und Patienten, eine App zu nutzen, sind auch Aspekte wie die Notwendigkeit einer Internetverbindung, die Verfügbarkeit auf dem jeweiligen Betriebssystem oder die Bedienbarkeit des Programms für die jeweilige Zielgruppe zu berücksichtigen.

LITERATUR

ALLENSBACH, L. 2023. Senioren (70 Jahre und älter) in Deutschland nach der Nutzungshäufigkeit des Internet im Vergleich mit der Bevölkerung im Jahr 2023 [Online]. Available: https://de.statista.com/statistik/daten/studie/1035162/umfrage/senioren-in-deutschland-nach-der-nutzungs-haeufigkeit-des-internets/ [Accessed 26.02.2024].

HAWLEY-HAGUE, H., TACCONI, C., MELLONE, S., MARTINEZ, E., YANG, F., SU, T. L., CHIARI, L., HELBOSTAD, J. L. & TODD, C. 2023. Using Smartphone TechnolOGy to Support an EffecTive Home ExeRcise Intervention to Prevent Falls amongst Community-Dwelling Older Adults: The TOGETHER Feasibility RCT. Gerontology, 69, 783–798.

HILL, A.-M., HOFFMANN, T., MCPHAIL, S., BEER, C., HILL, K. D., BRAUER, S. G. & HAINES, T. P. 2011. Factors Associated With Older Patients' Engagement in Exercise After Hospital Discharge. Archives of Physical Medicine and Rehabilitation, 92, 1395–1403.

NYMAN, S. R. & VICTOR, C. R. 2012. Older people's participation in and engagement with falls prevention interventions in community settings: an augment to the Cochrane systematic review. Age Ageing, 41, 16–23.

PICORELLI, A. M., PEREIRA, L. S., PEREIRA, D. S., FELÍCIO, D. & SHERRINGTON, C. 2014. Adherence to exercise programs for older people is influenced by program characteristics and personal factors: a systematic review. J Physiother, 60, 151–6.

KAPITEL

36

Christian Kopkow, Tobias Braun

Open-Science-Praktiken in der physiotherapeutischen Forschung

36.1 Einleitung

Open Science ist ein Paradigma, das auf den wesentlichen Grundsätzen der akademischen Freiheit, der Integrität der Forschung und der wissenschaftlichen Exzellenz aufbaut und Praktiken der Reproduzierbarkeit, der Transparenz, des Austauschs und der Zusammenarbeit in den wissenschaftlichen Betrieb integriert (United Nations Educational-Scientific Cultural Organization, 2021). Die Deutsche Forschungsgemeinschaft (DFG) versteht unter Open Science, „dass wissenschaftliche Praktiken und Prozesse etabliert oder gestaltet werden, um Forschungsergebnisse langfristig offen zugänglich zu machen und damit die bessere Nutzbarkeit durch die Wissenschaft selbst und andere Akteure zu gewährleisten" (Deutsche Forschungsgemeinschaft, 2022). Open-Science-Praktiken werden als wichtiger und untrennbarer Aspekt von Forschungsintegrität beschrieben (Braun & Kopkow, 2023; Haven, Gopalakrishna, Tijdink, van der Schot, & Bouter, 2022; Kopkow & Braun, 2023). Welche konkreten Praktiken jedoch zum Open-Science-Paradigma gehören, ist unscharf definiert. Deshalb ist es schwierig, Open-Science-Praktiken im Zeitverlauf zu beobachten und Änderungen festzustellen. Cobey et al. (2023) konsentierten daher Open-Science-Praktiken im Rahmen einer Delphi-Studie.

Cobey KD, Haustein S, Brehaut J, Dirnagl U, Franzen DL, et al. Community consensus on core open science practices to monitor in biomedicine. PLoS Biol. 2023; 21(1):e3001949
https://doi.org/10.1371/journal.pbio.3001949

Abstract

Community consensus on core open science practices to monitor in biomedicine

Der Stand der Open Science muss überwacht werden, um Veränderungen im Laufe der Zeit nachzuvollziehen und Bereiche zu ermitteln, in denen Verbesserungsmaßnahmen gefördert werden können. Damit Open-Science-Praktiken überwacht werden können, müssen sie zunächst genau definiert und operationalisiert werden. Um einen Konsens darüber zu erzielen, welche Praktiken der Open Science in biomedizinischen Forschungseinrichtungen überwacht werden sollen, haben wir eine modifizierte Delphi-Studie mit 3 Runden durchgeführt. Teilgenommen haben Forschungsadministratoren, Forscher, Fachleute in speziellen Open-Science-Funktionen und Bibliothekare.

In den Runden 1 und 2 füllten die Teilnehmer einen Online-Fragebogen aus, wo sie eine Reihe potenzieller Open-Science-Praktiken bewerteten. In Runde 3 veranstalteten wir 2 halbtägige virtuelle Treffen, um die Punkte zu erörtern und abzustimmen, für die kein Konsens gefunden worden war.

Letztendlich einigten sich die Teilnehmer auf 19 Open-Science-Praktiken. Dieser Kernbestand an Open-Science-Praktiken wird die Grundlage für institutionelle Dashboards bilden und kann auch für Entwicklungen in der Politik, Bildung und bei Interventionen von Nutzen sein.

36.2 Kommentar

36.2.1 Zusammenfassung

Die Autorinnen und Autoren führten eine Delphi-Befragung mit insgesamt 3 Runden durch, um potenzielle Open-Science-Praktiken abzustimmen. Für die Studien wurden mittels Schneeballsystem sowohl Forschende als auch Personen aus der akademisch-wissenschaftlichen Verwaltung und Bibliotheksmitarbeitende rekrutiert. Die Teilnehmenden stimmten die vorgeschlagenen Open-Science-Praktiken online ab und konnten dabei ab der 2. Abstimmungsrunde das eigene Abstimmungsverhalten ändern und bekamen hierfür zur Unterstützung das vorherige eigene, das Antwortverhalten der weiteren Teilnehmenden und Kommentare aller Teilnehmenden präsentiert.

Die 3. Abstimmungsrunde fand in Form einer 2-tägigen Webkonferenz mit der Möglichkeit zur Diskussion und zur anonymen Abstimmung statt. An der 1. Runde nahmen 80 Personen aus Spanien, Italien, England, Nigeria, Schottland, Kanada, der Schweiz, Brasilien, Chile, Indien, Österreich, Australien und Hongkong teil. An der abschließenden 2-tägigen Webkonferenz nahmen noch 20 (Tag 1) bzw. 16 (Tag 2) Personen teil. Forschende bildeten bei allen Abstimmungsrunden die Mehrheit (unterschiedlicher relativer Anteil zwischen 31 % und 41 % in den verschiedenen Abstimmungsrunden).

Zu den insgesamt 19 konsentierten Praktiken im Zusammenhang mit Open Science und transparenter Forschung zählen unter anderem
- die Registrierung der Studie vor Rekrutierung von Patientinnen und Patienten bzw. Studienteilnehmenden,
- das Teilen von Daten, Codes oder Materialien (d. h. diese Informationen öffentlich zugänglich zu machen),
- Angaben zur Rolle der jeweiligen Autorinnen und Autoren,
- die Angabe von Interessenskonflikten sowie
- die Angabe von Forschungsförderung.

Die Autorinnen und Autoren planen, auf den Ergebnissen der Studien aufbauend ein Dashboard zu entwickeln, welches frei zugänglich ist und von Institution genutzt werden kann, um den eigenen Fortschritt oder die Einhaltung der Open-Science-Praktiken zu bewerten.

36.2.2 Wissenschaftliche Einordnung

Die Studie von Cobey et al. (2023) wurde nachvollziehbar und wissenschaftlichen Ansprüchen an hochwertige Forschung entsprechend durchgeführt. Daher soll die folgende Einordnung weniger auf die Qualität der Studie, sondern vielmehr auf die untersuchte Thematik und die Implikationen für die Physiotherapie in Deutschland fokussiert werden.

Insgesamt erscheint das Thema Open Science in Deutschland noch nicht hinreichend bekannt und akzeptiert zu sein, auch im Bereich der physiotherapeutischen Forschung. Wenngleich es in den letzten Jahren zunehmend mehr Forschung im Bereich der Physiotherapie zu ganz unterschiedlichen Themen gibt, hinkt die Einhaltung von Open-Science-Praktiken hinterher (Kopkow und Braun, 2023). Dies hat vermutlich viele Gründe, ist jedoch bisher nicht systematisch untersucht. Fehlende Ressourcen (insbesondere Zeit und Geld) sowie Unkenntnis dürften zwei maßgebliche Gründe sein, Open-Science-Praktiken nicht zu befolgen.

Dass die Forschung in der Physiotherapie bei allen Erfolgen nach wie vor im Vergleich mit vielen weiteren Wissenschaftsbereichen weniger entwickelt ist, hat den Vorteil, dass aufgrund von weniger etablierten Strukturen schneller Anpassungen vorgenommen und Neuerungen mitgedacht und integriert werden können. Bruderer-Hofstetter (2023) beschreibt die Wichtigkeit von Forschung im Zusammenhang mit der Professionsentwicklung der Physiotherapie und benennt Forschung als notwendige Voraussetzung, damit die Physiotherapie sich an ein sich veränderndes Umfeld anpassen kann. Dabei verändert sich natürlich auch die Art und Weise, wie geforscht wird – nicht nur die beforschten Themen und hierfür genutzten Methoden. Open Science verändert die etablierten Maßstäbe für wissenschaftliche Leistungen und „Forschungserfolge", wie z. B. die Anzahl der Zitationen oder der Journal Impact Factor (Kopkow und Braun, 2023).

Die Veröffentlichung von Studienprotokollen, die Registrierung von Studien, die Veröffentlichung von Datenanalyseplänen und des genutzten Codes zur Datenanalyse, die Veröffentlichung von Datensets und Metadaten sowie die zeitnahe und frei zugängliche Veröffentlichung von Forschungsergebnissen als sogenanntes „Preprint" sind wichtige Aspekte von Open Science (Haven et al., 2022), die in der Vergangenheit vielfach nicht beachtet wurden und im Bereich der Physiotherapie in Deutschland wohl nicht etabliert sind. Transparente Forschung erhöht die Vertrauenswürdigkeit von Forschung, ist jedoch anspruchsvoll und mit individuellen Herausforderungen verbunden. Insofern muss Open Science bei der Bewertung von individuellen Wissenschaftsleistungen berücksichtigt und honoriert werden, wofür Moher et al. (2020) die Hongkong-Prinzipien zur Förderung der Forschungsintegrität und Bewertung von Wissenschaftlerinnen und Wissenschaftlern veröffentlichten haben.

Um den Gedanken der noch ausbaufähigen Forschung in Deutschland aufzugreifen, ist es wünschenswert, wenn Open-Science-Praktiken bestmöglich im weiteren Ausbau der Strukturen beachtet und umgesetzt werden, während gleichzeitig bereits etablierte Strukturen dahingehend kritisch analysiert und ggf. entsprechend umgebaut werden. Die von Cobey et al. (2023) konsentierten Open-Science-Praktiken können dabei leitend sein, um einen solchen Prozess zielgerichtet durchzuführen.

36.2.3 Praxistipp

Die Studie von Cobey et al. (2023) hat scheinbar keine direkte Relevanz für die klinische Versorgung von Patientinnen und Patienten. Gleichzeitig ist die Studie für all diejenigen relevant, die in der Forschung arbeiten oder an Forschungsvorhaben mitarbeiten. Vertrauenswürdige Forschung ist insofern wichtig, als dass es zunehmend sog. *Predatory Journals* – Räuberjournale, auch Raubtierjournale genannt – gibt, in denen Papers mit fragwürdiger Methodik und zweifelhaften Ergebnissen veröffentlicht werden. Meist sind diese Open Access publiziert, also im Volltext frei verfügbar.

Für Personen, die im kritischen Lesen und Bewerten von wissenschaftlichen Publikationen wenig erfahren sind, können solche problematischen Publikationen nicht unmittelbar identifizierbar sein. Werden diese Publikationen nun jedoch genutzt, um Entscheidungen für die Versorgung von Patientinnen und Patienten zu treffen, kann es zur Durchführung von nicht wirksamen oder gar schädlichen Interventionen kommen.

Um zu demonstrieren, wie einfach ausgedachte und keinesfalls plausible Daten in einem Räuberjournal veröffentlicht werden können, publizierten Cook et al. (2018a) in der Zeitschrift *Archives of Women Health and Care* einen Beitrag zu Effekten spinaler Manipulation bei einem verstorbenen Patienten mit Rückenmarkverletzung. Der im Artikel präsentierte Fallbericht ist absurd beschrieben, völlig frei erdacht, klinisch nicht nachvollziehbar und wird wissenschaftlich völlig unzureichend präsentiert. Das war so beabsichtigt, denn die Autorinnen und Autoren wollten zeigen, dass absurde und falsche Information in Räuberjournalen veröffentlicht werden können, da Beiträge trotz anderslautender Angaben in diesen Zeitschriften oft kein Peer-Review-Verfahren durchlaufen.

Der Peer-Review-Prozess ist ein etabliertes Verfahren zur Sicherung der wissenschaftlichen Qualität von Fachartikeln, der bedeutet, dass ein Fachartikel üblicherweise von mindestens 2 Personen mit inhaltlicher und/oder methodischer Expertise begutachtet und vor der Veröffentlichung entsprechend überarbeitet wird.

Es gibt jedoch Möglichkeiten, problematische Fachartikel (deren Ergebnisse möglicherweise stark verzerrt oder falsch sein können) zu meiden bzw. zu erkennen. Artikel aus Fachzeitschriften, die in seriösen wissenschaftlichen Datenbanken (z. B. Medline) indexiert sind, erfüllen in der Regel bestimmte Qualitätsansprüche, wie z. B. ein Peer-Review-Verfahren. Wenn Zweifel an der Seriosität eines Artikels bzw. der Fachzeitschrift eines Artikels bestehen, bietet die „Beall's List" eine gute Unterstützung (https://beallslist.net/). Der amerikanische Bibliothekar Jeffrey Beall hatte diese „Negativliste zum Fachzeitschriften- und Verlagsbereich" im Jahr 2008 erstellt, aufgrund von Drohungen und politischen Maßnahmen jedoch 2017 deaktiviert (Beall, 2017). Die Liste der vermeintlichen Räuberjournale ist weiterhin offline als Webarchiv verfügbar und wird zurzeit von einem anonymen Manager der Webseite weitergeführt.

Eine weitere Möglichkeit zur Überprüfung bietet die Datenbank „Cabell's Predatory Reports", die fraglich bewertete Zeitschriften und Verlage aus allen Forschungsbereichen dokumentiert (https://cabells.com/). Cukier et al. (2020) definierten zudem verschiedene Kriterien, anhand derer Räuberjournale identifiziert werden können, wie z. B. Werbung mit Falschangaben, nicht verifizierbare Herausgebende oder fehlende Angaben zur Zurückziehung von Artikeln.

TAKE HOME MESSAGE

- Open Science ist ein Paradigma, das auf den wesentlichen Grundsätzen der akademischen Freiheit, der Integrität der Forschung und der wissenschaftlichen Exzellenz aufbaut und Praktiken der Reproduzierbarkeit, der Transparenz, des Austauschs und der Zusammenarbeit in den wissenschaftlichen Betrieb integriert.
- Open-Science-Praktiken wie z. B. die Registrierung von Studien, das Teilen von Daten, Codes oder Materialien (d. h. diese Informationen öffentlich zugänglich zu machen), Angaben zur Rolle der jeweiligen Autorinnen und Autoren, zu Interessenskonflikten oder Forschungsförderung sind wichtig und sollten auch in der physiotherapeutischen Forschung angewendet werden.

LITERATUR

Beall, J. (2017). What I learned from predatory publishers. Biochem Med (Zagreb), 27(2), 273-278. doi:10.11613/bm.2017.029.

Braun, T., & Kopkow, C. (2023). Research Integrity – Teil 1: Verantwortungsvolle Forschungspraktiken und Transparenz. physioscience, 19(01), 1-4. doi:10.1055/a-1982-2858.

Bruderer-Hofstetter, M. (2023). Die Rolle der Forschung in der Professionsentwicklung der Physiotherapie. physioscience, 19(03), 101-103. doi:10.1055/a-2091-4225.

Cobey, K. D., Haustein, S., Brehaut, J., Dirnagl, U., Franzen, D. L., Hemkens, L. G.,. . Moher, D. (2023). Community consensus on core open science practices to monitor in biomedicine. PLoS Biology, 21(1), e3001949. doi:10.1371/journal.pbio.3001949.

Cook, C., Cleland, J., & Mintken, P. (2018a). Temporal Effect of Repeated Spinal Manipulation on Mortality Ratio : A Case Report. ARCH Women Health Care, 1(1), 1-4.

Cook, C. E., Cleland, J. A., & Mintken, P. E. (2018b). Manual Therapy Cures Death: I Think I Read That Somewhere. Journal of Orthopaedic and Sports Physical Therapy, 48(11), 830-832. doi:10.2519/jospt.2018.0107.

Cukier, S., Lalu, M., Bryson, G. L., Cobey, K. D., Grudniewicz, A., & Moher, D. (2020). Defining predatory journals and responding to the threat they pose: a modified Delphi consensus process. BMJ Open, 10(2), e035561. doi:10.1136/bmjopen-2019-035561.

Deutsche Forschungsgemeinschaft. (2022). Open Science als Teil der Wissenschaftskultur. Positionierung der Deutschen Forschungsgemeinschaft. doi:10.5281/zenodo.7193838.

Haven, T., Gopalakrishna, G., Tijdink, J., van der Schot, D., & Bouter, L. (2022). Promoting trust in research and researchers: How open science and research integrity are intertwined. BMC Research Notes, 15(1), 302. doi:10.1186/s13104-022-06169-y.

Kopkow, C., & Braun, T. (2023). Research Integrity - Teil 2: Open Science. physioscience, 19(02), 49-51. doi:10.1055/a-2025-5225.

Moher, D., Bouter, L., Kleinert, S., Glasziou, P., Sham, M. H., Barbour, V.,. . Dirnagl, U. (2020). The Hong Kong Principles for assessing researchers: Fostering research integrity. PLoS Biology, 18(7), e3000737. doi:10.1371/journal.pbio.3000737.

United Nations Educational - Scientific Cultural Organization. (2021). UNESCO Recommendation on Open Science. Retrieved from https://unesdoc.unesco.org/notice?id=p::usmarcdef_0000379949.

KAPITEL

37

Hanna Brodowski

Prähabilitation: Better in – better out?

37.1 Einleitung

Der Erfolg eines operativen Eingriffs hängt neben Faktoren wie Diagnose, Art und Dauer des operativen Eingriffs auch von prädiktiven, also vorherbestimmenden Faktoren ab, die die Patienten bereits mitbringen (Batailler et al., 2021; Wada et al., 2020). Prähabilitation beschreibt, analog zur Rehabilitation nach einer Operation, die Maßnahmen, die vor einem operativen Eingriff durchgeführt werden.

Die Prähabilitation soll Patientinnen und Patienten auf ihren Eingriff vorbereiten, die Funktionsfähigkeit verbessern sowie postoperative Komplikationen verringern. Die Physiotherapie spielt hierbei eine Schlüsselrolle. Aktuell gibt es jedoch kaum Erkenntnisse über die optimale Durchführung einer Prähabilitation. Das Ziel der vorliegenden Übersichtsarbeit war es zu überprüfen, ob die Patientinnen und Patienten, die an einer Prähabilitation vor einem orthopädisch-operativen Eingriff teilgenommen haben, im Anschluss ein besseres Outcome zeigen als die Vergleichsgruppe, die Standardtherapie und somit keine Prähabilitation erhielt.

Punnoose A, Claydon-Mueller LS, Weiss O et al. Prehabilitation for patients undergoing orthopedic surgery: A systematic review and meta-analysis. JAMA Netw Open. 2023;6(4):e238050.
https://pubmed.ncbi.nlm.nih.gov/37052919/

Abstract

Prehabilitation for patients undergoing orthopedic surgery: A systematic review and meta-analysis

Hintergrund
Prähabilitationsprogramme für Patienten, die sich einer orthopädischen Operation unterziehen, haben in den letzten Jahren an Verbreitung gewonnen. Die aktuelle Literatur hat jedoch unterschiedliche Ergebnisse geliefert.

Ziel
Es sollte untersucht werden, ob die Prähabilitation bei Patienten, die sich einer orthopädischen Operation unterziehen, im Vergleich zur üblichen Behandlung zu besseren prä- und postoperativen Ergebnissen führt.

Datenquellen
Bibliografische Datenbanken (MEDLINE, CINAHL [Cumulative Index to Nursing and Allied Health Literature], AMED [Allied and Complementary Medicine], Embase, PEDRO [Physiotherapy Evidence Database] und Cochrane Central Register of Controlled Trials) wurden nach veröffentlichten Studien durchsucht, und das Institute for Scientific Information Web of Science, das System for Information on Grey Literature in Europe und das European Clinical Trials Registry wurden nach unveröffentlichten Studien vom 1. Januar 2000 bis zum 30. Juni 2022 durchsucht.

Studienauswahl
Eingeschlossen wurden randomisierte klinische Studien (RCTs), in denen die Prähabilitation mit der Standardbehandlung für verschiedene orthopädisch-chirurgische Eingriff verglichen wurde.

Datenakquise und -synthese
2 unabhängige Gutachter überprüften die Studien. Die Daten wurden unter Verwendung eines Modells mit Zufallseffekten gepoolt. Die Empfehlungen wurden anhand der GRADE-Skala (Grading of Recommendations Assessment, Development and Evaluation System) ermittelt, und die Studie wurde gemäß der PRISMA-Richtlinie (Preferred Reporting Items for Systematic Reviews and Meta-Analyses) durchgeführt.

Die wichtigsten Ergebnisse und Maßnahmen
Untersucht wurden Schmerzen, Funktion, Muskelkraft und gesundheitsbezogene Lebensqualität (HRQOL).
48 Einzelstudien mit 3570 Teilnehmern (2196 Frauen [61,5 %]; mittleres [SD] Alter, 64,1 [9,1] Jahre) wurden analysiert. Präoperativ wurde für Patienten, die sich einer Knietotalendoprothesen-Implantation (Knie-TEP) unterzogen, eine mäßig sichere Evidenz zugunsten der Prähabilitation in Bezug auf Funktion (standardisierte mittlere Differenz [SMD], −0,70 [95 %-KI −1,08 bis −0,32]) und Muskelkraft und -beugung (SMD 1,00 [95 %-KI 0,23–1,77]) ermittelt. Für Patienten, die sich einer Hüfttotalendoprothesen-Implantation (Hüft-TEP) unterzogen, betrugen die Werte für die HRQOL auf dem 36-Item Short Form Health Survey (gewichtete mittlere Differenz [WMD]) 7,35 (95 %-KI 3,15–11,54) und für Muskelkraft und Abduktion SMD = 1,03 (95 %-KI 0,03–2,02). Für Patienten, die sich aufgrund von Rückenschmerzen einer Wirbelsäulenoperation unterzogen, wurde eine hohe Evidenz (WMD, −8,20 [95 %-KI −8,85 bis −7,55]) und für die HRQOL eine mäßige Evidenz (SMD, 0,46 [95 %-KI 0,13–0,78]) berichtet.

Postoperativ wurde für die Funktion nach 6 Wochen bei Patienten, die sich einer Knie-TEP-Operation unterzogen (SMD −0,51 [95 %-KI −0,85 bis −0,17]), und nach 6 Monaten bei Patienten, die sich einer Wirbelsäulenoperation unterzogen (SMD −2,35 [95 %-KI −3,92 bis −0,79]), eine mäßige Evidenz zugunsten der Prähabilitation berichtet. Andere Unterschiede bei den Ergebnissen zugunsten der Prärehabilitation waren von geringer bis sehr geringer Evidenzqualität.

Schlussfolgerungen und Relevanz

In dieser systematischen Übersichtsarbeit und Metaanalyse von RCTs wurde mit mäßiger Evidenz gezeigt, dass die Prähabilitation die präoperative Funktion und Kraft bei Knie-TEP und die HRQOL sowie die Muskelkraft bei Hüft-TEP im Vergleich zur üblichen Versorgung verbessert und bei Patienten mit Wirbelsäulenoperation mit hoher Evidenz die Rückenschmerzen reduziert und mit mäßiger Evidenz die HRQOL verbessert.

Postoperativ wurde mit mäßiger Evidenz festgestellt, dass die Funktion nach einer Tnie-TEP-Operation nach 6 Wochen und nach einer Lendenwirbelsäulenoperation nach 6 Monaten durch die Prähabilitation verbessert wird. Die Prähabilitation zeigte vielversprechende Ergebnisse für andere Outcomes, obwohl ein hohes Risiko der Verzerrung und Heterogenität die Gesamtqualität der Evidenz beeinträchtigte.

Zusätzliche RCTs mit einem geringen Risiko der Verzerrung, die prä- und postoperative Ergebnisse für alle orthopädisch-chirurgischen Verfahren untersuchen, sind erforderlich.

37.2 Kommentar

37.2.1 Zusammenfassung

Die Prähabilitation verbesserte die Funktion sowie die gesundheitsbezogene Lebensqualität und die Muskelkraft und verringerte die Rückenschmerzen der Patientinnen und Patienten vor der Operation im Vergleich zu den Patientinnen und Patienten mit der üblichen Versorgung. Postoperativ verbesserten die Patientinnen und Patienten die Funktion kurz- bis mittelfristig im Vergleich zum Outcome ohne Prähabilitation.

Die Autorinnen und Autoren stellten fest, dass nur 10 der 48 eingeschlossenen Studien ein geringes Verzerrungsrisiko, also einen niedrigen Bias, aufweisen. Das heißt: Bei einem Großteil der in dem Review eingeschlossenen Studien waren die Darstellung der Durchführung der Interventionen sowie die Auswertung der Ergebnisse unzureichend und die Berichterstattung unvollständig. Damit ist die Aussagekraft der Studien begrenzt.

Die Dauer der Prähabilitationsprogramme umfasste eine große Zeitspanne. So betrug sie in 39 Studien (81 %) 4 oder mehr (bis zu 12) Wochen, aber in einer Studie auch lediglich 1 Woche. In 37 (77 %) Studien trainierten die Teilnehmer mindestens 2× pro Woche. Von Adhärenz, dem Einhalten des Therapieplanes durch die Teilnehmer, wurde in lediglich 21 Studien (44 %) berichtet. In 39 Studien wurden vielfältige Interventionen wie Kräftigung, Gleichgewichts-, Propriozeptions- oder auch Aquatraining parallel eingesetzt. In nur 10 Studien fand präoperativ eine Edukation statt, und wiederum 5 Studien hatten einen multimodalen Ansatz (z. B. psychologische Interventionen).

Der unterschiedliche methodische Aufbau der eingeschlossenen Studien und die unzureichende Berichterstattung fordern die Leserin und den Leser dazu auf, die Ergebnisse der Übersichtsarbeit und damit auch eine mögliche Verallgemeinerung der Erkenntnisse zur Prähabilitation kritisch zu betrachten.

37.2.2 Praxistipp

Was können wir für die präoperative Behandlung unserer Patientinnen und Patienten ableiten, die sich einer orthopädischen Operation unterziehen werden? Es gibt Hinweise, dass die Prähabilitation einen präoperativen Nutzen für die Patientinnen und Patienten hat. Wie auch die Rehabilitation befindet sich die Prähabilitation auf dem schmalen Grat zwischen dem Auftrag der standardisierten Behandlung, die für den Bereich der Prähabilitation noch einen weiten Weg vor sich hat, und der Anpassung der Therapie an den individuellen Patienten.

Die Autorinnen und Autoren schlussfolgerten, dass eine Mindestdauer von 4–6 Wochen und 2 Therapieeinheiten pro Woche (zum jetzigen Zeitpunkt) empfohlen werden können. Aus welchen Komponenten die Prähabilitation im Detail aufgebaut sein sollte, kann noch nicht abschließend beantwortet werden und sollte auf der Ermittlung des individuellen Bedarfs basieren.

Aus der vorliegenden Übersichtsarbeit lässt sich interpretieren, dass aktuell die physische Gesundheit in den Prähabilitationskonzepten im Fokus steht. Neben der Steigerung des Aktivitätsniveaus und einer verbesserten Funktion sollte die Vorbereitung auf eine Operation jedoch auch mittels Edukation und gemeinsamen Zielsetzungen (Moyer et al., 2017) sowie dem Sprechen über Ergebniserwartungen erfolgen (Tilbury et al., 2016), da dies wesentlich zum endgültigen postoperativen Grad der Zufriedenheit beitragen kann (Neuprez et al., 2016).

Um die Patientinnen und Patienten stärker in den Behandlungsprozess zu integrieren und die Adhärenz zu stärken, liegt der Einsatz von sog. PROMs („patient related outcome measures") nahe, da diese die Effektivität des Therapieerfolges aus Patientenperspektive messen. Eine Prähabilitationsdauer von mindestens 4 Wochen ist aus muskelphysiologischer Sicht für die Kräftigung sinnvoll. (Schmerz-) Edukation oder das Erlernen des Gehens an Unterarmgehstützen wiederum können sicherlich in einem kürzeren Zeitrahmen erfolgen.

37.2.3 Wissenschaftliche Einordnung

Die Übersichtsarbeit von Punnoose und Kollegen zeigt die derzeitige Lücke an hochwertiger Evidenz zur Entwicklung von effektiven Prähabilitationsprogrammen auf. Zukünftig sollte die Frage nach der Evidenz der Prähabilitation auch dahingehend konkretisiert werden, dass ein Prähabilitationsprogramm auf einen spezifischen elektiven orthopädischen Eingriff bezogen sein sollte, wie es im Rahmen von

Behandlungspfaden üblich ist. Geeignete Assessments sind einzusetzen und die Interventionen an die jeweilige Patientengruppe anzupassen. Neben der (wichtigen) Patientenorientierung und den (bisher fehlenden) Aussagen zu langfristigen Ergebnissen sollten zukünftig weitere Perspektiven wie die Gesundheitsökonomie oder die Ablauforganisation in die Entwicklung der Prähabilitationsansätze einbezogen werden.

TAKE HOME MESSAGE

Die Zeit vor der Operation sollte von Therapeutinnen und Therapeuten und Patientinnen und Patienten genutzt werden, um gemeinsam eine möglichst gute Ausgangsbasis für die postoperative Zeit zu erreichen. Durch welche genauen Interventionen dies geschieht, kann aktuell nicht beantwortet werden. Es kann bedeuten, mit unseren Patientinnen und Patienten über deren Erwartungen zu sprechen, neue Bewegungsabläufe bereits vor der Operation zu erlernen oder den Kraftstatus zu verbessern.

Im Großen verlangt es von uns nicht weniger, als ein Grundkonzept für die Patientinnen und Patienten in unserer Klinik zu entwickeln. Dies kann nur im (interdisziplinären) Team geschehen, wenn alle Ressourcen gebündelt und Bemühungen um die Prähabilitation synchronisiert werden.

LITERATUR

Batailler, C., Lording, T., De Massari, D., Witvoet-Braam, S., Bini, S., Lustig, S., 2021. Predictive Models for Clinical Outcomes in Total Knee Arthroplasty: A Systematic Analysis. Arthroplasty Today 9, 1–15. https://doi.org/10.1016/j.artd.2021.03.013.

Moyer, R., Ikert, K., Long, K., Marsh, J., 2017. The Value of Preoperative Exercise and Education for Patients Undergoing Total Hip and Knee Arthroplasty: A Systematic Review and Meta-Analysis. JBJS Rev. 5, e2–e2. https://doi.org/10.2106/JBJS.RVW.17.00015.

Neuprez, A., Delcour, J.-P., Fatemi, F., Gillet, P., Crielaard, J.-M., Bruyère, O., Reginster, J.-Y., 2016. Patients' Expectations Impact Their Satisfaction following Total Hip or Knee Arthroplasty. PLOS One 11, e0167911. https://doi.org/10.1371/journal.pone.0167911.

Tilbury, C., Haanstra, T. M., Leichtenberg, C. S., Verdegaal, S. H. M., Ostelo, R. W., De Vet, H. C. W., Nelissen, R. G. H. H., Vliet Vlieland, T. P. M., 2016. Unfulfilled Expectations After Total Hip and Knee Arthroplasty Surgery: There Is a Need for Better Preoperative Patient Information and Education. J. Arthroplasty 31, 2139–2145. https://doi.org/10.1016/j.arth.2016.02.061.

Wada, T., Tanishima, S., Kitsuda, Y., Osaki, M., Nagashima, H., Hagino, H., 2020. Preoperative low muscle mass is a predictor of falls within 12 months of surgery in patients with lumbar spinal stenosis. BMC Geriatr. 20, 516. https://doi.org/10.1186/s12877-020-01915-y.

KAPITEL

38

Dmitry Ayzikov

Ist auf Teletherapie Verlass?

38.1 Einleitung

Unter Telerehabilitation (Abkürzung: Telereha) wird die Durchführung von Maßnahmen der medizinischen Rehabilitation unter Nutzung von ICT (Information and Communications Technology) verstanden, wodurch Rehabilitationsleistungen auch über bestehende räumliche und/oder zeitliche Distanzen hinweg angeboten werden können (John et al., 2015). In der Physiotherapie sind die Möglichkeiten und Vorteile der Teletherapie insbesondere seit der Corona-Pandemie stärker in den Fokus gerückt. Dies ist als positive Entwicklungen zu betrachten, da Teletherapie einen Mehrwert für Patientinnen und Patienten haben kann. Durch den Fachkräftemangel in Deutschland (Kopkow und Garsch, 2018) bleibt diese Form von Therapie auch in Moment relevant und vorteilhaft (Holland 2017).

Serón et al. (2021) haben sich mit der Frage der Effektivität von Teletherapie bei Physiotherapie anhand relevanter Krankheitsbilder befasst und die zu diesem Zeitpunkt zur Verfügung stehenden wissenschaftlichen Daten und deren Ergebnisse zusammengefasst.

Seron P, Oliveros MJ, Gutierrez-Arias R et al. Effectiveness of telerehabilitation in physical therapy: A rapid overview. Phys Ther. 2021;101(6):pzab053. doi: 10.1093/ptj/pzab053
https://pubmed.ncbi.nlm.nih.gov/32804923/

Abstract

Effectiveness of telerehabilitation in physical therapy: A rapid overview

Ziel
Ziel dieser Untersuchung war es, die verfügbaren Erkenntnisse aus systematischen Übersichtsarbeiten über die Telerehabilitation in der Physiotherapie zusammenzufassen.

Methoden
Wir haben die Datenbanken Medline/PubMed, EMBASE und Cochrane Library durchsucht. Darüber hinaus wurden die Aufzeichnungen in PROSPERO, Epistemonikos und PEDro konsultiert. Eingeschlossen wurden systematische Übersichten zu verschiedenen Erkrankungen, Bevölkerungsgruppen und Kontexten, bei denen die zu bewertende Intervention die Physiotherapie mittels Telerehabilitation ist. Die Ergebnisse waren klinische Wirksamkeit in Abhängigkeit von der jeweiligen Erkrankung, Funktionalität, Lebensqualität, Patientenzufriedenheit, Therapietreue und Sicherheit. Die Datenakquise und die Bewertung des Verzerrungsrisikos wurden von einem Gutachter durchgeführt, wobei eine nicht unabhängige Überprüfung durch einen zweiten Gutachter erfolgte. Die Ergebnisse werden in den Tabellen und Abbildungen des Artikels qualitativ dargestellt.

Ergebnisse
Es wurden 53 systematische Übersichtsarbeiten einbezogen, von denen 17 mit einem geringen Verzerrungsrisiko bewertet wurden. 15 Berichte befassten sich mit der kardiorespiratorischen Rehabilitation, 14 mit Erkrankungen des Bewegungsapparats und 13 mit der Neurorehabilitation. Die anderen 11 Reviews betrafen Erkrankungen resp. Rehabilitation anderer Art. 13 mit einem geringen Biasrisiko bewertete Arbeiten zeigten Ergebnisse zugunsten der Telerehabilitation im Vergleich zur Rehabilitation vor Ort oder keiner Rehabilitation, während 17 keine Unterschiede zwischen den Gruppen aufwiesen. 35 Übersichtsarbeiten mit unklarem oder hohem Verzerrungsrisiko zeigten uneinheitliche Ergebnisse.

Schlussfolgerungen
Trotz der widersprüchlichen Ergebnisse könnte die Telerehabilitation in der Physiotherapie bei Erkrankungen wie Arthrose, Kreuzschmerzen, Hüft- und Kniegelenkersatz und Multipler Sklerose sowie im Rahmen der kardialen und pulmonalen Rehabilitation mit einer Rehabilitation vor Ort vergleichbare oder bessere Outcomes als keine Rehabilitation aufweisen. Klinische Studien und systematische Überprüfungen müssen unbedingt in besserer Qualität durchgeführt werden.

Auswirkungen
Die Bereitstellung der besten verfügbaren Erkenntnisse über die Wirksamkeit der Telerehabilitation für Fachkräfte, vor allem für Physiotherapeuten, wird sich auf den Entscheidungsprozess auswirken und somit zu besseren klinischen Ergebnissen für die Patienten führen, sowohl in Zeiten der COVID-19-Pandemie als auch in Zukunft. Die Ermittlung von Forschungslücken wird auch dazu beitragen, relevante neue Forschungsfragen zu entwickeln.

38.2 Kommentar

38.2.1 Zusammenfassung

Die Autorinnen und Autoren haben erstmalig systematisch die Evidenz recherchiert und zusammenfassend dargestellt, so wurden die Ergebnisse von 53 systematischen Übersichtsarbeiten (inklusive 27 Metaanalysen) zusammengefasst. Davon wurden in 14 Übersichtsarbeiten muskuloskelettale Krankheitsbilder, in 15 Übersichtsarbeiten kardiorespiratorische Krankheitsbilder, in 13 Studien neurologische Krankheitsbilder und in 11 Arbeiten andere für die Physiotherapie relevante Krankheitsbilder analysiert.

Insgesamt 754 Studien wurden identifiziert, wobei die Interventionen und Probandengruppen (untersucht wurden Säuglinge bis geriatrische Probanden) untereinander schwer vergleichbar waren. Obwohl in allen Untersuchungen digitale Tools als Teil der physiotherapeutischen Intervention genutzt wurden, waren die Interventionen und die dabei eingesetzten Technologien unterschiedlich. Auch Dauer und Ablauf sowie Inhalte der physiotherapeutischen Intervention sind in den analysierten Studien nicht gleichwertig.

Schlussfolgernd aber lässt sich festhalten, dass Teletherapie einem positiven Effekt bei bestimmten Krankheitsbildern hat und einer Rehabilitation in Präsenz nicht unterlegen ist.

Teletherapie kann somit bei Bedarf als Alternative zur konventionellen Therapie in Betracht gezogen werden. Dabei scheinen manche Beschwerden besser behandelbar zu sein als andere, denn auch bei Teletherapie ist der individuelle Patientenzustand entscheidend. Einschränkend ist die teilweise ungenügende Qualität der bestehenden Evidenz. So wurden lediglich 17 der identifizierten 53 systematischen Reviews mit einem geringen Verzerrungsrisiko bewertet.

38.2.2 Praxistipp

Die Arbeit von Serón et al. (2021) zeigt, dass – wie so oft – auch in Bezug auf die Teletherapie keine pauschalen Aussagen getroffen werden können. Kardiorespiratorische Physiorehabilitation beinhaltet öfter Eigenbehandlung und selbstständiges Üben von Patientinnen und Patienten – mit therapeutischer Anleitung, die auch über die Distanz ihre Wirksamkeit nicht verliert. Gleichzeitig haben Patientinnen und Patienten die Möglichkeit, sich digital an das routinemäßige Üben erinnern zu lassen. Daher sind teletherapeutische Interventionen anscheinend insbesondere bei kardiorespiratorischen Erkrankungen zur Verringerung der Sterblichkeit geeignet, da das selbstständige Üben erleichtert und verbessert wird, was folgerichtig zum Therapieerfolg führt, und dies sogar besser als Physiotherapie in Präsenz.

Eine Verallgemeinerung ist aber keinesfalls möglich, z. B. lassen sich bestimmte neurologische Beschwerden mittels Teletherapie besser behandeln als andere. So hat sich gezeigt, dass eine Gleichgewichtsproblematik bei Multipler Sklerose mit weniger Aufwand erfolgreich therapiert werden kann als bei Zustand nach Schlaganfall. Insofern unterstreichen die Ergebnisse der Studie, dass nicht allein die Indikation oder die vorhandene Erkrankung entscheidend ist, um schlussfolgern zu können, ob Teletherapie wirksam ist, sondern der individuelle Patientenzustand. Darüber hinaus sind die Therapieziele und Ressourcen der Patientinnen und Patienten maßgeblich bei der Entscheidung für oder gegen eine Therapieform.

38.2.3 Wissenschaftliche Einordnung

Wie von der World Confederation for Physical Therapy und dem International Network of Physiotherapy Regulatory Authorities im Report aus dem Jahr 2019 betont wurde (Report of the WCPT/INPTRA Digital Physical Therapy Practice Task Force, 2020), ist es sinnvoll, die Telekommunikation als mögliches Hilfsmittel näher zu betrachten. Denn Telemedizin bietet die Möglichkeit der Anleitung auf Distanz, was es erleichtern mag, Patientinnen und Patienten mit einer adäquaten Therapie unkompliziert zu versorgen. Gleichzeitig zeigt die beschriebene Arbeit die noch bestehenden Forschungsbedarfe im Forschungsbereich der Teletherapie sowie allgemein in Bezug auf qualitativ hochwertige systematische Übersichtarbeiten und klinische Studien auf diesem Gebiet.

Serón et al. (2021) stellten für lediglich 17 der eingeschlossenen Reviews ein niedriges Verzerrungsrisiko fest, identifizierten jedoch bei den weiteren 36 Reviews methodische Probleme mit negativen Auswirkungen im Sinne der Übertragbarkeit der Ergebnisse in die Praxis. Bei 22 (42 %) der eingeschlossenen und analysierten Reviews wurden Probleme im Bereich der Datensynthese und -auswertung identifiziert. Die Bewertung der eingeschlossenen Publikationen erfolgte mit dem etablierten Tool Risk of Bias in Systematic Reviews (ROBIS) durch nur eine Person, wobei eine zweite Person die Bewertungen prüfte, nicht jedoch unabhängig durch zwei Personen und Klärung von Unstimmigkeiten durch eine weitere Person.

Für die Zukunft lässt sich hoffen, dass die Möglichkeiten, distanz- und zeitübergreifend zu behandeln, ausgeweitet werden und die Individualität physiotherapeutischer Interventionen dabei berücksichtigt bleibt. Die Arbeit von Dubé et.al. (2023) hat sehr gut zeigen können, dass es nicht immer mehrere distanznahe Behandlungen braucht, um Erfolge durch physiotherapeutische Intervention zu erzielen. Vielleicht besteht gerade hier die Chance für die Profession Physiotherapie, digitale Mittel zu nutzen, um kostensparend fortlaufende Therapien mit vergleichsweise wenig Aufwand für Patientinnen und Patienten anbieten zu können.

TAKE HOME MESSAGE

Solange die Therapie individuelle Ziele und die Ressourcen der Patientinnen und Patienten berücksichtigt, ist es weniger wichtig, ob sie digital oder in Präsenz durchgeführt wird. Entscheidend für den Therapieerfolg ist nicht, ob die Behandlung „hands-on" oder „hands-off" stattfindet, sondern ob die Patientinnen und Patienten mit unserer Hilfe in der Lage ist, sich in seiner eigenen Umgebung selbst zu helfen.

LITERATUR

Dubé, M.-O. et al. (2023) One and done? The effectiveness of a single session of physiotherapy compared with multiple sessions to reduce pain and improve function and quality of life in patients with a musculoskeletal disorder: A systematic review with meta-analyses. Archives of physical medicine and rehabilitation. doi: 10.1016/j.apmr.2023.09.017.

Holland, A. E. (2017) Telephysiotherapy: time to get online. Journal of physiotherapy, 63(4): 193-195. doi: 10.1016/j.jphys.2017.08.001.

John, M. et al. (2015) Bericht Telerehabilitation 2015." Fraunhofer-Gesellschaft. doi: 10.24406/PUBLICA-FHG-297477.

Kopkow, C., Garsch, S. (2018) Physiotherapeutische Versorgungssituation in Deutschland: Analyse der Leistungen aus dem Heilmittelkatalog der Physikalischen Therapie von 2007 bis 2016 und Prognose für 2026. German Medical Science GMS Publishing House. doi: 10.3205/18DKVF004.

Seron, P. et al. (2021) Effectiveness of telerehabilitation in physical therapy: A rapid overview. Physical Therapy 101(6). doi: 10.1093/ptj/pzab053.

World Confederation for Physical Therapy (WCPT), International Network of Physiotherapy Regulatory Authorities im Report (INPTRA). Report of the WCPT/INPTRA Digital Physical Therapy Practice Task Force. 2019. https://world.physio/sites/default/files/2020-06/WCPT-INPTRA-Digital-Physical-Therapy-Practice-Task-force-March2020.pdf (Zugriff 11.05.2024).

KAPITEL

39

Franziska Weber, Christian Grüneberg

E-Health-Interventionen in der muskuloskelettalen Physiotherapie – Wie steht es um die Wirksamkeit?

39.1 Einleitung

Der Begriff Electronic Health (E-Health) umfasst Anwendungen moderner Informations- und Kommunikationstechnologien zur gesundheitsbezogenen Versorgung, elektronischen Informationsverarbeitung und Unterstützung von Behandlungs- und Betreuungsprozessen von Patientinnen und Patienten (Gigerenzer et al., 2016, Bundesministerium für Gesundheit – BMG, 2023). Entsprechende Anwendungen sind mittlerweile weit verbreitet und spätestens seit der Corona-Pandemie nicht mehr aus der Versorgungslandschaft wegzudenken.

Für die epidemiologisch bedeutsamen Erkrankungen des muskuloskelettalen Systems gibt es mittlerweile eine breite Palette an E-Health-Anwendungen. Dazu zählen vor allem Apps für Smartphones und Webseiten, die es den Betroffenen ermöglichen, Therapiemaßnahmen flexibel von zu Hause aus zu nutzen. Die große Anzahl heterogener Anwendungen macht es jedoch schwierig, den Überblick zu behalten und die Wirksamkeit solcher Interventionen methodisch gut und praxisrelevant zu evaluieren. Hilfestellung bieten unter anderem Übersichtsarbeiten zu diesem Thema wie beispielsweise das Review von Toonders et. al. (2023), das nun im Detail näher vorgestellt wird.

Toonders SAJ, van der Meer HS, Bruxvoort T et al. Effectiveness of remote physiotherapeutic e-Health interventions on pain in patients with musculoskeletal disorders: A systematic review. Disability and Rehabilitation. 2023; 45:22,3620–3638
https://www.tandfonline.com/doi/pdf/10.1080/09638288.2022.2135775

Abstract

Effectiveness of remote physiotherapeutic e-Health interventions on pain in patients with musculoskeletal disorders: A systematic review

Zweck
Ziel der Untersuchung war die systematische Überprüfung der Literatur über die Wirksamkeit von physiotherapeutischen E-Health-Fernbehandlungen bei Schmerzen im Rahmen von Erkrankungen des Bewegungsapparats.

Materialien und Methoden
Nutzung der Online-Datenquellen PubMed, Embase und Cochrane bei Erwachsenen mit Muskel-Skelett-Erkrankungen und schmerzbezogenen Beschwerden. Analysiert wurden physiotherapeutische E-Health-Fernbehandlungen (Outcome hinsichtlich der Wirkung von Fernbehandlungen auf die Schmerzintensität). Kontrollinterventionen wurden nicht angegeben.

Ergebnisse
Von 11.811 identifizierten Studien wurden 27 Arbeiten eingeschlossen. Auf der Grundlage von 5 Artikeln gibt es begrenzte Belege für die Wirksamkeit von E-Health-Interventionen für Patienten mit Rückenschmerzen. 12 Artikel untersuchten chronische Schmerzen, wobei die Wirksamkeit von der Kontrollgruppe und der Einbeziehung von Gesundheitsdienstleistern abhing. Bei Patienten mit Osteoarthrose (5 Artikel), Kniegelenkersatzoperationen (2 Artikel) und Knieschmerzen (3 Artikel) wurden keine signifikanten Auswirkungen der E-Health-Interventionen im Vergleich zu Kontrollgruppen festgestellt.

Schlussfolgerungen
Es besteht nur eine mäßige Evidenz für die Wirksamkeit von physiotherapeutischen E-Health-Fernbehandlungen zur Verringerung der Schmerzintensität bei Patienten mit Rückenschmerzen. Es gibt einige Belege für die Wirksamkeit von E-Health-Fernbehandlungen bei Patienten mit chronischen Schmerzen. Bei Patienten mit Osteoarthrose nach einer Kniegelenkersatzoperation und Knieschmerzen scheint es keinen Effekt der E-Health-Fernbehandlung zu geben, wenn nur die Schmerzlinderung betrachtet wird.

Auswirkungen auf die Rehabilitation
- Dieser Bericht zeigt, dass die E-Health-Interventionen bei einigen Bevölkerungsgruppen eine wirksame Möglichkeit zur Schmerzlinderung darstellen können.
- Physiotherapeutische E-Health-Interventionen aus der Ferne können die Schmerzintensität bei Patienten mit Rückenschmerzen verringern.
- Autonome E-Health-Interventionen sind bei Patienten mit chronischen Schmerzen wirksamer als keine Behandlung.
- Die E-Health-Interventionen haben keinen Einfluss auf die Schmerzlinderung bei Patienten mit Osteoarthrose, nach einer Knieoperation und bei Knieschmerzen.

39.2 Kommentar

39.2.1 Zusammenfassung

Muskuloskelettale Erkrankungen sind weltweit sehr verbreitet und machen einen Großteil der Einschränkungen und Beeinträchtigungen von Personen aus. Insgesamt sind über 50 % aller Erwachsenen von einer muskuloskelettalen Erkrankung betroffen (Briggs et al., 2018, Blackwell et al., 2014). Schmerzen sind dabei häufig das Hauptsymptom der Betroffenen und führen zu Funktionseinschränkungen. Vielfach werden diese Erkrankungen von Physiotherapeutinnen und Physiotherapeuten behandelt. Dabei können E-Health-Interventionen ein unterstützendes Element darstellen, insbesondere in Bezug auf Edukation, Übungen und motivationale Aspekte. E-Health-Interventionen können auf unterschiedliche Weise durchgeführt werden, z. B. über eine Smartphone-App oder mittels einer Virtual-Reality-Brille. Angestoßen durch die Corona-Pandemie, in der die physiotherapeutische Versorgung zeitweise nur noch digital angeboten wurde, hat die Nutzung von E-Health-Interventionen auch in diesem Bereich zugenommen.

Die Wirksamkeit solcher E-Health-Interventionen zur Schmerzreduktion bei muskuloskelettalen Erkrankungen ist jedoch unklar. Vor diesem Hintergrund wurde das systematische Review von Toonders et al. konzipiert (Toonders et al., 2023). Die Autorinnen und Autoren durchsuchten die 3 wissenschaftlichen Datenbanken PubMed, Embase und Cochrane nach randomisierten kontrollierten Studien. Das sogenannte Risk of Bias, also das Verzerrungsrisiko, wurde mit dem Cochrane Risk of Bias Tool erfasst. Nach Durchführung der Recherche konnten 27 Artikel in die qualitative Analyse eingeschlossen werden. Diese befassen sich mit E-Health-Interventionen bei Rückenschmerzen, chronischen Schmerzen, Arthrose, Kniegelenksersatzoperationen und Knieschmerzen.

Insgesamt kommen die Autorinnen und Autoren zum Ergebnis, dass eine eingeschränkte Evidenz für die Wirksamkeit physiotherapeutischer E-Health-Interventionen zur Verringerung der Schmerzintensität bei Patientinnen und Patienten mit Rückenschmerzen besteht. Bei Patientinnen und Patienten mit chronischen Schmerzen sind digitale Stand-alone-Interventionen wirksamer als keine Intervention, aber nicht wirksamer als die herkömmliche Versorgung, es sei denn, die Beteiligung eines Gesundheitsdienstleisters ist minimal. Bei Patientinnen und Patienten mit Arthrose, nach einer Knieoperation und mit Knieschmerzen scheinen E-Health-Interventionen keinen Einfluss auf die Schmerzlinderung zu haben.

39.2.2 Praxistipp

Insgesamt lässt sich aus dem Review ableiten, dass die verschiedenen Interventionen ohne oder mit minimaler Beteiligung eines Gesundheitsdienstleisters (z. B. Physiotherapeutin oder Physiotherapeut) bei muskuloskelettalen Beschwerden einerseits vielversprechend sind. Beispielsweise zeigen die Studien eine starke Empfehlung für E-Health-Interventionen zur Behandlung von chronischen Schmerzen im Vergleich zur Kontrollgruppe, sodass E-Health-Interventionen insbesondere für die Versorgung von Menschen mit chronischen Schmerzen sehr zu empfehlen sind. Andererseits weist das Review eine begrenzte Evidenz z. B. für die Schmerzreduktion bei unteren Rückenschmerzen im Vergleich zur Kontrollgruppe auf. Auch bei Knieschmerzen ist die Evidenz für die Wirksamkeit von E-Health-Interventionen im Vergleich zu einer nicht-digitalen Intervention laut den Autorinnen und Autoren begrenzt.

Bemerkenswert ist, dass die 5 analysierten Studien zur Versorgung von Menschen mit Arthrose keine Evidenz zur Schmerzbehandlung durch E-Health-Interventionen zeigen. Für die Nachbehandlung nach Kniegelenkersatz zeigt die Studienlage mit moderater Evidenz, dass E-Health-Interventionen nicht wirksam sind.

Grundsätzlich lässt sich aus dem Review zusammenfassen, dass die Datenlage zu E-Health-Interventionen sehr heterogen ist und diese Interventionen nicht für jede Patientin bzw. jeden Patienten gleichermaßen geeignet sind. Insbesondere der Zeitpunkt des Einsatzes scheint entscheidend zu sein. So gibt es in der sogenannten „patient journey" Zeitpunkte im Behandlungsverlauf, an denen E-Health-Interventionen indiziert sind. Gleichzeitig gibt es andere Zeitpunkte im Behandlungsverlauf, an denen eine persönliche Behandlung vorzuziehen ist. Diese Bedürfnisse und Perspektiven können sowohl bei den Patientinnen und Patienten als auch bei den Physiotherapeutinnen und Physiotherapeuten sehr unterschiedlich sein (Weber et al., 2023a).

Gerade bei den beschriebenen chronischen Erkrankungen kann eine Langzeittherapie mit möglichen verhaltensmodifizierenden Techniken grundsätzlich ein Gewinn für die Therapie sein (Weber et al., 2023b). Für die Praxis gilt es aber, den Zeitpunkt der Erkrankung, die Erkrankung an sich und die Interaktion mit den Patientinnen und Patienten gut zu inventarisieren, um bei entsprechender Indikation eine gewinnbringende Technologie in den Behandlungsverlauf zu integrieren.

Als hilfreiches Element bei der Auswahl entsprechender Anwendungen haben sich, zumindest für Deutschland, die sogenannten digitalen Gesundheitsanwendungen (DiGA) zunehmend etabliert. Angebote sind in den letzten Jahren vermehrt auf der entsprechenden Plattform (https://diga.bfarm.de/de/verzeichnis) zu finden. Entsprechende gelistete Anwendungen können auch von Ärztinnen und Ärzten verordnet werden. Leider fehlt es häufig an der entsprechenden Begleitung und Initiierung. Die Einbindung in die eigene physiotherapeutische Versorgung kann bei entsprechender Eignung als vielversprechende Möglichkeit gesehen werden.

39.2.3 Wissenschaftliche Einordnung

Auch im deutschsprachigen Raum gewinnen E-Health-Anwendungen zunehmend an Bedeutung. Daher sind systematische Übersichtsarbeiten von großer Relevanz, um Anhaltspunkte zu erhalten, ob E-Health-Interventionen bei bestimmten Erkrankungen wirksam sind und in diesem Sinne eingesetzt werden sollten.

Eine Einschränkung des vorliegenden systematischen Reviews zu E-Health-Interventionen ist die Heterogenität der Kontrollgruppe. In einigen Studien erhielten die Kontrollgruppen keine Behandlung, in anderen eine individuelle Kontrollintervention. Darüber hinaus wird in einigen Fällen von einer minimalen Beteiligung eines Gesundheitsdienstleisters gesprochen, obwohl Studien mit begleitendem Face-to-face-Kontakt ausgeschlossen wurden. Diese unterschiedlichen Variablen beeinflussen die Ergebnisse der Studien und erschweren die Vergleichbarkeit. Zudem zeigt eine Delphi-Studie, dass die Bedürfnisse und Perspektiven von Patientinnen und Patienten und Physiotherapeutinnen und Physiotherapeuten insbesondere in Bezug auf die Verwendung von E-Health-Interventionen sehr unterschiedlich sind (Weber et al., 2023a).

Schlussfolgernd bedeutet dies, dass Physiotherapeutinnen und Physiotherapeuten eine wichtige Rolle im Sinne der Entscheidungsfindung, welche Therapie für die jeweilige Patientin bzw. Patienten am besten geeignet ist, einnehmen (Kloek et al., 2020). In den Niederlanden wurde bereits eine Checkliste als Hilfestellung für Physiotherapeutinnen und Physiotherapeuten – hier für die Anwendung von Blended-Care-Interventionen – entwickelt, die für den deutschsprachigen Raum und generell für E-Health-Interventionen entsprechend adaptiert werden müsste.

Grundsätzlich kann aber festgehalten werden, dass es keine One-size-fits-all-Lösung gibt und ein Versorgungspfad gemeinsam mit Patientinnen und Patienten gefunden werden muss. Bedeutend bleibt, die Wirksamkeit von E-Health-Interventionen für spezifische Indikationen im Auge zu behalten, wofür das systematische Review von Toonders et al. (2023) erste Hinweise liefert.

TAKE HOME MESSAGE

Bei der Implementierung von E-Health-Interventionen ist die partizipative Entscheidungsfindung mit den Patientinnen und Patienten entscheidend, um die Integration sinnvoll und patientenzentriert zu gestalten.

Der praktische Einstieg kann schon *morgen* mit einfachen Anwendungen wie der Planung von Übungen im Smartphone-Kalender oder der Aufzeichnung von Übungen mit der Smartphone-Kamera des Patienten beginnen.

Dies fördert das Sammeln von Erfahrungen und erleichtert *übermorgen* die Integration aktueller Studienergebnisse zu spezialisierten E-Health-Interventionen.

LITERATUR

BLACKWELL, D. L., LUCAS, J. W. & CLARKE, T. C. 2014. Summary health statistics for U. S. adults: national health interview survey, 2012. Vital Health Stat 10, 1–161.

BRIGGS, A. M., WOOLF, A. D., DREINHÖFER, K., HOMB, N., HOY, D. G., KOPANSKY-GILES, D., ÅKESSON, K. & MARCH, L. 2018. Reducing the global burden of musculoskeletal conditions. Bull World Health Organ, 96, 366–368.

BUNDESMINISTERIUM FÜR GESUNDHEIT (BMG). 2023. Glossar: E-Health [Online]. Bundesministerium für Gesundheit (BMG). Available: https://www.bundesgesundheitsministerium.de/service/begriffe-von-a-z/e/e-health [Accessed 05.02.2024 2024].

GIGERENZER, G., SCHLEGEL-MATTHIES, K., WAGNER, G. G. & VERBRAUCHERFRAGEN, S. F. 2016. Digitale Welt und Gesundheit : eHealth und mHealth - Chancen und Risiken der Digitalisierung im Gesundheitsbereich, Januar 2016: Berlin : Sachverständigenrat für Verbraucherfragen beim Bundesministerium der Justiz und für Verbraucherschutz.

KLOEK, C. J. J., JANSSEN, J. & VEENHOF, C. 2020. Development of a Checklist to Assist Physiotherapists in Determination of Patients' Suitability for a Blended Treatment. Telemedicine and e-Health, 26.

TOONDERS, S. A. J., VAN DER MEER, H. A., VAN BRUXVOORT, T., VEENHOF, C. & SPEKSNIJDER, C. M. 2023. Effectiveness of remote physiotherapeutic e-Health interventions on pain in patients with musculoskeletal disorders: a systematic review. Disability and Rehabilitation, 45, 3620–3638.

WEBER, F., KLOEK, C., ARNTZ, A., GRÜNEBERG, C. & VEENHOF, C. 2023a. Blended Care in Patients With Knee and Hip Osteoarthritis in Physical Therapy: Delphi Study on Needs and Preconditions. JMIR Rehabil Assist Technol, 10, e43813.

WEBER, F., MÜLLER, C., BAHNS, C., KOPKOW, C., FÄRBER, F., GELLERT, P., OTTE, I., VOLLMAR, H. C., BRANNATH, W., DIEDERICH, F., KLOEP, S., ROTHGANG, H., DIETER, V., KRAUß, I., KLOEK, C., VEENHOF, C., COLLISI, S., REPSCHLÄGER, U., BÖBINGER, H., GRÜNEBERG, C., THIEL, C. & PESCHKE, D. 2023b. Smartphone-assisted training with education for patients with hip and/or knee osteoarthritis (SmArt-E): study protocol for a multicentre pragmatic randomized controlled trial. BMC Musculoskeletal Disorders, 24, 221.

KAPITEL

40 Mobilitätsmessung der Zukunft: Digital Mobility Outcomes

Tobias Braun, Melissa Böttinger

40.1 Einleitung

Mobilität ist ein gesundheitsbezogener Parameter der Versorgung älterer Menschen und von Personen mit chronischen Erkrankungen, die die Mobilität beeinträchtigen können, wie z. B. Multiple Sklerose oder Herzinsuffizienz. Mobilität ist für viele ältere Patientinnen und Patienten das wichtigste Ziel einer Rehabilitationsmaßnahme und kann bei Beeinträchtigung als Risikofaktor für Pflegebedürftigkeit genutzt werden (Stolee et al., 2012; Braun et al., 2022). In der physiotherapeutischen Versorgung dieser Patientinnen und Patienten wird die Mobilitätskapazität üblicherweise mit Assessments erhoben, die unter kontrollierten Bedingungen durchgeführt werden (z. B. Timed Up and Go Test). Es gibt jedoch zunehmend wissenschaftliche Hinweise darauf, dass die Ergebnisse herkömmlicher, beaufsichtigter Mobilitätsmessungen in der Klinik (z. B. in einem Bewegungslabor) von Ergebnissen unbeaufsichtigter Real-world-Messungen im Alltag abweichen (sogenannte Mobilitätsperformance) (Storm et al., 2018; Warmerdam et al., 2020; Maetzler et al., 2021; Rojer et al., 2021).

Digitale Technologien (z. B. am Körper getragene Sensoren) haben ein besonderes Potenzial für die Gang- und Mobilitätsanalyse. Sie ermöglichen die objektive und unbeaufsichtigte Erhebung sogenannter Real-world-Daten, auch über längere Zeiträume hinweg. Speziell hierfür entwickelte Algorithmen ermöglichen eine Umwandlung der Sensor-Rohdaten in klinisch interpretierbare Ergebnisse, sogenannte „digital mobility outcomes“ (DMOs), also digitale Mobilitätsendpunkte. Typische DMOs sind Gehgeschwindigkeit, Gangvariabilität, Symmetrie, Kadenz und Schrittlänge (Polhemus et al., 2021). Für den Einsatz in der klinischen Forschung und Praxis müssen diese Algorithmen jedoch ausreichend validiert, d. h. auf ihre Qualität hin überprüft werden. Ein solcher Validierungsprozess sollte sowohl die Anwendbarkeit der Algorithmen in Patientengruppen mit krankheitsspezifischen Mobilitätseinschränkungen als auch relevante Kontextfaktoren der Ganganalyse berücksichtigen. Die Studie von Micó-Amigo et al. zielt darauf ab, geeignete Algorithmen für die Ganganalyse in unterschiedlichen Patientengruppen zu identifizieren.

Micó-Amigo ME, Bonci T, Paraschiv-Ionescu A et al.; Mobilise-D consortium. Assessing real-world gait with digital technology? Validation, insights and recommendations from the Mobilise-D consortium. J Neuroeng Rehabil. 2023;20(1):78. https://jneuroengrehab.biomedcentral.com/articles/10.1186/s12984-023-01198-5

Abstract

Assessing real-world gait with digital technology? Validation, insights and recommendations from the Mobilise-D consortium

Hintergrund

Obwohl die Ergebnisse der digitalen Mobilität (Digital Mobility Outcomes, DMOs) leicht aus realen Daten berechnet werden können, die mit tragbaren Sensoren und Ad-hoc-Algorithmen gesammelt wurden, ist eine technische Validierung erforderlich. Ziel dieser Arbeit war die vergleichende Bewertung und Validierung von DMOs, die anhand von realen Gangdaten aus 6 verschiedenen Kohorten gewonnen wurden, wobei der Schwerpunkt auf der Ermittlung der Gangsequenz, der Erkennung des ersten Fußkontakts (ICD), der Kadenz (CAD) und der Schätzung der Schrittlänge (SL) lag.

Methoden

Die Gangdaten von 20 gesunden älteren Erwachsene, 20 Personen mit Morbus Parkinson, 20 mit Multipler Sklerose, 19 mit proximaler Femurfraktur, 17 mit chronisch obstruktiver Lungenerkrankung und 12 mit kongestiver Herzinsuffizienz wurden 2,5 Stunden lang im Alltag mit einem tragbaren Sensor aufgezeichnet, der in der unteren Rückenpartie befestigt war. Ein Referenzsystem, das Trägheitsmodule mit Entfernungssensoren und Drucksohlen kombiniert, wurde für den Vergleich der DMOs des tragbaren Sensors verwendet. Wir haben 3 Algorithmen für die Gangsequenzerkennung, 4 für ICD, 3 für CAD und 4 für SL bewertet und validiert, indem wir deren Eigenschaften (z. B. Genauigkeit, Spezifität, Empfindlichkeit, absolute und relative Fehler) miteinander verglichen haben. Darüber hinaus wurden die Auswirkungen der Geschwindigkeit und Dauer des Gehens auf die Leistungsfähigkeit des Algorithmus untersucht.

Ergebnisse

Wir identifizierten 2 kohortenspezifische zuverlässige Algorithmen für die Gangsequenzerkennung und CAD sowie einen zuverlässigen Algorithmus für ICD und SL. Die besten Algorithmen zur Erkennung von Gangsequenzen zeigten gute Leistungen (Sensitivität > 0,73, positive Vorhersagewerte > 0,75, Spezifität > 0,95, Genauigkeit > 0,94). Die ICD- und CAD-Algorithmen lieferten hervorragende Ergebnisse mit einer Sensitivität von > 0,79, einem positiven Vorhersagewert von > 0,89 und relativen Fehlern von < 11 % für ICD und < 8,5 % für CAD. Der als am besten klassifizierte SL-Algorithmus zeigte geringere Leistungen als andere DMOs (absoluter Fehler < 0,21 m). Die Kohorte mit den schwersten Gangstörungen (proximale Femurfraktur) wies in allen DMOs geringere Leistungen auf. Die Leistung der Algorithmen war bei kurzen Gehpausen geringer; langsamere Ganggeschwindigkeiten (< 0,5 m/s) führten zu einer geringeren Leistung der CAD- und SL-Algorithmen.

Schlussfolgerungen

Insgesamt ermöglichten die identifizierten Algorithmen eine robuste Schätzung der wichtigsten DMOs. Unsere Ergebnisse zeigen, dass die Wahl des Algorithmus für die Schätzung der Gangsequenzerkennung und der CAD kohortenspezifisch sein sollte (z. B. bei langsamen Gehern und bei Gehbehinderten). Kurze Gehstrecken und langsame Gehgeschwindigkeiten verschlechterten die Leistung der Algorithmen. (Registrierung der Studie unter ISRCTN - 12246987).

40.2 Kommentar

40.2.1 Zusammenfassung

Die Studie beschreibt den Validierungsprozess verschiedener Algorithmen für 4 unterschiedliche DMOs. Hierfür wurden 108 willkürlich rekrutierte erwachsene Personen in 5 europäischen Studienzentren rekrutiert, u. a. in Stuttgart und Kiel. Zu ungefähr gleichen Teilen bestand die Stichprobe aus 5 „Erkrankungsgruppen" (Herzinsuffizienz, chronisch-obstruktive Lungenerkrankung, Multiple Sklerose, Morbus Parkinson, proximale Femurfraktur) und einer Gruppe mit gesunden älteren Personen. Alle Studienteilnehmenden trugen 2,5 Stunden lang einen am unteren Rücken fixierten Sensor. In dieser Zeit sollten sie ihre normalen Alltagsaktivitäten durchführen, aber auch ganz bewusst außer Haus und auf einer Treppe gehen.

Vor der Datenanalyse suchten die Autorinnen und Autoren der Studie in der wissenschaftlichen Literatur für jedes der 4 DMOs nach vielversprechenden Algorithmen, die dann miteinander verglichen wurden. Mithilfe der Sensordaten und dieser Algorithmen wurden für jede Person 4 DMOs aus der Real-world-Ganganalyse ermittelt: Gangsequenzen (gehen vs. nicht gehen), individuelle Schritte (initialer Bodenkontakt des Fußes innerhalb einer Gangsequenz), Kadenz (Anzahl an Schritten innerhalb 1 Minute) und Schrittlänge (Abstand zwischen zwei „initialen Bodenkontakten" desselben Fußes). Die Qualität der verschiedenen Algorithmen wurde mittels diverser statistischer Verfahren analysiert (z. B. Übereinstimmung mit einer Referenzmessung).

Die Ergebnisse zeigen, dass die untersuchten Algorithmen verschiedene DMOs zuverlässig ermitteln können. Am schwierigsten war die Erkennung der Schrittlänge. Darüber hinaus konnten Faktoren identifiziert werden, die die Genauigkeit der Algorithmen verbessern bzw. beeinträchtigen: Beispielsweise erschwert eine langsame Gehgeschwindigkeit (< 0,5 m/s) die Einschätzung verschiedener Gangparameter mithilfe der Algorithmen. Bei längeren „walking bouts" (d. h. Gehepisoden mit mindestens 2 aufeinanderfolgenden Schritten mit beiden Füßen) können die Algorithmen sehr zuverlässige Ergebnisse erzielen.

Die Auswahl des optimalen Algorithmus sollte für jedes DMO individuell und in Abhängigkeit der zu untersuchenden Personengruppe erfolgen. So wird z. B. für die Analyse von gesunden älteren Erwachsenen, die eher eine höhere Gehgeschwindigkeit und ein unauffälliges Gangmuster aufweisen, ein anderer Algorithmus empfohlen als für die Analyse von Personen mit neurologischen Erkrankungen (z. B. Morbus Parkinson, Multiple Sklerose) und stärkeren Beeinträchtigungen des Gangs (z. B. Zustand nach proximaler Femurfraktur). Bei Personen mit starken Einschränkungen des Gehens ist die Messung digitaler Mobilitäts-Outcomes mithilfe der untersuchten Algorithmen am schwierigsten.

40.2.2 Wissenschaftliche Einordnung

Das Forschungsfeld der digitalen Endpunkte (z. B. für Mobilität, Schlaf, Kognition, autonome Körperfunktionen) steht derzeit noch am Anfang. Die Studie von Micó-Amigo et al. wurde im Rahmen des Projekts Mobilise-D durchgeführt (www.mobilise-d.eu). Das Mobilise-D-Konsortium besteht aus 34 Partnern aus 13 Ländern, die gemeinsam an der Entwicklung und Implementierung von DMOs arbeiten (Rochester et al., 2020; Mikolaizak et al., 2022). Das übergeordnete Ziel dieses Forschungsprojekts ist es, die klinische Validität von DMOs bei Patientenpopulationen mit Mobilitätseinschränkungen zu ermitteln (Mikolaizak et al., 2022).

Die Ergebnisse können als Empfehlung für zukünftige Projekte und Studien dienen, um den bestmöglichen Algorithmus für die spezifische Zielstellung und Personengruppe auszuwählen. Positiv zu erwähnen ist, dass die Auswahl der analysierten Algorithmen auf einer umfangreichen Literaturrecherche und einem formalen Priorisierungsprozess basierte. Die Gültigkeit und Generalisierbarkeit der Studienergebnisse könnten durch die willkürliche Auswahl und Größe der einzelnen Stichproben (jeweils ca. 20 Personen) beeinträchtigt sein.

Ein Vorteil von DMOs aus der „realen Welt" gegenüber Messwerten aus einem Ganglabor oder der Klinik ist die Möglichkeit, eine große Anzahl von verschiedenen Gehepisoden in einem unbeaufsichtigten Setting und in einer ökologisch validen Umgebung zu erfassen. Allerdings können dabei die natürlichen Kontextfaktoren des realen Umfelds (z. B. Verwendung von Gehhilfen, Treppen) bisher nur bedingt berücksichtigt werden, was die Validität der erfassten DMOs beeinträchtigen kann.

Es ist zu erwarten, dass technische Entwicklungen und Optimierungen der Algorithmen zu einer weiteren Verbesserung der Validität von DMOs beitragen werden.

Zurzeit gibt es intensive Bestrebungen, auch durch Forschungsgruppen des Mobilise-D-Konsortiums, digitale Endpunkte für die Marktzulassung von Arzneimitteln durch die Europäische Arzneimittel-Agentur (EMA) anerkennen zu lassen (Viceconti et al., 2020; Jaeger et al., 2022; Brem et al., 2023). Aktuelle Herausforderungen liegen unter anderem in den Bereichen Technik/Algorithmen, Datenspeicherung, Praktikabilität sowie Akzeptanz bei betroffenen (älteren) Personen (Brem et al., 2023). Solche Entwicklungen sowie entsprechende multinationale Forschungsprojekte zu digitalen und technischen Innovationen im Bereich Mobilität können für Physiotherapeuten und Bewegungswissenschaftlern attraktive Perspektiven und Tätigkeitsfelder in der klinischen Versorgung und in der Forschung eröffnen.

40.2.3 Praxistipp

Die Messung und Auswertung von DMOs könnten vor allem in der Versorgung älterer Menschen und von Personen mit neurologischen Erkrankungen zukünftig einen entscheidenden Beitrag zur Mobilitätsmessung leisten. Mobilität ist ein wichtiger Indikator für die Gesundheit und Lebensqualität. Mobilitätseinschränkungen (z. B. eine langsame Gehgeschwindigkeit) werden unter anderem mit der Entwicklung einer Demenz (Kueper et al., 2017), dem Sturzrisiko (Deandrea et al., 2013) und einem erhöhten Mortalitätsrisiko in Verbindung gebracht (Cooper et al., 2010).

Die demografischen Veränderungen in Deutschland werden dazu führen, dass ältere Personen eine noch größere Bedeutung in der physiotherapeutischen Versorgung bekommen. Gängige Assessments der Mobilität beruhen auf der Selbstauskunft der Patientinnen und Patienten oder einmaligen, beaufsichtigten Labormessungen, die häufig ressourcenintensiv und zu unspezifisch sind. DMOs könnten in der Physiotherapie eine kostengünstige, standardisierte, veränderungssensitive und zuverlässige Einschätzung der Mobilität bieten und zur Diagnostik, Risikostratifizierung, Prognose, Verlaufskontrolle sowie zur Evaluation der therapeutischen Maßnahmen eingesetzt werden. Nicht zuletzt bieten digitale Technologien (z. B. Sensoren in Smartphones) die Möglichkeit der selbstständigen Einschätzung und Verlaufskontrolle der Mobilität im häuslichen Umfeld.

Die zunehmende Digitalisierung der Gesundheitsversorgung scheint unausweichlich, und besonders die unbeaufsichtigte, sensorbasierte Messung der Mobilität von Patientinnen und Patienten in der Geriatrie wird gängige Messmethoden in naher Zukunft wahrscheinlich ergänzen bzw. teilweise auch ablösen (Warmerdam et al., 2020; Jaeger et al., 2022). Auch in der Neurorehabilitation können sensorbasierte Messungen von Physiotherapeutinnen und Physiotherapeuten bei der Untersuchung, Diagnostik, Therapieplanung und -evaluation eingesetzt werden, beispielsweise zur Erkennung und Vorhersage des „freezing of gait" bei Menschen mit Parkinson-Erkrankung (Pardoel et al., 2019). Die sensorbasierte Erhebung der körperlichen Aktivität (Polhemus et al., 2021) könnte darüber hinaus auch bei verschiedenen anderen physiotherapeutischen Zielgruppen eingesetzt werden, unter anderem im Leistungssport, bei kardiorespiratorischen Erkrankungen oder bei Kindern und Jugendlichen (Gabrys et al., 2015).

Für die Durchführung von Sensormessungen im klinischen Alltag sollten Physiotherapeutinnen und Physiotherapeuten über ein grundlegendes Verständnis der verwendeten Technologien verfügen, mit den gängigen Begrifflichkeiten vertraut sein und zukünftig die neuen Möglichkeiten im Sinne einer evidenzbasierten und patientenzentrierten Versorgung in der eigenen Arbeit berücksichtigen. Vertiefte technisch-physikalische Kenntnisse der Sensoren oder Algorithmen werden nicht benötigt.

LITERATUR

Braun, T., Thiel, C., Peter, R. S., Bahns, C., Büchele, G. & Rapp, K. et al. (2022) Association of clinical outcome assessments of mobility capacity and incident disability in community-dwelling older adults - a systematic review and meta-analysis. *Ageing research reviews,* (81), 101704. Available from: https://doi.org/10.1016/j.arr.2022.101704.

Brem, A.-K., Kuruppu, S., Boer, C. de, Muurling, M., Diaz-Ponce, A. & Gove, D. et al. (2023) Digital endpoints in clinical trials of Alzheimer's disease and other neurodegenerative diseases: challenges and opportunities. *Frontiers in Neurology,* 14, 1210974. Available from: https://doi.org/10.3389/fneur.2023.1210974.

Cooper, R., Kuh, D. & Hardy, R. (2010) Objectively measured physical capability levels and mortality: systematic review and meta-analysis. *BMJ,* 341, c4467. Available from: https://doi.org/10.1136/bmj.c4467.

Deandrea, S., Bravi, F., Turati, F., Lucenteforte, E., La Vecchia, C. & Negri, E. (2013) Risk factors for falls in older people in nursing homes and hospitals. A systematic review and meta-analysis. *Archives of gerontology and geriatrics,* 56(3), 407–415. Available from: https://doi.org/10.1016/j.archger.2012.12.006.

Gabrys, L., Thiel, C., Tallner, A., Wilms, B., Müller, C. & Kahlert, D. et al. (2015) Akzelerometrie zur Erfassung körperlicher Aktivität. *Sportwissenschaft,* 45(1), 1–9. Available from: https://doi.org/10.1007/s12662-014-0349-5.

Jaeger, S. U., Wohlrab, M., Schoene, D., Tremmel, R., Chambers, M. & Leocani, L. et al. (2022) Mobility endpoints in marketing authorisation of drugs: what gets the European medicines agency moving? *Age and Ageing,* 51(1). Available from: https://doi.org/10.1093/ageing/afab242.

Kueper, J. K., Speechley, M., Lingum, N. R. & Montero-Odasso, M. (2017) Motor function and incident dementia: a systematic review and meta-analysis. *Age and Ageing,* 46(5), 729–738. Available from: https://doi.org/10.1093/ageing/afx084.

Maetzler, W., Rochester, L., Bhidayasiri, R., Espay, A. J., Sánchez-Ferro, A. & van Uem, J. M. T. (2021) Modernizing Daily Function Assessment in Parkinson's Disease Using Capacity, Perception, and Performance Measures. *Movement Disorders : Official Journal of the Movement Disorder Society,* 36(1), 76–82. Available from: https://doi.org/10.1002/mds.28377.

Mikolaizak, A. S., Rochester, L., Maetzler, W., Sharrack, B., Demeyer, H. & Mazzà, C. et al. (2022) Connecting real-world digital mobility assessment to clinical outcomes for regulatory and clinical endorsement-the Mobilise-D study protocol. *PloS One,* 17(10), e0269615. Available from: https://doi.org/10.1371/journal.pone.0269615.

Pardoel, S., Kofman, J., Nantel, J. & Lemaire, E. D. (2019) Wearable-Sensor-based Detection and Prediction of Freezing of Gait in Parkinson's Disease: A Review. *Sensors (Basel, Switzerland),* 19(23), 5141. Available from: https://doi.org/10.3390/s19235141.

Polhemus, A., Ortiz, L. D., Brittain, G., Chynkiamis, N., Salis, F. & Gaßner, H. et al. (2021) Walking on common ground: a cross-disciplinary scoping review on the clinical utility of digital mobility outcomes. *npj Digital Medicine,* 4(1), 1–14. Available from: https://doi.org/10.1038/s41746-021-00513-5.

Rochester, L., Mazzà, C., Mueller, A., Caulfield, B., McCarthy, M. & Becker, C. et al. (2020) A Roadmap to Inform Development, Validation and Approval of Digital Mobility Outcomes: The Mobilise-D Approach. *Digital Biomarkers,* 4(Suppl 1), 13–27. Available from: https://doi.org/10.1159/000512513.

Rojer, A. G. M., Coni, A., Mellone, S., van Ancum, J. M., Vereijken, B. & Helbostad, J. L. et al. (2021) Robustness of In-Laboratory and Daily-

Life Gait Speed Measures over One Year in High Functioning 61- to 70-Year-Old Adults. *Gerontology,* 1–10. Available from: https://doi.org/10.1159/000514150.

Stolee, P., Awad, M., Byrne, K., Deforge, R., Clements, S. & Glenny, C. (2012) A multi-site study of the feasibility and clinical utility of Goal Attainment Scaling in geriatric day hospitals. *Disability and Rehabilitation,* 34(20), 1716–1726. Available from: https://doi.org/10.3109/09638288.2012.660600.

Storm, F. A., Nair, K. P. S., Clarke, A. J., van der Meulen, J. M. & Mazzà, C. (2018) Free-living and laboratory gait characteristics in patients with multiple sclerosis. *PloS One,* 13(5), e0196463. Available from: https://doi.org/10.1371/journal.pone.0196463.

Viceconti, M., Hernandez Penna, S., Dartee, W., Mazzà, C., Caulfield, B. & Becker, C. et al. (2020) Toward a Regulatory Qualification of Real-World Mobility Performance Biomarkers in Parkinson's Patients Using Digital Mobility Outcomes. *Sensors (Basel, Switzerland),* 20(20), 5920. Available from: https://doi.org/10.3390/s20205920.

Warmerdam, E., Hausdorff, J. M., Atrsaei, A., Zhou, Y., Mirelman, A. & Aminian, K. et al. (2020) Long-term unsupervised mobility assessment in movement disorders. *The Lancet Neurology,* 19(5), 462–470. Available from: https://doi.org/10.1016/S1474-4422(19)30397-7.

Michael Jung

KAPITEL

41 Kann der Einsatz von Virtueller Realität Aktivitäten des täglichen Lebens bei Kindern mit Zerebralparese verbessern?

41.1 Einleitung

Die Behandlungsansätze für Kinder mit Zerebralparese (CP) sind äußerst vielfältig. Während einige sich vordergründig der Verbesserung der Körperstrukturen und Körperfunktionen widmen, um über eine verbesserte Funktion zu mehr Aktivität und dadurch einer gesteigerten Teilhabe (Partizipation) zu kommen (beispielsweise die Methode nach Vojta), haben andere Konzepte zuallererst die Aktivitäten der Kinder im Blick (u. a. das Bobath-Konzept). Einig sind sich jedoch alle, dass am Ende eine Steigerung der Teilhabe der Kinder mit CP stattfinden soll, also eine Erweiterung der Handlungskompetenz zur Erleichterung der Aktivitäten des täglichen Lebens (ADL).

Die Behinderungen von Kindern mit CP schränken deren tägliche Aktivitäten und Autonomie teilweise massiv ein und erhöhen somit deren Abhängigkeit von Bezugspersonen bzw. Betreuern. Han und Park zeigen in ihrem systematischen Review mit Metaanalyse, wie wenig Beachtung die Verbesserung von ADL bei Kindern mit CP in der Literatur findet und ob der Einsatz von Virtueller Realität (VR) möglicherweise zur Erleichterung der ADL bei diesen Kindern beitragen kann.

Han Y, Park S. Effectiveness of virtual reality on activities of daily living in children with cerebral palsy: A systematic review and meta-analysis. Peer J. 2023;11:e15964. https://pubmed.ncbi.nlm.nih.gov/37667752/

Abstract der Studie

Effectiveness of virtual reality on activities of daily living in children with cerebral palsy: A systematic review and meta-analysis

Hintergrund
Es gibt keine Metaanalyse über die Auswirkungen spezifischer Virtual-Reality (VR)-Behandlungsformen auf die Aktivitäten des täglichen Lebens (ADL) bei Kindern mit Zerebralparese (CP). Ziel dieser Studie war es daher, die Wirksamkeit der VR-Therapie bei der Verbesserung von ADL bei Kindern mit CP je nach Untergruppe zu überprüfen.

Methodik
Die im Cumulated Index to Nursing and Allied Health Literature (CINAHL), in Embase, in der Physiotherapy Evidence Database (PEDro) und in PubMed veröffentlichte Literatur wurde gesichtet, und zur Bewertung der Qualität der Literatur wurde Risk of Bias 2.0 (RoB 2) verwendet. Ein Trichterdiagramm wurde visuell betrachtet, um die Publikationsverzerrung zu bestätigen, ergänzt durch den Egger-Regressionstest. Die Datenanalyse wurde mit R Version 4.2.1 durchgeführt. Die Subgruppenanalyse wurde nach dem Gross Motor Function Classification System (GMFCS), dem Manual Ability Classification System (MACS), unter Berücksichtigung der Behandlungsminuten pro Woche, des Behandlungszeitraums, des Alters und RoB durchgeführt.

Ergebnisse
11 von 2.978 Studien wurden einbezogen, und die Gesamteffektgröße betrug 0,37 (95 %-KI = 0,17–0,57). Bei GMFCS wurden Effektstärken von 0,41 bzw. 0,33 für die Gruppen mit niedriger bzw. hoher Funktionsfähigkeit festgestellt. Für die MACS-Werte wurden 0,27 resp. 0,43 für die Gruppen mit geringer resp. hoher Funktionalität ermittelt. Was die Behandlungsminuten pro Woche betrifft, so lagen die Werte bei 0,22, 0,44 und 0,27 in den Gruppen 1–100, 101–200 und 201–300 Minuten. Bei der Klassifizierung nach Alter wurde für Kinder im Schulalter ein Wert von 0,29 und für Kinder im Vorschulalter ein Wert von 0,98 festgestellt. Bei der Einstufung nach dem RoB schließlich wiesen 0,52, −0,01 und 0,23 auf Studien mit geringem Risiko, einigen Bedenken bzw. hohem Risiko hin.

Schlussfolgerungen
Die stärkste Wirkung wurde beobachtet, wenn die VR innerhalb von 6 Wochen mit 101–200 Behandlungsminuten pro Woche angewendet wurde. Wenn die Ergebnisse dieser Untersuchung auf Kinder mit zerebralen Lähmungen angewandt werden, die zu Hause leben, könnte dies eine wirksame Interventionsmethode sein.

Registrierung des systematischen Reviews
Die Studie PROPEROS ist unter der Registrierungsnummer CRD42023409801 registriert.

41.2 Kommentar

41.2.1 Zusammenfassung

In 11 eingeschlossenen RCTs wurden 442 Teilnehmer im Alter von 4,33–11,8 Jahren mit spastischer und dyskinetischer CP beschrieben. Die in den identifizierten Studien eingesetzten VR-Typen waren webbasierte VR, Nintendo Wii, Kinect-basierte Virtual-Reality-Spiele, LMC-Spiele und Mitii. Hierin liegt ein Kritikpunkt an der Studie: Die überwiegend eingesetzten VR-Applikationen sind nicht VR im eigentlichen Sinn und haben eher Gaming-Charakter. Dies steigert zwar die Motivation und erhöht die „Therapie"-Compliance, ist aber nicht mit ADL-assoziierten Therapiezielen kongruent. Der eigentliche therapeutische Einsatz von VR mittels einer VR-Brille nutzt die sogenannten Immersionseffekte, die über das Eintauchen ins Szenario ein „Im-Geschehen-Sein" vermitteln.

Trotz dieser Schwäche beträgt die Gesamteffektgröße von VR auf ADL bei Kindern mit CP in dieser Metaanalyse 0,37 (95 %-KI = 0,17–0,57), was als mittlerer Effekt angesehen wird. Laut früheren Studien gilt eine Effektgröße von > 0,5 als klinisch signifikant. Daher reichen die Ergebnisse dieser Studie nicht aus, um die Wirkung von VR auf ADL bei Kindern mit CP zu bestätigen. Verschiedene in dieser Metaanalyse genannte Studien beschreiben Auswirkungen von VR beispielsweise auf Funktionen der oberen Extremität, das Gehen und die Haltungskontrolle (Chen et al. 2018), auf die Gangfunktion (Ghai und Ghai 2019) und die motorische Koordination (Abdelhaleem et al. 2022).

Neben der Gehfähigkeit werden explizit keine für Kinder oder Eltern relevanten ADL genannt: Nahrungsaufnahme, Körperhygiene, An- und Ausziehen und Spielen. Es gilt zu bedenken: Der Lebensinhalt des Kindes ist das Spiel! Zur ADL-Bewertung eingesetzte Assessments waren COPM, PMAL, PEDI, WeeFIM, LIFE-H Recreation und CHAQ entsprechend der aktuellen Literatur (Franki et al. 2012; Chen et al. 2018).

Des Weiteren beobachteten die Autoren einen signifikanten Unterschied in der Klassifizierung nach Alter (0,29 für Schulkinder und 0,98 für Kinder im Vorschulalter). Dieses Ergebnis steht im Einklang mit der Studie von Zhang et al. (2022). Die Forscher mutmaßen, dass die zunehmenden Kontrakturen eine Aktivitätseinschränkung bedeuten und das Spiel hemmen (Jahnsen et al. 2004; Rosenbaum et al. 2002; Flett 2003). Ihr Fazit lautet, dass das Spiel im Vorschulalter relativ aktiver ist, wodurch ein im Verhältnis großer Effekt beobachtet werden konnte. Aufgrund der gemessenen höchsten Effekte wurde eine Therapieempfehlung für 6 Behandlungswochen mit einer Behandlungsdauer von jeweils 101–200 Minuten pro Woche ausgesprochen.

41.2.2 Praxistipp

Diese Geräte kommen je nach finanziellen Ressourcen der jeweiligen Einrichtung mehr und mehr zum Einsatz, da sie einfach und meist wenig raumfordernd in die klinischen Settings implementierbar sind. Dabei stellt die Möglichkeit, Virtuelle Realitäten mittels einer VR-Brille zu nutzen, eine der kostengünstigsten Interventionen dar. Die gewünschten Immersionseffekte sollen im Gehirn der Patienten vergleichbare Effekte erzielen, wie die Spiegeltherapie, weshalb vorzugsweise bimanuelle Aktivitäten präsentiert werden (Jung & Höning 2017). Das Eintauchen motiviert die Kinder und Jugendlichen jedoch nur, wenn sie selbst eingreifen können und das Ganze „Gaming"-Charakter hat. Hier könnte ein Vorteil für ältere Kinder (trotz Kontrakturen) liegen, da sie geübter im Umgang mit diesen „technical devices" und u. U. kognitiv weiter sind. Dies kann sich in höheren Scores bei den Spielen zeigen, was evtl. in die therapeutischen Assessments übertragen wird. Ansonsten haben die meisten (beliebten) Videospiele wenig ADL-Bezug, machen aber auch Kindern mit CP sehr viel Spaß, was ihren Einsatz dadurch rechtfertigt.

41.2.3 Wissenschaftliche Einordnung

Das international etablierte PRISMA-Statement wurde in dieser Studie konsequent angewandt. Die Methode zweier voneinander unabhängiger Gutachter zur Titel- und Abstract-Sichtung wurde zur Volltextprüfung bei Dissens durch einen 3. Gutachter zur Konsensfindung ergänzt.

Alle medizinisch bedeutenden Datenbanken PubMed (Medline), Embase, CINAHL und PEDro wurden bis auf das wichtige Cochrane Central Register of Controlled Trials (CENTRAL) zu Recherchezwecken in einem Zeitraum von Oktober 2006 bis Februar 2023 herangezogen. Die verwendeten Suchbegriffe werden detailliert angegeben und erscheinen passend. Die Suchstrategie wird gut nachvollziehbar dargestellt und mittels des PRISMA-Flowchart visualisiert, jedoch kam durch die benannten Ein- und Ausschlusskriterien wie so oft ein Language-Bias („nur englische Publikationen") zustande.

Gemessen mit dem Tool RoB 2.0 zeigten 5 der 11 inkludierten Publikationen ein geringes Risiko, 2 formulierten einige Bedenken und 4 ein hohes Risiko. Sowohl der Egger-Regressionstest ($t = -1{,}46$, $p = 0{,}178$) als auch eine Sensitivitätsanalyse nach Trim und Fill zeigten keinen Publikationsbias. Der zur Darstellung von Homogenität der eingeschlossenen Studien durchgeführte Homogenitätstest zeigte jedoch Heterogenität ($Q = 10{,}314$, $p = 0{,}413$ und $I = 3{,}048$).

Vorangegangene Studien haben nachgewiesen, dass sich eine Wirkung von VR im GMFCS und MACS bestätigten lässt, diese auf allen Funktionsebenen wirksam war oder es keinen Unterschied je nach Level gab (Shierk, Lake & Haas 2016; Cherni et al. 2020). Diese älteren Studien stimmen mit den Ergebnissen von Han und Park überein.

Die kumulierte Sitzungsdauer von 101–200 Minuten muss gut überwacht werden, da eine häufig bestehende Komorbidität bei CP-Kindern die (fotosensible) Epilepsie ist, die evtl. durch zu lange und schnell wechselnde visuelle Stimulation beim Einsatz mit VR ausgelöst werden kann. Des Weiteren ist der optimale Einsatz einer VR-Brille bei visusbeeinträchtigten Kindern, die mit einer Brille versorgt sind, erschwert.

Diese erste Metaanalyse zeigt zwar keine signifikanten Ergebnisse pro VR zur Verbesserung von ADL, jedoch kann sie wichtige Empfehlungen hinsichtlich der Therapieplanung und -gestaltung sowie der Investitionsplanung kleinerer Einrichtungen bieten. Da die Anzahl der von Han und Park eingeschlossenen Studien gering war, ist es notwendig, in zukünftigen Studien mehr Studien einzuschließen und eine Metaregression unter Verwendung von Kovariaten durchzuführen.

TAKE HOME MESSAGE

Die Anschaffung einer VR-Brille ist aufgrund der überschaubaren Kosten und des vielfältigen Einsatzes in der Neurologie und Pädiatrie eine sinnvolle Investition, um das Therapieangebot zu erweitern. Die VR-Brille bietet sich an, um im Anschluss an die Physiotherapie oder als häusliches Übungsprogramm spielerisch Therapieinhalte zu vertiefen bzw. durch häufige Wiederholungen zu verfestigen.

LITERATUR

Abdelhaleem N, El Wahab MSA, Elshennawy S. 2022. Effect of virtual reality on motor coordination in children with cerebral palsy: a systematic review and meta-analysis of randomized controlled trials. Egyptian Journal of Medical Human Genetics 23:1–20 DOI 10.1186/s43042-022-00213-z.

Chen Y, Fanchiang HD, Howard A. 2018. Effectiveness of virtual reality in children with cerebral palsy: a systematic review and meta-analysis of randomized controlled trials. Physical Therapy 98:63–77 DOI 10.1093/ptj/pzx107.

Cherni Y, Ballaz L, Lemaire J, Dal Maso F, Begon M. 2020. Effect of low dose robotic-gait training on walking capacity in children and adolescents with cerebral palsy. Neurophysiologie Clinique 50:507–519 DOI 10.1016/j.neucli.2020.09.005.

Flett PJ. 2003. Rehabilitation of spasticity and related problems in childhood cerebral palsy. Journal of Paediatrics and Child Health 39:6–14 DOI 10.1046/j.1440–1754.2003.00082.x.

Franki I, Desloovere K, De Cat J, Feys H, Molenaers G, Calders P, Vanderstraeten G, Himpens E, Van Broeck C. 2012. The evidence-base for conceptual approaches and additional therapies targeting lower limb function in children with cerebral palsy: a systematic review using the ICF as a framework. Journal of Rehabilitation Medicine 44:396–405 DOI 10.2340/16501977-0984.

Ghai S, Ghai I. 2019. Virtual reality enhances gait in cerebral palsy: a training dose-response meta-analysis. Frontiers in Neurology 26:236 DOI 10.3389/fneur.2019.00236.

Jahnsen R, Villien L, Aamodt G, Stanghelle J, Holm I. 2004. Musculoskeletal pain in adults with cerebral palsy compared with the general population. Journal of Rehabilitation Medicine 36:78–84 DOI 10.1080/16501970310018305.

Jung M, Höning J. Therapy accompanying use of VR-glasses in hemiparetic children and adolescents. J Nov Physiother Phys Rehabil 2017; 4(3): 087-089. DOI 10.17352/2455–5487.000054.

Rosenbaum PL, Walter SD, Hanna SE, Palisano RJ, Russell DJ, Raina P, Wood E, Bartlett DJ, Galuppi BE. 2002. Prognosis for gross motor function in cerebral palsy: creation of motor development curves. Jama 288:1357–1363 DOI 10.1001/jama.288.11.1357.

Shierk A, Lake A, Haas T. 2016. Review of therapeutic interventions for the upper limb classified by manual ability in children with cerebral palsy. Seminars in Plastic Surgery 30:14–23 DOI 10.1055/s-0035-1571256.

Zhang Y, Li R, Miao X, Cheng LJ, Lau Y. 2022. Virtual motor training to improve the activities of daily living, hand grip, and gross motor function among children with cerebral palsy: meta-regression analysis. Gait & Posture 91:297–305 DOI 10.1016/j.gaitpost.2021.10.046.

VII Muskuloskelettale Physiotherapie

KAPITEL

42

Michael Maiwald

Evidenz spezifischer physiotherapeutischer Maßnahmen bei postoperativer Spinalkanalstenose

42.1 Einleitung

Schmerzen an der Lendenwirbelsäule gehören zu den häufigsten Symptomen, die im deutschen Gesundheitssystem behandelt werden. Ursächlich hierfür ist oft eine Spinalkanalstenose, die besonders bei 40- bis 50-Jährigen auftritt (Ernst, 2003). Etwa 40 % der Betroffenen werden innerhalb der ersten 10 Jahre operiert (Ballenberger, 2021). Die anschließende Rehabilitation wird durch eine meist multiprofessionelle Therapie sichergestellt (Schneider, 2020), bei der der Physiotherapie eine besondere Bedeutung zugesprochen wird. Standardisierte und evidenzbasierte therapeutische Maßnahmen lassen derzeit jedoch auf sich warten. Einen Vorschlag zur Erhöhung der Transparenz physiotherapeutischer Leistungen unterbreitet die Studie von Zhong et al. (2023).

Zhong X, Ding Y, Bensheng F et al. The effectiveness of postoperative exercise based on gait analysis compared with conventional exercise in patients with lumbar spinal stenosis: A randomized clinical trial. J Back Musculoskelet Rehabil. 2023;36(6):1399–1409.
https://pubmed.ncbi.nlm.nih.gov/37482981/

Abstract

The effectiveness of postoperative exercise based on gait analysis compared with conventional exercise in patients with lumbar spinal stenosis: A randomized clinical trial

Hintergrund
Trotz der Verwendung als postoperatives Rehabilitationsprogramm haben nur wenige randomisierte, kontrollierte Studien die Wirksamkeit postoperativer Übungen, die auf einer Ganganalyse basieren, bei Patienten mit lumbaler Spinalkanalstenose (LSS) verglichen.

Ziel
Untersuchung der Wirksamkeit von postoperativen Übungen auf der Grundlage einer Ganganalyse bei Patienten mit LSS und Vergleich mit der Wirksamkeit herkömmlicher Übungen.

Methoden
Es handelte sich um eine doppelblinde, randomisierte klinische Studie. 68 Teilnehmer mit LSS wurden nach dem Zufallsprinzip einer von zwei Gruppen zugeteilt. Nach einem standardisierten chirurgischen Eingriff führte die Interventionsgruppe Übungen auf der Grundlage einer 3D-Ganganalyse durch, während die Kontrollgruppe eine klassische/empirische Physiotherapie mit 4 Basisinterventionen erhielt; beide Gruppen 2 Wochen lang 2× täglich für 1 Stunde. Der Oswestry Disability Index (ODI) und die Visuelle Analogskala (VAS) wurden vor sowie 2 Wochen und 6 Monate nach der Intervention, die Gangindikatoren wurden vor und 6 Monate nach der Intervention bestimmt.

Ergebnisse
Bei Studienbeginn gab es keine signifikanten Unterschiede bei den Werten für ODI, VAS oder beim absoluten Symmetrieindex (ASI) der Gangvariablen zwischen der Interventionsgruppe und der Kontrollgruppe. Nach 6 Monaten zeigten sich jedoch signifikante Unterschiede ($p < 0{,}05$) zwischen den Gruppen in Bezug auf Schmerzintensität, Gehen, Stehen, soziale Teilhabe und zusammenfassende ODI- und VAS-Scores für das Bein. Die Beobachtungsgruppe zeigte im Vergleich zur Kontrollgruppe eine stärkere Verringerung des ASI für Schrittlänge, Hüftbeugung, Kniebeugung und Knöcheldorsalflexion ($p < 0{,}05$).

Schlussfolgerungen
Das auf der Ganganalyse basierende postoperative Rehabilitationsschema führte zu signifikanten kurz- bis mittelfristigen Verbesserungen der Schmerzintensität, des Gehens, des Stehens, des sozialen Lebens und des zusammenfassenden ODI-Scores, der VAS des Beins und der Symmetrie der Schrittlänge, der Hüftflexion, der Knieflexion und der Knöcheldorsalflexion im Vergleich zum empirischen Therapiekonzept bei Patienten mit LSS.

42.2 Kommentar

42.2.1 Zusammenfassung

In dieser Studie wurden 2 Gruppen miteinander verglichen, in welche 68 Patientinnen und Patienten zufällig verteilt wurden. Im Alter lagen die Probanden im Durchschnitt bei jeweils 64,3 Jahren. Die Schmerzen in der Lendenwirbelsäule, gemessen mittels der Visuellen Analogskala (VAS), betrugen 6,5 (in der Interventionsgruppe) bzw. 6,6 (in der Kontrollgruppe) und in der unteren Extremität 5,3 in beiden Gruppen. Darüber hinaus wurden die Daten des Oswestry Disability Index (ODI) erhoben.

Die zu Beginn der Studie gemessenen Daten wiesen keine Unterschiede zwischen den Gruppen auf. Die Kontrollgruppe wurde mit klassischer Physiotherapie behandelt und die Interventionsgruppe mit einem Therapieprogramm, welches auf den Resultaten einer standardisierten Ganganalyse basierte. Beide Gruppen wurden über 2 Wochen täglich mit 2 Einheiten zu je 1 Stunde behandelt. Die medizinische Versorgung im Behandlungszeitraum war für beide Gruppen gleich, sodass Verzerrungen vermieden werden konnten. Direkt im Anschluss an die Behandlungsserie wurden keine Unterschiede festgestellt. Demgegenüber zeigten die Messungen nach 6 Monaten deutlich bessere Behandlungserfolge in der Interventionsgruppe. Hier sind unter anderem die Kriterien Schmerzintensität, Gehen, Stehen und Teilhabe am sozialen Leben zu nennen.

42.2.2 Praxistipp

Diese Studie zeigt deutlich, dass diagnosebasierte und standardisierte Therapiemethoden im Vergleich zur empirischen Physiotherapie bessere Ergebnisse im Outcome zur Folge haben können. In der Kontrollgruppe wurden 4 Basisinterventionen angewandt: muskuläre Kräftigung, Aktivierung der tiefen Wirbelsäulenmuskulatur, Stabilisierung und Mobilisierung. Die Interventionsgruppe erhielt eine spezifische Therapie auf Grundlage der erkannten Defizite einer Ganganalyse. Für die Praxis lässt sich daher festhalten, dass Therapien mit vorgeschalteter standardisierter Diagnostik erfolgreicher sein können.

Für die Patienten bedeutet das oft eine schnellere Wiedereingliederung in das tägliche Leben. Insgesamt bleibt festzuhalten, dass postoperative Therapieprogramme mit spezifischer Diagnostik nach Spinalkanalstenose in allen Ebenen des biopsychosozialen Systems wirken und Betroffene davon profitieren. Dieser Effekt steigert sich noch, je schlechter der Ausgangszustand der Patienten ist. Übungen zur Stabilisierung der Lendenwirbelsäule, Aktivierung der Tiefenmuskulatur, Steigerung der Muskelkraft und zur Verbesserung der Gelenkbeweglichkeit sind in jedem Falle zu empfehlen. Darüber hinaus lässt sich ableiten, dass die Ganganalyse als Diagnostik- und Dokumentationsmittel einsetzbar ist und objektive Daten generieren kann.

42.2.3 Wissenschaftliche Einordnung

Die Studie selbst hat bezogen auf die Generalisierbarkeit der Ergebnisse einige Einschränkungen, die an dieser Stelle beachtet werden sollten. Hier ist die monozentrische Anlage der Untersuchung genauso zu erwähnen wie die selektierte Vorauswahl der Patientinnen und Patienten. Zudem fehlt ein Vergleich zu einer Gruppe ohne Therapie, der jedoch aus ethischen Gesichtspunkten in einem solchen Studiensetting nicht ermöglicht werden kann.

In den Leitlinien zum spezifischen Kreuzschmerz wird die Behandlung mit physiotherapeutischen Maßnahmen bei Spinalkanalstenosen für sinnvoll erachtet. Hier wird beschrieben, dass Dehnen zur Entlordosierung der Lendenwirbelsäule führen kann und dies ein Ziel der Therapie sein sollte (DGOU, 2017). Im Vergleich zu vielen anderen Leitlinien ist die Beschreibung zur physiotherapeutischen Behandlung in der Leitlinie zum spezifischen Kreuzschmerz schon sehr umfassend. Dieser Umstand macht deutlich, dass die hier vorgestellte Studie nur ein Anfang sein kann. Es ist unausweichlich, dass Studien dieser Art die Grundlage für therapeutische Interventionen der Zukunft darstellen. Unter diesem Aspekt ist die Studie von Zhong et al. ein erster Schritt, dem hoffentlich weitere folgen.

Im wissenschaftlichen Diskurs werden aktuell wenige spezifische Komponenten von multimodalen Bewegungstherapien betrachtet (Vielitz, 2024). Darüber hinaus werden diese mittels unterschiedlicher Methoden und nicht vergleichbarer Ergebnissen dargestellt. Eine weitere Analyse der Daten wird dadurch zusätzlich erschwert. Dies bestätigend sind auch die Ausführungen von Ballenberger (2021) zu verstehen, der die moderate Evidenz zur Nachbehandlung von Operationen nach Spinalkanalstenose anmerkt und die Notwendigkeit qualitativ hochwertiger Studien zum Ausdruck bringt.

TAKE HOME MESSAGE

- Therapien mit vorgeschalteter standardisierter Diagnostik können erfolgreicher als die konventionelle Behandlung sein.
- Training zur Stabilisierung der Lendenwirbelsäule, Aktivierung der Tiefenmuskulatur, Steigerung der Muskelkraft und zur Verbesserung der Gelenkbeweglichkeit ist zu empfehlen.

LITERATUR

Ballenberger, N. (2021). Wirksamkeit von Physiotherapie nach einem chirurgischen Eingriff bei lumbaler Spinalkanalstenose. MSK–Muskuloskelettale Physiotherapie, 25(02), 83–90.

Deutsche Gesellschaft für Orthopädie und Unfallchirurgie e.V. (DGOU), S2k-Leitlinie Spezifischer Kreuzschmerz, 1.0, 06.12.2017, Microsoft Word - 2018-01-26_033_051_LLSK_final_061217.docx (awmf.org), 29.02.2024.

Ernst, M. (2003). Die lumbale Spinalkanalstenose-eine Herausforderung auch für Physiotherapeuten: ein Review der Literatur. manuelletherapie, 7(2), 67–81.

Schneider, M. J. Lumbale Spinalkanal-stenose: Was bringen konservative Therapieverfahren? Die Wirbelsäule 2020; 04(02): 79–81.

Vielitz, A. Spezifische Bewegungs therapie bei lumbaler Spinalkanalstenose. Muskuloskelettale Physiotherapie 2024; 28(01): 10.

KAPITEL

43

Carolin Bahns

Neurophysiologische Schmerzedukation bei Gonarthrose

43.1 Einleitung

Die Entstehung chronischer Schmerzen bei Gonarthrose kann nicht allein durch biomedizinische Faktoren erklärt werden. Auch Einflüsse wie Katastrophisieren, Kinesiophobie und die individuelle Schmerzbewältigung spielen eine zentrale Rolle und erfordern einen ganzheitlicheren Therapieansatz.

Klassische Modelle zur muskuloskelettalen Edukation umfassen vordergründig Inhalte aus den Bereichen der (Patho-)Anatomie und Biomechanik. Die neurophysiologische Schmerzedukation zielt hingegen darauf ab, das Verständnis für Schmerzen, das Nervensystem und die verschiedenen Faktoren, die die Schmerzwahrnehmung beeinflussen, zu verbessern. Patientinnen und Patienten soll vermittelt werden, dass das Erleben von Schmerzen oft mit einer Überempfindlichkeit des Nervensystems und nicht nur mit einer Gewebeschädigung einhergeht. Bisher gab es keine Übersichtsarbeit, die die Effektivität von neurophysiologischen Edukationsprogrammen bei Patientinnen und Patienten mit Gonarthrose zusammenfassend untersucht hat.

Lesmond I, Calvache-Mateo A, Heredia-Ciuró A et al. Neurophysiological pain education for patients with symptomatic knee osteoarthritis: A systematic review and meta-analysis. Patient Educ Couns. 2023;120:108128. https://pubmed.ncbi.nlm.nih.gov/38147773/

Abstract

Neurophysiological pain education for patients with symptomatic knee osteoarthritis: A systematic review and meta-analysis

Ziel

Evaluation der Wirksamkeit von neurophysiologischer Schmerzedukation bei Patientinnen und Patienten mit symptomatischer Gonarthrose unter Berücksichtigung schmerzbezogener Parameter.

Methoden

Es wurde eine systematische Übersichtsarbeit und Metaanalyse gemäß den PRISMA-Richtlinien durchgeführt. Zur Identifikation von Studien wurden die Datenbanken PubMed, PEDro, Cochrane Library, Scopus und Web of Science durchsucht. Es wurden nur randomisierte kontrollierte Studien berücksichtigt, an denen Patientinnen und Patienten mit symptomatischer Gonarthrose im Alter von mindestens 18 Jahren teilgenommen haben. Zur Bewertung der Studienqualität wurde das Qualitätsbewertungsinstrument von Downs & Black verwendet. Das Verzerrungsrisiko wurde mit dem Cochrane Risk of Bias Assessment Tool bewertet.

Ergebnisse

Insgesamt wurden 7 Studien in die Übersichtsarbeit eingeschlossen. Die meisten Studien wurden nach dem Qualitätsbewertungsinstrument von Downs & Black als „fair" und nach dem Cochrane Risk of Bias Assessment Tool in die Kategorie „einige Bedenken" eingestuft. Die neurophysiologische Schmerzedukation wurde allein oder in Kombination mit Bewegungstherapie, Gelenkmobilisation oder Selbstmanagementprogrammen durchgeführt. Die Anzahl der Therapiesitzungen variierte zwischen 1 und 10. Die Ergebnisse der Metaanalyse zeigten signifikante Unterschiede zugunsten der Interventionsgruppe für Schmerz (MD = −0,49; 95 %-KI = −0,66 bis −0,32; $p < 0{,}001$) und Katastrophisierung (MD = −1,81; 95 %-KI = −3,31 bis −0,3; $p = 0{,}02$).

Schlussfolgerung, Implikationen für die Praxis

Neurophysiologische Schmerzedukation, isoliert oder in Kombination mit Bewegungstherapie, Gelenkmobilisation oder Selbstmanagementprogrammen, führte bei Patientinnen und Patienten mit symptomatischer Gonarthrose nachweislich zu einer deutlichen Verringerung der Schmerzen und der Katastrophisierung. Diese Ergebnisse können Klinikerinnen und Kliniker in der Patientenversorgung mit symptomatischer Gonarthrose unterstützen.

43.2 Kommentar

43.2.1 Zusammenfassung

In einer systematischen Übersichtsarbeit mit Metaanalyse wurde die Effektivität neurophysiologischer Schmerzedukation bei Patientinnen und Patienten mit symptomatischer Gonarthrose auf schmerzbezogene Outcomes untersucht. Basierend auf den Ergebnissen aus 7 randomisierten kontrollierten Studien mit insgesamt 870 Teilnehmenden kommen die Autorinnen und Autoren zu dem Schluss, dass eine neurophysiologische Schmerzedukation allein oder in Kombination mit Bewegungstherapie, Gelenkmobilisation oder Selbstmanagementprogrammen positive Auswirkungen auf Schmerzen und Katastrophisieren hat.

43.2.2 Praxistipp

Die Ergebnisse aus einer deutschlandweiten Online-Befragung unter Physiotherapeutinnen und Physiotherapeuten zeigen, dass Edukation bereits ein wesentlicher Bestandteil in der Behandlung von Gonarthrose ist (Bahns and Kopkow, 2023). Etwa 73 % (308/422) der Befragten gaben an, auch Informationen rund um das Thema Schmerz zu vermitteln. Nach welchem Ansatz und in welchem Umfang die Schmerzedukation erfolgt, ist jedoch nicht bekannt. Die Ergebnisse der Übersichtsarbeit von Lesmond et al. (2024) legen nahe, dass eine Schmerzedukation nach biopsychosozialem Ansatz nachweislich positive Auswirkungen auf die Schmerzbewältigung von Patientinnen und Patienten mit Gonarthrose hat. Daher sollten Physiotherapeutinnen und Physiotherapeuten die Einbindung einer neuropsychologischen Schmerzedukation in Betracht ziehen, zumal kein zusätzlicher Zeit- und Kostenaufwand entsteht. Ein besseres Verständnis von Schmerz kann möglicherweise auch die Compliance der Patientinnen und Patienten gegenüber aktiver Therapie erhöhen.

43.2.3 Wissenschaftliche Einordnung

Die Wirksamkeit der neurophysiologischen Schmerzedukation wird bereits seit Längerem im Zusammenhang mit verschiedenen chronischen Schmerzzuständen untersucht. Die Ergebnisse von Lesmond et al. (2024) stimmen dabei mit denen anderer systematischer Übersichtsarbeiten überein, in denen beispielsweise positive Effekte bei Personen mit chronischem Rückenschmerz oder Fibromyalgie nachgewiesen wurden. Da die im Review berücksichtigten Studien den Schweregrad der Arthrose innerhalb der eingeschlossenen Population jedoch nur unvollständig berichteten, konnten keine Aussagen über einen Zusammenhang zwischen der Effektivität neurophysiologischer Schmerzedukation und der Ausprägung der Symptome getroffen werden. Zukünftige Studien sollten diesen Aspekt stärker berücksichtigen.

In allen qualitativ hochwertigen Leitlinien zur Versorgung von Gonarthrose werden durchweg Bewegungstherapie, Edukation und Gewichtsmanagement als Behandlung der 1. Wahl empfohlen (Gibbs et al., 2023). Welche Inhalte die Edukation von Patientinnen und Patienten umfassen soll, ist jedoch nicht näher definiert. Auch die aktuelle S2k-Leitlinie „Gonarthrose“ der Deutschen Gesellschaft für Orthopädie und Orthopädische Chirurgie macht dazu keine näheren Angaben. Die Ergebnisse der systematischen Übersichtsarbeit von Lesmond et al. (2024) können als Grundlage für die Entwicklung zukünftiger Leitlinien dienen und zur Spezifikation der Empfehlungen hinsichtlich Edukationsinhalten bei Gonarthrose beitragen.

TAKE HOME MESSAGE

Eine neurophysiologische Schmerzedukation kann das Schmerzempfinden und den Umgang mit Schmerzen positiv beeinflussen. Zusammen mit Bewegungstherapie gehört Edukation zur Standardversorgung bei Gonarthrose. Neurophysiologische Inhalte können ohne großen Aufwand in die Edukation integriert werden.

LITERATUR

BAHNS, C. & KOPKOW, C. 2023. Physiotherapy for patients with hip and knee osteoarthritis in Germany: a survey of current practice. *BMC Musculoskelet Disord*, 24, 424.

Deutsche Gesellschaft für Orthopädie und Orthopädische Chirurgie (federführend). S2 K-Leitlinie „Gonarthrose. https://register.awmf.org/assets/guidelines/033-004l_S2k_Gonarthrose_2018-01_1-verlaengert_01.pdf (Zugriff: 11.05.2024).

GIBBS, A. J., GRAY, B., WALLIS, J. A., TAYLOR, N. F., KEMP, J. L., HUNTER, D. J. & BARTON, C. J. 2023. Recommendations for the management of hip and knee osteoarthritis: A systematic review of clinical practice guidelines. *Osteoarthritis and Cartilage*, 31, 1280–1292.

LESMOND, I., CALVACHE-MATEO, A., HEREDIA-CIURÓ, A., MARTÍN-NÚÑEZ, J., NAVAS-OTERO, A., LÓPEZ-LÓPEZ, L. & VALENZA, M. C. 2024. Neurophysiological pain education for patients with symptomatic knee osteoarthritis: A systematic review and meta-analysis. *Patient Education and Counseling*, 120, 108128.

KAPITEL 44

Linda Baumbach

Konservative oder operative Behandlung nach Kreuzbandriss bei jungen physisch aktiven Patienten

44.1 Einleitung

Leitlinien fassen aktuelle Evidenzen zusammen und helfen damit Physiotherapeutinnen und Physiotherapeuten und Gesundheitspersonal, ihren Patientinnen und Patienten evidenzbasierte Behandlungen anzubieten, so auch die DGU-Leitlinie 012-005 „Vordere Kreuzbandruptur" (Herbort und Loben Hoffer 2018). Diese, wie auch viele andere Leitlinien, berücksichtigen aufgrund mangelnder Evidenz allerdings nur bedingt individuelle Patientencharakteristika in ihren Behandlungsempfehlungen. Die Leitlinie „Vordere Kreuzbandruptur" empfiehlt eine konservative Behandlung für ältere und eine operative Behandlung bei jüngeren Patientinnen und Patienten, allerdings wird die vorhandene Evidenz für letztere Empfehlung als „nicht hoch" bezeichnet (Herbort und Lobenhoffer 2018). Dies hat zur Folge, dass Gesundheitspersonal entweder den Empfehlungen trotz geringer Evidenz folgt oder die Behandlung an die Patientinnen und Patienten anpasst und damit möglicherweise von den Empfehlungen abweicht. Abweichende Behandlungsempfehlungen und Entscheidungen basieren dann auf Theorien, Erfahrung und Präferenzen seitens der Therapeutinnen und Therapeuten und der Patientinnen und Patienten. Insbesondere, um diese Unsicherheiten und mangelnde Evidenzen im Bezug auf die Personalisierung von Therapien zu beseitigen, sind klinische Studien nötig.

Die vorgestellte Studie untersucht, ob eine konservative oder eine operative Behandlung nach komplettem vorderem Kreuzbandriss bei jungen physisch aktiven Patientinnen und Patienten vorteilhafter ist.

Filbay SR, Roemer FW, Lohmander LS et al. Evidence of VKB healing on MRI following VKB rupture treated with rehabilitation alone may be associated with better patient-reported outcomes: a secondary analysis from the KANON trial. Br J Sports Med. 2023;57(2):91–98. https://pubmed.ncbi.nlm.nih.gov/36328403/

Abstract

Evidence of VKB healing on MRI following VKB rupture treated with rehabilitation alone may be associated with better patient-reported outcomes: a secondary analysis from the KANON trial

Ziele

Evaluation des natürlichen Verlaufs der Heilung des vorderen Kreuzbands (VKB) mittels MRT bei Patienten mit akuter VKB-Ruptur nach 2 und 5 Jahren im Vergleich verschiedener Behandlungsgruppen.

Methoden

Sekundäranalyse von 120 Teilnehmern der Knee Anterior Cruciate Ligament Nonsurgical vs. Surgical Treatment (KANON)-Studie, die nach dem Zufallsprinzip der Rehabilitation und der optionalen verzögerten VKB-Rekonstruktion (VKBR) oder der frühen VKBR und Rehabilitation zugeteilt wurden. Die Kontinuität des vorderen Kreuzbandes im MRT (Anterior Cruciate Ligament OsteoArthritis Score 0–2) galt als Beweis für die Heilung des vorderen Kreuzbandes. Die Outcomes schlossen den Knee Injury and Osteoarthritis Outcome Score (KOOS), die Einteilung nach Patient Acceptable Symptomatic State (PASS) sowie die Kriterien für ein Behandlungsversagen ein. Mithilfe linearer gemischter Modelle wurden die bereinigten Mittelwertunterschiede (95 %-KI) in der von den Patienten angegebenen Sport- und Freizeitfunktion (KOOS-Sport/Rec) und Lebensqualität (KOOS-QOL) nach 2 und 5 Jahren zwischen Teilnehmern mit MRT-Nachweis einer VKB-Heilung und solchen mit 1) keinem Nachweis einer VKB-Heilung, 2) verzögerter VKBR oder 3) früher VKBR verglichen.

Ergebnisse

Bei 16 von 54 Teilnehmern (30 %, 95 %-KI 19–43), die nach dem Zufallsprinzip für eine Rehabilitation mit optional verzögerter VKBR ausgewählt worden waren, wurde bei der Nachuntersuchung nach 2 Jahren eine Heilung des VKB im MRT nachgewiesen. Unter Ausschluss der Teilnehmer, bei denen eine verzögerte VKBR durchgeführt wurde, wiesen 16 von 30 (53 %, 95 %-KI 36–70) im MRT eine Heilung des VKB auf. Die 2-Jahres-Ergebnisse waren in der Gruppe mit verheiltem VKB (n=16) besser als in der Gruppe mit nicht verheiltem VKB (n=14): mittlere Differenz (95 %-KI) KOOS-Sport/Rec: 25,1 (95 %-KI 8,6–41,5); KOOS-QOL: 27,5 (95 %-KI 13,2–41,8). In der Gruppe mit verzögerter VKBR (n=24) zeigten sich folgende Werte: KOOS-Sport/Rec: 24,9 (95 %-KI 10,2–39,6); KOOS-QOL: 18,1 (95 %-KI 5,4–30,8) und bei der frühen VKBR (n=62): KOOS-Sport/Rec: 17,4 (95 %-KI 4,1–30,7); KOOS-QOL: 11,4 (95 %-KI 0,0–22,9). Der 5-Jahres-Wert im KOOS hinsichtlich QOL war in der Gruppe mit verheiltem VKB besser als in der Gruppe mit nicht verheiltem VKB: 25,3 (95 %-KI 9,4–41,2). Von den Teilnehmern mit MRT-Nachweis einer VKB-Heilung erfüllten 63–94 % die PASS-Kriterien für jede KOOS-Unterskala, verglichen mit 29–61 % in den Gruppen mit nicht geheiltem oder rekonstruiertem Kreuzband.

Schlussfolgerungen

Bei 1 von 3 Erwachsenen, die nach dem Zufallsprinzip an der Rehabilitation plus optionale VKBR teilnahmen, und bei 1 von 2 Patienten, bei denen keine verzögerte VKBR durchgeführt wurde, zeigte sich im MRT eine Heilung des vorderen Kreuzbandes nach einer VKB-Ruptur, die mit günstigen Ergebnissen verbunden war. Das Potenzial für eine Spontanheilung des VKB, welche bessere klinische Ergebnisse ermöglicht, ist möglicherweise größer als bisher angenommen.

44.2 Kommentar

44.2.1 Zusammenfassung

Die Studie von Filbay et al. zeigt, dass sowohl 2 als auch 5 Jahre nach der Behandlung Patientinnen und Patienten, die eine konservative Therapie erhielten und bei denen es zu einer spontanen Heilung des vorderen Kreuzbandes gekommen ist, die besten Ergebnisse erzielten. Die Behandlungsergebnisse von Patientinnen und Patienten, die eine frühzeitige Rekonstruktion erhielten, waren nach 2 Jahren am zweitbesten. Nach 5 Jahren unterschieden sich die Ergebnisse jedoch nicht mehr im Vergleich zu denen von Patientinnen und Patienten, die eine spätere Rekonstruktion erhalten hatten. Die schlechtesten Ergebnisse erzielten die Patientinnen und Patienten, die ausschließlich eine konservative Behandlung erhielten und bei denen es zu keiner spontanen Heilung des Kreuzbandes gekommen ist.

44.2.2 Praxistipp

Die Studie unterstützt die Praxis des Gesundheitspersonals, die Entscheidung für eine konservative oder operative Therapie bei jüngeren, aktiven Patientinnen und Patienten individuell an deren Bedürfnisse und Wünsche anzupassen. Die aktuelle Evidenz ermöglicht keine eindeutige Empfehlung für die eine oder andere Behandlung. Des Weiteren gibt es keine Evidenzen darüber, bei welchen Patientinnen und Patienten eine spontane Heilung und damit das beste Ergebnis zu erwarten ist. Patientinnen und Patienten sollten über die zu erwartenden Behandlungsergebnisse der jeweiligen Behandlungsoptionen informiert werden, und basierend darauf sollte eine gemeinsame Behandlungsentscheidung getroffen werden.

44.2.3 Wissenschaftliche Einordnung

Die Evidenz zur Personalisierung der Behandlung von vorderen Kreuzbandrupturen bei jungen, aktiven Patientinnen und Patienten bleibt weiterhin begrenzt. Das Gesundheitspersonal muss also auch in Zukunft, unter Berücksichtigung des vorhandenen Wissens, die Behandlung von jungen Patientinnen und Patienten mit vorderer Kreuzbandruptur an ihre Bedürfnisse individuell anpassen – die Behandlungsentscheidung sollte gemeinsam mit den Patientinnen und Patienten getroffen werden.

Unklar ist aktuell noch, wie genau eine konservative Therapie gestaltet werden sollte, um ideale Behandlungsergebnisse zu erzielen. Erste Erkenntnisse gibt es allerdings von Filby et al., die in einer Studie mit 80 Patientinnen und Patienten zeigen konnten, dass 90 % nach 3 Monaten erste Anzeichen für eine spontane Heilung des vorderen Kreuzband im MRT aufwiesen, nachdem sie mit einer ROM-Schiene versorgt wurden und an einer standardisierten konservativen Therapie teilgenommen haben (Filbay 2023).

In Zukunft sollte untersucht werden, wie genau die ideale konservative Therapie aussehen sollte, um eine spontane Heilung des vorderen Kreuzbandes zu fördern, und welche Patientencharakteristika mit einer spontanen Heilung des vorderen Kreuzbandes zusammenhängen. Diese Informationen können dabei unterstützen, Patientinnen und Patienten noch besser über die zu erwartenden Behandlungsergebnisse unter Berücksichtigung der individuellen Charakteristika zu informieren, um anschließend eine gemeinsame Behandlungsentscheidung zu treffen.

TAKE HOME MESSAGE

Aktuell gibt es keine eindeutige Evidenz für oder gegen eine VKBR bei jungen physisch aktiven Patientinnen und Patienten. Daher sollten diese über die zu erwartenden Outcomes informiert werden; anschließend sollte gemeinsam mit den Patientinnen und Patienten eine Behandlungsentscheidung getroffen werden. Anregungen für die konservative Therapie können dem Behandlungsprotokoll der Studie von Filbay (2023) entnommen werden.

LITERATUR

Herbort M, Lobenhoffer P. DGU-Leitlinie 012-005. Vordere Kreuzbandruptur. AWMF Online. 2018;37. https://www.aga-online.ch/fileadmin/user_upload/Komitee_Inhalte/012-005l_S1_Vordere_Kreuzbandruptur_2019-02.pdf (Zugriff: 15.05.2024).

Filbay SR, Dowsett M, Jomaa MC, Rooney J, Sabharwal R, Lucas P, Van Den Heever A, Kazaglis J, Merlino J, Moran M, Allwright M. Healing of acute anterior cruciate ligament rupture on MRI and outcomes following non-surgical management with the Cross Bracing Protocol. British Journal of Sports Medicine. 2023; Dec; 57(23)1490–1497.

KAPITEL 45

Robert Prill

Optimierung des frühen Rehabilitationsprozesses nach der VKB-Rekonstruktion

45.1 Einleitung

Die Nachbehandlung einer rekonstruierten vorderen Kreuzbandruptur (VKBR) stellt eine der häufigsten und mit viel Evidenz belegten Tätigkeiten für vorwiegend muskuloskelettal arbeitende (Sport-) Physiotherapeutinnen und Physiotherapeuten dar. Dennoch haben Athletinnen und Athleten oft noch Jahre nach einer Kreuzbandruptur relevante Kraft- und Koordinationsdefizite (Prill 2019). Etwa ein Drittel der jungen Athletinnen und Athleten verletzt sich nach der Rekonstruktion erneut am vorderen Kreuzband (Paterno 2014) oder auf der Gegenseite. Viele kommen nicht wieder erfolgreich in den sportlichen Prozess zurück. Beispielsweise hören knapp zwei Drittel der weiblichen Fußballspielerinnen zwei Jahren nach VKBR und anschließender Rückkehr zum Sport auf, Fußball zu spielen (Fältström 2021).

Es besteht eine hohe Heterogenität in den Behandlungsansätzen und Unsicherheit über die zu setzenden Schwerpunkte in der frühen Rehabilitation. Da diese Phase neben der Operation selbst die wesentlichste Grundlage für eine erfolgreiche Rückkehr zum Sport und eine langfristige Sicherung der körperlichen Leistungsfähigkeit darstellt, ist eine Vereinheitlichung von Behandlungsschwerpunkten in Anlehnung an die Evidenzlage dringend erforderlich.

Buckthorpe M, Gokeler A, Herrington L et al. Optimising the early-stage rehabilitation process post-ACL reconstruction. Sports Med. 2024; 54, 49–72. https://pubmed.ncbi.nlm.nih.gov/37787846/

Abstract

Optimising the early-stage rehabilitation process post-ACL reconstruction

Die Ergebnisse nach der Rekonstruktion des vorderen Kreuzbandes (VKB) sind verbesserungsbedürftig, denn die Rückkehr zum Sport ist schlecht und das Risiko einer erneuten Verletzung hoch. Es besteht die Notwendigkeit, die Rehabilitationsstrategien nach VKB-Rekonstruktion zu verbessern, wenn wir die Ergebnisse für die Patienten verbessern wollen. In diesem Beitrag wird erörtert, wie der Frührehabilitationsprozess nach Rekonstruktion des vorderen Kreuzbandes optimiert werden kann. Die Frührehabilitation ist die entscheidende Grundlage für eine insgesamt erfolgreiche Rehabilitation nach VKB-Rekonstruktion. Ohne eine qualitativ hochwertige frühe (und präoperative) Rehabilitation gelingt es den Patienten oft nicht, die wichtigsten Funktionsstörungen zu bewältigen, wodurch die Kniefunktion eingeschränkt ist und sich die Fähigkeit reduziert, die nachfolgenden Rehabilitationsphasen optimal zu durchlaufen.

Wir heben 6 Hauptdimensionen im Frühstadium hervor:

- (1) Schmerzen und Schwellungen;
- (2) Bewegungsumfang des Kniegelenks;
- (3) arthrogene Muskelhemmung und Muskelkraft;
- (4) Bewegungsqualität/neuromuskuläre Kontrolle bei Aktivitäten des täglichen Lebens;
- (5) psychosoziale, kulturelle und Umweltfaktoren und
- (6) Erhaltung der körperlichen Fitness.

Diese 6 Dimensionen besitzen nicht alle die gleiche Wichtigkeit, und das Ausmaß des zeitlichen Engagements für jede dieser Dimensionen hängt vom individuellen Patienten selbst ab. Der Beitrag enthält Empfehlungen für die Umsetzung in die Praxis, erörtert die Trainingsplanung und -programmierung und schlägt ein spezifisches Screening vor, um die Trainingsarbeit zu überwachen und festzustellen, wann der Sportler in die nächste Phase überwechseln kann (z. B. Einstiegskriterien für die Rehabilitation in der mittleren Phase).

45.2 Kommentar

45.2.1 Zusammenfassung

Dieser Übersichtsartikel fasst die Erkenntnisse der vergangenen Jahre zu Kernaspekten der frühen Rehabilitation nach vorderer Kreuzbandruptur zusammen. So sollten die Patientinnen und Patienten und deren komplexe Defizite differenziert im Mittelpunkt stehen, nicht aber isolierte Testverfahren. Die sich gegenseitig beeinflussenden Domänen Schmerz, Schwellung, Kniegelenkbeweglichkeit, arthrogene Hemmung und Kraft, neuromuskuläre Kontrolle und Bewegungsgüte, aber auch psychosoziale Aspekte und allgemeine Fitness sollten Beachtung finden.

Physiotherapeutische Maßnahmen müssen auf Wirksamkeit zur Adressierung dieser Domänen hin überprüft und gegebenenfalls angepasst werden.

45.2.2 Praxistipp

Die bloße Verwendung sogenannter Bein-Symmetrie-Indexe und die Messung von Kraft wie z. B. der isometrischen oder isokinetischen Quadrizepskraft oder die im Seitenvergleich bewertete Performanz bei Einbeinsprüngen reicht nicht aus, um den Fortschritt der Rehabilitation und die Fähigkeit, zum Sport zurückzukehren, abzubilden (Oleksy et al. 2023). Neben Kraftparametern stehen die Reduzierung von Schmerzen, die volle Beweglichkeit und die neuromuskuläre Kontrolle, welche sich sowohl in Kraft als auch in Koordination abbildet, im Vordergrund (Buckthorpe et al. 2023).

Neuromuskuläres Training sollte auch nach Verletzung bereits präoperativ durchgeführt werden und muss so früh wie möglich nach der Operation wieder aufgenommen werden, da Kraftdefizite am Ende der frühen Rehabilitationsphase auch lange danach sichtbar bleiben. Kraft kann jedoch bei Vorliegen einer arthrogenen Hemmung postoperativ nicht effizient trainiert werden. Daher sollten Schmerz und Schwellung so früh wie möglich intensiv therapiert werden, da diese auch die Beweglichkeit, die Propriozeption und die meisten intraartikulären Prozesse negativ beeinflussen.

Die volle Extension sollte möglichst binnen 3 Wochen erreicht werden, da dies die Chance für Narbengewebebildung (Arthrofibrosen) und Langzeitkomplikationen im Gelenk reduziert (Pinto 2017). Die frühe Bewegung des Gelenks hilft zudem, Kapselverkürzungen zu verhindern sowie Schwellung und Schmerz positiv zu beeinflussen. Digitale Ansätze, wie das Messen und Dokumentieren mittels Sensoren und die Verwertung in mobilen Applikationen wie dem Orthelligent Pro-System von OPED, aber auch andere Maßnahmen zur Steigerung der Adhärenz werden zukünftig in der Rehabilitation nach vorderen Kreuzbandrupturen eine stärke Rolle spielen (Höher et al. 2023; Hakam et al. 2023).

45.2.3 Wissenschaftliche Einordnung

Das größte Problem in der Nachbehandlung der vorderen Kreuzbandruptur ist die große Differenz zwischen der Evidenzlage und der klinischen Praxis (Andrade et al. 2020). Daher neigen viele Therapeutinnen und Therapeuten zu restriktiven Therapieansätzen, deren schlechtes Ergebnis später kaum korrigiert werden kann. Dies wird im Kontext der vorderen Kreuzbandruptur und deren Rehabilitation durch generalisiert arbeitende Therapeuten, mit zu wenig Fokus auf Sport oder Wissenschaft, befördert.

Die vorliegende Übersichtsarbeit bietet einen exzellenten Überblick über den aktuellen Stand und sollte von allen Physiotherapeutinnen und Physiotherapeuten, die mit Patientinnen und Patienten nach Rekonstruktion einer vorderen Kreuzbandruptur zu tun haben, gelesen werden. Die Implementierung von Forschungsergebnissen in die klinische Praxis und die Identifikation von Barrieren und Förderfaktoren stellen aufgrund der unübersichtlich großen Literaturlage eine zunehmende Herausforderung dar (Prill et al. 2023).

Neben verfügbaren Leitlinien, wie der Aspetar Clinical Practice Guideline (Kotsifaki et al. 2023) oder der Übersicht zu Leitlinien (Andrade et al. 2023), sollten im Bereich der Kreuzbandnachbehandlung aufgrund der guten Literaturlage vorrangig systematische oder vergleichbare Übersichtsarbeiten genutzt werden, um sich gesichertes Wissen anzueignen. So bekommt man schnell einen Überblick über vielversprechende Ansätze:

- Kryotherapie hilft perioperativ zur Schmerzreduktion.
- Bandagen und Orthesen hingegen sind durchaus in Frage zu stellen.

Auch kann ein geschätztes präoperatives Performanzlevel zuverlässiger helfen, die Leistung zu bewerteten, als der erwähnte Bein-Symmetrie-Index (Glattke et al. 2022).

TAKE HOME MESSAGE

Eine progressive Rehabilitation in den Bereichen Schmerz, Schwellung, Bewegungsausmaß, Kraft und neuromuskuläre Kontrolle, aber auch die Berücksichtigung der Wechselwirkung dieser Bereiche stellen die Weichen für das langfristige postoperative Ergebnis.
In der täglichen Praxis muss der Fortschritt in allen Ergebnisbereichen kontinuierlich bewertet werden, um der Entwicklung langfristiger Defizite frühzeitig entgegenwirken zu können.

LITERATUR

Andrade R, Pereira R, van Cingel R, Staal JB, Espregueira- Mendes J. How should clinicians rehabilitate patients after ACL reconstruction? A systematic review of clinical practice guidelines (CPGs) with a focus on quality appraisal (AGREE II). Br J Sports Med. 2020; 54 (9) : 512–9 .

Fältström A, Kvist J, Hägglund M. High risk of new knee injuries in female soccer players after primary anterior cruciate ligament reconstruction at 5- to 10-year follow-up. Am J Sports Med. 2021; 49(13):3479–87.

Glattke KE, Tummala SV, Chhabra A. Anterior Cruciate Ligament Reconstruction Recovery and Rehabilitation: A Systematic Review. J Bone Joint Surg Am. 2022 Apr 20;104(8):739–754. doi: 10.2106/JBJS.21.00688.

Hakam, H. T.; Lettner, J.; Hofmann, H.; Kersten, S.; Muehlensiepen, F.; Becker, R.; Prill, R. Non-Adherence with Physiotherapeutic Rehabilitation – A Cross-Cultural Adaption of Compliance Parameters into German. J. Pers. Med. 2023, 13 , 1353 . https://doi.org/10.3390/jpm13091353.

Höher J, Lischke B, Petersen W, Mengis N, Niederer D, Stein T, Stoffels T, Prill R, Schmidt-Lucke C. Sensor-based telerehabilitation system increases patient adherence after knee surgery. Plos digital health 2023; 17; 2(2):e0000175. https://doi.org/10.1371/journal.pdig.0000175.

Kotsifaki R, Korakakis V, King E, et al. Aspetar clinical practice guideline on rehabilitation after anterior cruciate ligament recon- struction. Br J Sports Med. 2023; 57:500–14.

Oleksy Ł, Mika A, Kielnar R, Szczudło M, Racheniuk H, Adamska O, Rzepko M, Królikowska A, Reichert P, Prill R, Stolarczyk A. Composite Score of Readiness (CSR) as a Data Reduction Technique for Monitoring the RTS Process in Footballers Following ACL Reconstruction. Symmetry 2023: 15(2), 298; https://doi.org/10.3390/sym15020298.

Pinto FG, Thaunat M, Daggett M, et al. Hamstring con- tracture after ACL reconstruction is associated with an increased risk of cyclops syndrome. Orthop J Sports Med. 2017; 5 (1) : 2325967116684121 . https://doi.org/10.1177/23259 67116684121.

Prill R, Michel S, Schulz R, Coriolano HA. Body Composition and Strength Parameters in Elite Judo Athletes 5 Years after Anterior Cruciate Ligament Reconstruction. Int J Sports Med. 2019 Jan;40(1):38–42. doi: 10.1055/a-0787-1420.

Prill R, Mouton C, Klugorová J, Królikowska A, Karlsson J, Becker R. Implementation of evidence-based medicine in everyday clinical practice. Knee Surg Sports Traumatol Arthrosc. 2023 Aug;31(8):3034–3036. doi: 10.1007/s00167-023-07468-y.

Paterno MV, Rauh MJ, Schmitt LC, et al. Incidence of second ACL injuries 2 years after primary ACL reconstruction and return to sport. Am J Sports Med. 2014; 42 (7) : 1567–73.

KAPITEL

46

Eric Haschock

„Hoch und weit = Sicherheit"?!

46.1 Einleitung

Funktionelle Sprungtests sind ein gängiges Verfahren, um Patienten und Patientinnen nach einer vorderen Kreuzbandrekonstruktion (VKBR) im Hinblick auf ihre Rückkehr zum Sport („Return to Sport") zu überprüfen. Allerdings bietet ein ähnliches bzw. symmetrisches Leistungsergebnis beim Vergleich von einbeinigen Sprungtests keine Gewähr für eine seitengleiche Symmetrie in der Biomechanik wie beispielsweise Gelenkwinkel, Kraftmomente oder Kraftfähigkeiten der Muskulatur (Kotsifaki et al., 2022a, b).

Kotsifaki R, Sideris V, King E et al. Performance and symmetry measures during vertical jump testing at return to sport after ACL reconstruction. Br J Sports Med. 2023; 57(20):1304–1310.
https://pubmed.ncbi.nlm.nih.gov/37263763/

Abstract

Performance and symmetry measures during vertical jump testing at return to sport after ACL reconstruction

Ziel

Vertical Jump Tests zeigen Asymmetrien in den Leistungsparametern zum Zeitpunkt der Rückkehr zum Sport nach einer Rekonstruktion des vorderen Kreuzbands (VKBR) besser an als Tests zur Überprüfung der horizontalen Sprungkraft. Es ist jedoch nach wie vor unklar, welche vertikalen Tests (ein- oder beidbeinig) und welche Messgrößen (Kinetik oder Leistung) am besten in der Lage sind, den Rehabilitationsstatus und die Eignung zur Rückkehr zum Sport zu ermitteln. Unser Ziel war es, den Status von Sportlern mittels Vertical Jump Tests bei der Rückkehr zum Sport nach einer VKBR zu untersuchen.

Methoden

Mit einem dualen Kraftmessplattformsystem wurde die Sprungleistung von 126 Freizeit- und Profisportlern zum Zeitpunkt der Rückkehr zum Sport nach einer VKBR sowie von 532 gesunden Kontrollpersonen untersucht. Leistungs- und Bewegungsdaten wurden bei 4 Sprungtests erhoben: doppelbeiniger Countermovement Jump, einbeiniger Countermovement Jump, beidbeiniger Drop Jump aus 30 cm Höhe sowie einbeiniger Drop Jump aus 15 cm Höhe. Die Unterschiede zwischen dem rechten und linken Bein und zwischen den Gruppen wurden mithilfe von Mixed-Models-Analysen untersucht.

Ergebnisse

Zum Zeitpunkt der Rückkehr zum Sport nach einer VKBR zeigten die Athleten im Vergleich zur Kontrollgruppe immer noch signifikante Unterschiede zugunsten der nicht betroffenen Seite, insbesondere bei der Symmetrie des konzentrischen Impulses (p< 0,001) bei allen Sprüngen. Die Asymmetrie der maximalen Kraft bei der Landung war in der VKBR-Gruppe bei den Countermovement-Sprüngen (p< 0,001, MD=−11,6; 95 %-KI −15,4 bis −7,9) und beim beidbeinigen Drop Jump (p=0,023, MD=−8,9; 95 %-KI −14,9 bis −2,8) größer als bei den Kontrollpersonen. Die Asymmetrie des exzentrischen Impulses war in der VKBR-Gruppe nur während des einbeinigen Drop Jump signifikant größer (p=0,018, MD=−3,8; 95 %-KI −5,8 bis −1,7). Die Sprunghöhe war in der VKBR-Gruppe im Vergleich zur Kontrollgruppe bei allen Tests mit Ausnahme des beidbeinigen Drop Jump signifikant geringer (p< 0001).

Schlussfolgerung

Zum Zeitpunkt der Rückkehr zum Sport nach einer VKBR blieben die Athleten trotz Einhalten der traditionellen Entlastungskriterien bei allen vertikalen Sprungtests, in der konzentrischen Phase (Abstoßphase), bei der Landung aus beidbeinigen Sprüngen und bei den meisten Leistungskennzahlen asymmetrisch. Kliniker sollten anstreben, nicht nur die Symmetrie der Bodenreaktionskräfte wiederherzustellen, sondern auch absolute Leistungskenngrößen wie Sprunghöhe, Reaktivkraftindex und Kontaktzeiten, um das Verletzungsrisiko zu verringern und die sportliche Gesamtleistung zu verbessern.

46.2 Kommentar

46.2.1 Zusammenfassung

In der Studie von Kotsifaki et al. (2023) wurden 658 männliche Teilnehmer untersucht. 126 davon waren Profi- oder Freizeitsportler nach einer VKBR, die ein standardisiertes Rehabilitationsprotokoll abgeschlossen haben und bereits die Freigabe zum Return to Sport (RTS) erhielten. Alle Teilnehmerinnen und Teilnehmer führten eine Testbatterie durch mit Counter Movement Jump (CMJ), einbeinigen CMJ, Drop Jump (DJ) von einer 30-cm-Erhöhung und einbeinigen DJ von einer 15-cm-Erhöhung. Es konnte festgestellt werden, dass Sportlerinnen und Sportler mit einer VKBR auch nach der Freigabe zum RTS immer noch signifikante Asymmetrien zwischen verletztem und nicht-verletztem Bein aufweisen.

46.2.2 Praxistipp

Die Entscheidung darüber, wann Sportler nach einer VKBR wieder in vollem Umfang ihrem Sport nachgehen können, bleibt knifflig. Die Freigabe zum RTS in der hier betrachteten Studie erfolgte nach Erfüllung von 4 Kriterien:

- Freigabe durch betreuende Chirurgen und Physiotherapeuten;
- Abschluss eines sportspezifischen Rehabilitationsprogramms auf dem Spielfeld;
- Limb Symmetry Index des M. quadriceps femoris von > 90 %;
- verschiedene Hoptests mit einem Limb Symmetry Index von > 90 % (nach Kyritsis et al., 2016).

Um die oben beschriebenen Sprungformen im Rahmen dieser Untersuchung genauer betrachten zu können, wurden zwei in den Boden eingelassene Kraftmessplatten verwendet, die unabhängig voneinander arbeiten. So war es insbesondere bei den beidbeinigen Sprungformen möglich, nicht nur die Flugzeiten zu beobachten, sondern auch die jeweils wirkenden Kräfte während des Absprungs und der Landung.

Es wurde ermittelt, dass darüber hinaus eine Vielzahl signifikanter Unterschiede zwischen verschiedenen Sprungparametern, wie beispielsweise konzentrischer Abdruck, Spitzenlandekraft oder Bodenkontaktzeit, zwischen der betroffenen und der nicht-betroffenen Extremität besteht. Diese Erkenntnis ist insbesondere vor dem Hintergrund interessant, als Kraftmessplatten zum aktuellen Zeitpunkt nicht zum gängigen Repertoire in physiotherapeutischen Einrichtungen gehören. Angesichts der präzisen Daten und des großen Personenkreises mit Gesundheitsproblemen an der unteren Extremität sollten Kraftmessplatten regelmäßigen Einzug in Physiotherapieeinrichtungen halten. So würde es einerseits möglich, mehr Sicherheit in der gemeinsamen Entscheidungsfindung für einen Return to Sport zu erlangen, und andererseits kann die trainingstherapeutische Betreuung spezifiziert und individualisiert werden.

46.2.3 Wissenschaftliche Einordnung

Die hier betrachtete Arbeit liefert wertvolle Erkenntnisse für die Analyse von Sprungtestverfahren. So sollten sich kommende Untersuchungen nicht ausschließlich auf leistungsbezogene Testverfahren fokussieren, sondern das Sprung-/Landeverhalten der jeweiligen Probandengruppe gezielter betrachten. Es wurde deutlich, dass die oben beschriebenen Parameter zur Freigabe zum RTS zwar Wert auf die Symmetrie legen, allerdings deren Zustandekommen nicht berücksichtigen. Das immer noch erhöhte Risiko einer Reruptur für Patienten nach VKBR scheint ein spezifischeres Auseinandersetzen mit den RTS-Kriterien zu fordern (Shelbourne et al., 2009; Lai et al., 2018; Balendra et al., 2021). Ob die in dieser Studie beschriebenen Unterschiede langfristig bestehen bleiben oder einen Einfluss auf die Rerupturierung von VKBR bei männlichen Fußballspielern haben, ist langfristig zu untersuchen.

TAKE HOME MESSAGE

Es ist davon auszugehen, dass eine alleinige Betrachtung der Symmetrie bei Sprunghöhen- bzw. Sprungweitentests für die Freigabe zum Sport nach Rekonstruktion des vorderen Kreuzbandes nicht ausreichend ist. Um das Zustandekommen dieser funktionellen Testergebnisse korrekt einzuschätzen, sollten zusätzlich Kraftmessplatten genutzt werden.

LITERATUR

BALENDRA, G., JONES, M., BORQUE, K., WILLINGER, L., PINHEIRO, V., WILLIAMS, A. 2021. Factors affecting return to play and graft re-rupture after primary ACL reconstruction in professional footballers. Knee Surgery, Sports Traumatology, Arthroscopy (2022) 30:2200–2208.

KOTSIFAKI, A., VAN ROSSOM, S., WHITELEY, R., KORAKAKIS V., BAHR, R., SIDERIS V., GRAHAM-SMITH, P., JONKERS, I. 2022. Symmetry in triple hop distance hides Asymmetries in knee function after ACL reconstruction in athletes at return to sports. Am J Sports Med 2022;50:441–50.

KOTSIFAKI, A., WHITELEY, R., VAN ROSSOM, S., KORAKAKIS V., BAHR, R., SIDERIS V., GRAHAM-SMITH, P., JONKERS, I. 2022 Single leg hop for distance symmetry masks lower limb Biomechanics: Time to discuss hop distance as decision criterion for return to sport after ACL reconstruction Br J Sports Med 2022;56:249–56.

KYRITIS, P., BAHR, R., LANDREAU, P., MILADI, R., WITVROUW, E. 2016. Likelihood of ACL graft rupture: not meeting six clinical discharge criteria before return to sport is associated with a four times greater risk of rupture. Br J Sports Med 2016;50:946–951.

LAI, C., ARDERN, C., FELLER, J., WEBSTER, K. 2018. Eightythree per cent of elite athletes return to preinjury sport after anterior cruciate ligament reconstruction: a systematic review with meta-analysis of return to sport rates, graft rupture rates and performance outcomes. Br J Sports Med 52(2):128–138.

SHELBOURNE, K., GRAY, T., HARO, M. 2009. Incidence of subsequent injury to either knee within 5 years after anterior cruciate ligament reconstruction with patellar tendon autograft. Am J Sports Med 37(2):246–251.

KAPITEL 47

Katja Ehrenbrusthoff

Gefäßpathologien im Bereich der Halswirbelsäule bei Nackenschmerzen – Identifikation eines Chamäleons

47.1 Einleitung

Die Wirksamkeit manualtherapeutischer Techniken als ein Therapiebestandteil bei Menschen mit Nackenschmerzen ist wissenschaftlich gut untersucht und wird in aktuellen Leitlinien empfohlen (Gross et al., 2015, Corp et al., 2021). Allerdings stehen Physiotherapeutinnen und Physiotherapeuten in der Praxis vor der Herausforderung, im Rahmen der physiotherapeutischen Diagnostik die Menschen zu identifizieren, deren Nackenschmerzsymptomatik Ausdruck einer schwerwiegenden Gefäßpathologie sein könnte. Eine Gefäßpathologie schließt dann eine weitere Behandlung der Halswirbelsäule aus, da schwerwiegende Nebenwirkungen wie Schlaganfälle drohen könnten.

Dieses Positionspapier der International Federation of Orthopaedic Manipualtive Physical Therapists (IFOMPT) stellt dar, wie im Rahmen des Clinical-Reasoning-Prozesses eine Gefäßpathologie aufgedeckt werden kann, um damit die körperliche Untersuchung und Therapie bei Menschen mit Nackenschmerzen so sicher wie möglich zu gestalten.

Rushton A, Carlesso LC, Flynn T et al. International framework for examination of the cervical region for potential of vascular pathologies of the neck prior to musculoskeletal intervention: International IFOMPT Cervical Framework. Journal of Orthopaedic & Sports Physical Therapy. 2023;53,1: 7–22. https://pubmed.ncbi.nlm.nih.gov/36099171/

Abstract

International framework for examination of the cervical region for potential of vascular pathologies of the neck prior to musculoskeletal intervention: International IFOMPT Cervical Framework

Diese Stellungnahme, die aus dem International IFOMPT (International Federation of Orthopaedic Manipulative Physical Therapists) Cervical Framework hervorgegangen ist, wurde auf der Grundlage der besten aktuellen Erkenntnisse und Expertenmeinungen entwickelt, um Kliniker bei ihrem Clinical-Reasoning-Prozess zu unterstützen, wenn es um klinische Präsentationen von Gefäßpathologien im Kopf- und Halsbereich geht. Der internationale IFOMPT-Rahmen für die Halswirbelsäule, der durch strenge Konsensverfahren entwickelt wurde, dient als Leitfaden für die Beurteilung der Halswirbelsäulenregion im Hinblick auf potenzielle Gefäßpathologien des Halses im Vorfeld geplanter Interventionen.

Im Bereich der Halswirbelsäule sind Ereignisse und Präsentationen von vaskulären Pathologien selten, aber ein wichtiger Aspekt bei der Untersuchung der Patienten. Vaskuläre Pathologien können erkannt werden, wenn bei der Anamneseerhebung die entsprechenden Fragen gestellt werden, wenn die Interpretation der erhobenen Daten die Erkennung dieses Potenzials ermöglicht und wenn die körperliche Untersuchung angepasst werden kann, um eine mögliche vaskuläre Hypothese zu untersuchen.

47.2 Kommentar

47.2.1 Zusammenfassung

Gefäßpathologien im Bereich des Nackens und/oder Kopfes sind selten. Sie können sich aber als muskuloskelettale Beschwerden mit Schmerzen und Funktionseinschränkungen in der Kopf-Nacken-Region maskieren und stellen daher einen wichtigen zu bedenkenden Faktor in der Untersuchung und Behandlung von Menschen mit ebendiesen Beschwerden dar. Vor diesem Hintergrund hat die International Federation of Orthopedic Manipulative Physical Therapists (IFOMPT) im Jahr 2023 ein Positionspapier entwickelt (Rushton et al., 2023), das auf dem internationalen IFOMPT Cervical Framework aufbaut, dieses zusammenfassen und um weitere aktuelle Evidenz ergänzen soll (Rushton et al., 2020).

Das Positionspapier beschreibt eine klinische Vorgehensweise, anhand derer Gefäßpathologien im Rahmen eines fundierten Clinical-Reasoning-Prozesses aufgedeckt werden können. Physiotherapeutinnen und Physiotherapeuten sollten eine fundierte Anamnese erheben und geeignete Fragen stellen, um eine potenzielle Gefäßpathologie aufzudecken, die Antworten der Patientinnen und Patienten richtig einordnen und auf Basis einer Risikoeinschätzung die körperliche Untersuchung und Therapie entsprechend adaptieren.

Weitere Forschung wird die Empfehlungen dieses Positionspapiers verändern und anpassen, sodass Physiotherapeutinnen und Physiotherapeuten in diesem Bereich informiert bleiben sollten, um ihre klinischen Entscheidungen daran auszurichten und das Risiko für schwerwiegende Nebenwirkungen einer Therapie zu minimieren.

47.2.2 Praxistipp

Physiotherapeutinnen und Physiotherapeuten können sich nicht auf die Ergebnisse einzelner Positionstests der Halswirbelsäule zur Einschätzung einer potenziell vorliegenden Gefäßpathologie verlassen. Schon 2013 zeigten Hutting et al. in einer systematischen Übersichtsarbeit, dass die klinischen Tests auf eine Gefäßpathologie von geringer diagnostischer Genauigkeit sind.

Insbesondere die geringe Sensitivität dieser Testverfahren kann dazu führen, dass es eine hohe Rate an Patientinnen und Patienten gibt, die als „falsch-negativ" eingestuft werden, und daher eine manualtherapeutische Intervention an der Halswirbelsäule fälschlicherweise als „sicher" beurteilt wird. Stattdessen hebt das Positionspapier die Wichtigkeit einer fundierten Anamneseerhebung für die Identifikation von Symptomen einer Gefäßpathologie hervor. Die Anamneseerhebung soll eine Einschätzung liefern, inwiefern eine Prädisposition für eine Gefäßpathologie vorliegt, oder ob es sich bei den Beschwerden der Patientinnen und Patienten bereits um eine tatsächliche Gefäßpathologie handelt, die sich als muskuloskelettale Nacken- oder Halswirbelsäulenproblematik maskiert. Auf Basis der Informationen aus der Anamnese soll dann die weitere körperliche Untersuchung geplant werden, wobei folgende Aspekte beantwortet sein sollten: Sind bestimmte Vorsichtsmaßnahmen bei der körperlichen Untersuchung oder Behandlung zu beachten oder ergeben sich sogar Kontraindikationen, wie das Vermeiden endgradiger Bewegungen der Halswirbelsäule, für die weitere Untersuchung und/oder Behandlung?

Da eine Gefäßpathologie unter anderem zu Hirnnervenfunktionsstörungen führen kann, erscheint auf Basis der aktuellen Evidenz eine Kombination der folgenden Aspekte einer körperlichen Untersuchung sinnvoll:

- die Untersuchung der Hirnnervenfunktion (insbesondere der Hirnnerven V, VI, VIII, IX, X, XII),
- eine Untersuchung der Koordination und des Gangs auf Gangunsicherheiten,
- Blutdruckmessungen sowie
- die Auskultation und Palpation der A. carotis interna und externa.

Hierbei sollte die eigene Fähigkeit zur Durchführung und Interpretation dieser Tests kritisch reflektiert und ggf. durch entsprechendes Training verbessert werden.

Wenn Physiotherapeutinnen und Physiotherapeuten zu dem Schluss kommen, dass die vorliegenden Informationen aus Anamnese und körperlicher Untersuchung auf ein hohes Risiko für eine Gefäßpathologie hinweisen, sollte eine sofortige medizinische Abklärung veranlasst werden.

47.2.3 Wissenschaftliche Einordnung

Der Einsatz prämanipulativer Tests auf eine Gefäßpathologie wird seit Jahren in der Wissenschaft hinsichtlich ihrer diagnostischen Genauigkeit und des klinischen Nutzens kontrovers diskutiert (Hutting et al., 2020, Thomas und Treleaven, 2020). Dieses Positionspapier ist das Ergebnis eines vierstufigen Konsensusprozesses unter allen 22 IFOMPT-Mitgliederorganisationen. Es stützt sich auf die aktuelle Evidenz aus bestehenden systematischen Übersichtsarbeiten, Leitlinien und Fallstudien sowie auf Experten-Konsens da, wo aktuell keine oder wenig verlässliche wissenschaftliche Evidenz existiert.

Die in diesem Positionspapier vorgestellte Vorgehensweise im Clinical-Reasoning-Prozess demonstrierte allerdings in einer Studie von de Best et al. (2021) eine maximal akzeptable Übereinstimmung zwischen Untersucherinnen und Untersuchern bei der Einschätzung der Indikation für eine Manuelle Therapie bei Menschen mit Nackenschmerzen. Weitere Forschung sollte daher die diagnostische Genauigkeit der aus dieser Vorgehensweise resultierenden Risikoeinschätzung untersuchen, um deren Nutzen für die Praxis bestmöglich einzuschätzen.

TAKE HOME MESSAGE

Die Ergebnisse von Positionstestungen der Halswirbelsäule sollten in der physiotherapeutischen Praxis nicht zur Identifikation potenzieller Gefäßpathologien eingesetzt werden. Stattdessen sollten Physiotherapeutinnen und Physiotherapeuten vermehrt auf eine fundierte Anamneseerhebung sowie auf geeignetere körperliche Untersuchungsverfahren zurückgreifen und deren Anwendung in der Praxis kritisch reflektieren bzw. trainieren.

LITERATUR

CORP, N., MANSELL, G., STYNES, S., WYNNE-JONES, G., MORSØ, L., HILL, J. C. & VAN DER WINDT, D. A. 2021. Evidence-based treatment recommendations for neck and low back pain across Europe: A systematic review of guidelines. *European Journal of Pain*, 25, 275–295.

DE BEST, R. F., COPPIETERS, M. W., VAN TRIJFFEL, E., COMPTER, A., UYTTENBOOGAART, M., BOT, J. C., CASTIEN, R., POOL, J. J. M., CAGNIE, B. & SCHOLTEN-PEETERS, G. G. M. 2021. Interexaminer Agreement and Reliability of an Internationally Endorsed Screening Framework for Cervical Vascular Risks Following Manual Therapy and Exercise: The Go4Safe Project. *Phys Ther*, 101.

GROSS, A., LANGEVIN, P., BURNIE, S. J., BÉDARD-BROCHU, M. S., EMPEY, B., DUGAS, E., FABER-DOBRESCU, M., ANDRES, C., GRAHAM, N., GOLDSMITH, C. H. & et al. 2015. Manipulation and mobilisation for neck pain contrasted against an inactive control or another active treatment. Cochrane Database of Systematic Reviews.

HUTTING, N., KRANENBURG, H. A. R. & KERRY, R. 2020. Yes, we should abandon pre-treatment positional testing of the cervical spine. *Musculoskeletal Science and Practice*, 49, 102181.

HUTTING, N., VERHAGEN, A. P., VIJVERMAN, V., KEESENBERG, M. D. M., DIXON, G. & SCHOLTEN-PEETERS, G. G. M. 2013. Diagnostic accuracy of premanipulative vertebrobasilar insufficiency tests: A systematic review. *Manual Therapy*, 18, 177–182.

RUSHTON, A., CARLESSO, L., FLYNN, T., HING, W., KERRY, R., RUBINSTEIN SIDNEY, M. & VOGEL, S. 2020. *International Framework for Examination of the Cervical Region for potential of vascular pathologies of the neck prior to Orthopaedic Manual Therapy (OMT) Intervention: International IFOMPT Cervical Framework* [Online]. International Federation of Orthopedic Manipulative Physical Therapists (IFOMPT). Available: https://www.ifompt.org/site/ifompt/IFOMPT%20Cervical%20Framework%20final%20September%202020.pdf [Accessed 2024/02/13 2024].

RUSHTON, A., CARLESSO, L. C., FLYNN, T., HING, W. A., RUBINSTEIN, S. M., VOGEL, S. & KERRY, R. 2023. International Framework for Examination of the Cervical Region for Potential of Vascular Pathologies of the Neck Prior to Musculoskeletal Intervention: International IFOMPT Cervical Framework. *J Orthop Sports Phys Ther*, 53, 7–22.

THOMAS, L. & TRELEAVEN, J. 2020. Should we abandon positional testing for vertebrobasilar insufficiency? *Musculoskeletal Science and Practice*, 46, 102095.

Christian Kopkow

KAPITEL

48 Empfehlungen für die Behandlung von Kox- und Gonarthrose – eine systematische Analyse internationaler Leitlinien mit Blick auf die klinische Praxis

48.1 Einleitung

Leitlinien sind systematisch entwickelte, wissenschaftlich begründete und praxisorientierte Entscheidungshilfen (Kopkow, 2017, Kirchner et al., 2020). Wenn Leitlinien systematisch erstellt und von hoher Qualität sind, können die in Leitlinien formulierten Empfehlungen für in der medizinischen Versorgung tätige Personen wertvoll sein in Bezug auf die Auswahl geeigneter Behandlungsmethoden. Neben nationalen Leitlinien existieren auch internationale Leitlinien mit unterschiedlicher Qualität, was den Überblick und das Beachten von Empfehlungen aus Leitlinien mitunter erschwert.

Gibbs AJ, Gray B, Wallis AJ et al. Recommendations for the management of hip and knee osteoarthritis: A systematic review of clinical practice guidelines. Osteoarthrit Cartilage 2023; 10: 1280–1292.
https://pubmed.ncbi.nlm.nih.gov/37394226/

Abstract

Recommendations for the management of hip and knee osteoarthritis: A systematic review of clinical practice guidelines

Ziele

Die Leitlinienadhärenz in der Behandlung von Kox- und Gonarthrose ist oft gering, was möglicherweise mit der Qualität und/oder uneinheitlichen Empfehlungen zusammenhängt. Diese systematische Überprüfung der Leitlinien für Kox- und Gonarthrose zielte darauf ab, die Qualität und Konsistenz der Empfehlungen in höherwertigen Leitlinien zu beurteilen.

Methoden

Am 27.10.2022 wurden 8 Datenbanken, Leitlinienrepositorien und Webseiten von Berufsverbänden durchsucht. Die Qualität der Leitlinien wurde mithilfe des Appraisal of Guidelines for Research and Evaluation II (AGREE II)-Tools (bestehend aus 6 Domains) bewertet. Höhere Qualität wurde definiert als Scoring ≥ 60 % für die Domains Nr. 3 (Strenge der Entwicklung), Nr. 6 (redaktionelle Unabhängigkeit) und eine weitere Domain. Die Konsistenz der Empfehlungen über höherwertige Leitlinien hinweg wurde deskriptiv berichtet. Diese Überprüfung wurde prospektiv registriert (CRD42021216154).

Ergebnisse

7 höherwertige und 18 weniger hochwertige Leitlinien wurden einbezogen. Die AGREE II-Domain-Scores für höherwertige Leitlinien lagen > 60 % mit Ausnahme des Werts für die Anwendbarkeit (Durchschnitt 46 %). Qualitativ höherwertige Leitlinien empfehlen durchweg Edukation, Bewegung und Gewichtsmanagement sowie nicht-steroidale Antiphlogistika (Hüfte und Knie) und intraartikuläre Kortikosteroidinjektionen (Knie). Qualitativ höherwertige Leitlinien raten konsequent von Hyaluronsäure- (Hüfte) und Stammzelleninjektionen (Hüfte und Knie) ab. Andere pharmakologische Empfehlungen, z. B. Paracetamol, intraartikuläres Kortikosteroid (Hüfte), Hyaluronsäure (Knie), und Zusatzbehandlungen (z. B. Akupunktur), waren in qualitativ höherwertigen Leitlinien weniger eindeutig positioniert. Von einer Arthroskopie wurde in höherwertigen Leitlinien durchweg abgeraten. Keine qualitativ höherwertige Leitlinie zieht einen endoprothetischen Gelenkersatz in Betracht.

Schlussfolgerungen

Qualitativ hochwertigere Leitlinien für Kox- und Gonarthrose empfehlen Ärzten durchweg Maßnahmen für Bewegung, Edukation und Gewichtsmanagement, außerdem die Berücksichtigung nicht-steroidaler Antiphlogistika und intraartikulärer Kortikosteroidinjektionen (Knie). Mangelnder Konsens über einige pharmakologische Optionen und Zusatzbehandlungen stellt die Einhaltung der Leitlinien vor Herausforderungen. Künftige Leitlinien müssen in erster Linie Anleitungen für die Umsetzung enthalten und dabei konstant niedrige Anwendbarkeitswerte berücksichtigen.

48.2 Kommentar

48.2.1 Zusammenfassung

Die Leitlinienadhärenz im Zusammenhang mit der Behandlung von Kox- und/oder Gonarthrose ist häufig unzureichend, möglicherweise auch aufgrund unzureichender Qualität der Leitlinien und inkonsistenten Empfehlungen. Daher durchsuchten Gibbs et al. (2023) insgesamt 8 Datenbanken sowie zudem Repositorien und Websites nach Leitlinien und bewerteten die so identifizierten Leitlinien mit dem Appraisal of Guidelines for Research and Evaluation II (AGREE II)-Tool. In den als hochwertig eingestuften Leitlinien wurden durchgängig Bewegungstherapie, Edukation und Gewichtsreduktion empfohlen.

48.2.2 Praxistipp

Auf Basis der identifizierten Leitlinien sollten für die Behandlung von Personen mit Kox- und/oder Gonarthrose primär Übungstherapie, Edukation und Gewichtsreduktion durchgeführt werden (Gibbs et al., 2023). In Bezug auf Edukation besteht zwar Einigkeit hinsichtlich des Stellenwerts, jedoch Unklarheit darüber, wie Edukation durchgeführt werden sollte, und welche Inhalte vermittelt werden sollten. Ähnlich verhält es sich bezüglich der Gewichtsreduktion, da auch hier konsistente Angaben aus den Leitlinien nicht vorliegen, ab wann Patientinnen und Patienten ihr Gewicht reduzieren sollten.

Gleichzeitig und ebenso wichtig sind die Ergebnisse zu Interventionen, die nicht in der Therapie von Kox- und/oder Gonarthrose durchgeführt werden sollten. Für Physiotherapeutinnen und Physiotherapeuten wichtig zu wissen: Es werden u. a. Transkutane Elektrische Nervenstimulation, Interferenzstrom, Ultraschall oder Laser explizit nicht empfohlen. Wenn Manuelle Therapie empfohlen wurde, dann in Verbindung mit einer aktiven Intervention wie Bewegungstherapie.

Physiotherapeutinnen und Physiotherapeuten in Deutschland sollten sich fortlaufend über aktuelle Leitlinienempfehlungen informieren (z. B. online im AWMF-Leitlinien-Register), um gemeinsam mit Patientinnen und Patienten Entscheidungen im Rahmen der Behandlung zu treffen auf Grundlage verfügbarer Evidenz. Auch lohnenswert für Patientinnen und Patienten, wenngleich nicht ohne Barrieren, ist die Abstimmung mit Ärztinnen und Ärzten, wenn Verordnungen ausgestellt werden, die nicht im Einklang mit aktuellen Leitlinienempfehlungen sind. Schließlich sind Physiotherapeutinnen und Physiotherapeuten nach § 135a des SGB V dazu verpflichtet, die Qualität ihrer erbrachten Leistungen zu gewährleisten und zu verbessern sowie ihre Leistungen entsprechend dem wissenschaftlichen Erkenntnisstand in der fachlich gebotenen Qualität zu erbringen (Spieß et al., 2023). Leitlinien können dabei wertvolle Unterstützung liefern, auch in der Diskussion z. B. mit Ärztinnen und Ärzten.

48.2.3 Wissenschaftliche Einordnung

Die beiden deutschen Leitlinien für Kox- und Gonarthrose (S2k-Leitlinie „Gonarthrose", Registernummer 187-050, und S2k-Leitlinie „Koxarthrose", Registernummer 187-049) wurden im Rahmen der systematischen Literaturrecherche nicht identifiziert und konnten somit auch nicht in die Analyse eingeschlossen werden. Wenngleich beide Leitlinien sich an in Deutschland therapeutisch tätige Personen und Patientinnen und Patienten richten, scheint die internationale Sichtbarkeit im Vergleich mit anderen Leitlinien verbesserungsfähig. In einer Umfrage unter in Deutschland tätigen Physiotherapeutinnen und Physiotherapeuten gaben nur 212 (49,3 %) der befragten Personen an, eine Leitlinie für Kox- oder Gonarthrose zu kennen (Bahns und Kopkow, 2023). Immerhin 160 der befragten Personen gaben an, die AWMF-Leitlinien Kox- oder Gonarthrose zu kennen (75,5 % der Personen, die angaben, die Leitlinien zu kennen).

Während in Übereinstimmung mit den aktuellen Leitlinienempfehlungen die meisten der befragten Physiotherapeutinnen und Physiotherapeuten Bewegungstherapie und Edukation für Patientinnen und Patienten mit Kox- und/oder Gonarthrose anbieten, werden häufig auch Interventionen mit geringer oder widersprüchlicher Evidenz durchgeführt. Insgesamt erscheint die Umsetzung von Leitlinien in der deutschen Physiotherapiepraxis unzureichend, was auch Ergebnisse weiterer Studien in diesem Forschungsfeld zeigen (Bahns et al., 2021; Scheffler et al., 2022).

Die Kenntnis über bestehende Leitlinien ist Voraussetzung, um eine Entscheidung (gemeinsam mit Patientinnen und Patienten) zu treffen, ob entsprechend den Leitlinienempfehlungen behandelt werden sollte oder begründet abweichend davon. Selbstverständlich ist dies in der derzeitigen Situation aufgrund der ärztlichen Verordnung von Heilmitteln und der Heilmittelrichtlinie bzw. des Heilmittelkatalogs mitunter eingeschränkt möglich.

TAKE HOME MESSAGE

- In hochwertigen internationalen Leitlinien werden für die Behandlung von Personen mit Kox- oder Gonarthrose Bewegungstherapie, Edukation und Gewichtsreduktion empfohlen.
- Transkutane Elektrische Nervenstimulation, Interferenzstrom, Ultraschall oder Lasertherapie werden explizit nicht empfohlen und Manuelle Therapie nur Verbindung mit einer aktiven Intervention wie Bewegungstherapie.
- In Deutschland sollten Leitlinien bei Physiotherapeutinnen und Physiotherapeuten besser bekannt sein und für die Auswahl geeigneter Behandlungsmethoden genutzt werden.

LITERATUR

Arbeitsgemeinschaft der Wissenschaftlichen Medizinischen Fachgesellschaften. (2017). S2k-Leitlinie Gonarthrose. https://register.awmf.org/de/leitlinien/detail/187-050 (Zugriff: 15.05.2024).

Arbeitsgemeinschaft der Wissenschaftlichen Medizinischen Fachgesellschaften. (2019). S2k-Leitlinie Koxarthrose. https://register.awmf.org/de/leitlinien/detail/187-049 (Zugriff: 15.05.2024).

BAHNS, C., HAPPE, L., THIEL, C. & KOPKOW, C. 2021. Physical therapy for patients with low back pain in Germany: a survey of current practice. *BMC Musculoskelet Disord,* 22, 563.

BAHNS, C. & KOPKOW, C. 2023. Physiotherapy for patients with hip and knee osteoarthritis in Germany: a survey of current practice. *BMC Musculoskeletal Disorders,* 24, 424.

GIBBS, A. J., GRAY, B., WALLIS, J. A., TAYLOR, N. F., KEMP, J. L., HUNTER, D. J. & BARTON, C. J. 2023. Recommendations for the management of hip and knee osteoarthritis: A systematic review of clinical practice guidelines. *Osteoarthritis Cartilage,* 31, 1280-1292.

KIRCHNER, Ä., DIERMAYR, G., BECKER, M., RÖSNER, K., KOPKOW, C. & SAAL, S. 2020. Anpassung internationaler Leitlinien in der Physiotherapie – ein Methodenpapier der Deutschen Gesellschaft für Physiotherapiewissenschaft e. V. (DGPTW). *physioscience,* 16, 132-137.

KOPKOW, C. 2017. Leitlinien und die Profession Physiotherapie. *physioscience,* 13, 153-154.

SCHEFFLER, B., SCHIMBOCK, F., SCHOLER, A., ROSNER, K., SPALLEK, J. & KOPKOW, C. 2022. Current physical therapy practice and implementation factors regarding the evidence-based 'Rehabilitation of Mobility after Stroke (ReMoS)' guideline in Germany: a cross-sectional online survey. *BMC Neurol,* 22, 284.

SPIEß, P.-M., BAHNS, C. & KOPKOW, C. 2023. Einstellungen und Adhärenz zur evidenzbasierten Praxis von in Brandenburg tätigen Physiotherapeut*innen. *physioscience.*

Inga Krauß

KAPITEL

49 Digital gestützte Trainingsinterventionen bei Gon- und Koxarthrose – ein Überblick zu Wirksamkeit, Chancen und Grenzen

49.1 Einleitung

Zahlreiche Studien belegen die Wirksamkeit körperlichen Trainings auf Schmerzlinderung und Funktionsverbesserung bei Arthrose. Aus diesem Grund wird diese Therapieform auch von nationalen und internationalen Leitlinien als Basistherapie der Gon- und Koxarthrose empfohlen (Stöve 2018; Katz et al. 2021; Bannuru et al. 2019; ➤ Kap. 48). Jedoch erhalten bisher nur ca. 40 % der betroffenen Personen eine Empfehlung oder Überweisung für eine gezielte Trainingstherapie (Jacobs et al. 2021; Hagen et al. 2016). Digitale Angebotsformate haben das Potenzial, dieser Versorgungslücke entgegenzuwirken. Ziel der Metaanalyse von Fan et al. (2024) war es deshalb, die Wirksamkeit digital angeleiteter therapeutischer Trainingsbehandlungen im Vergleich zu etablierten Formaten bei Patientinnen und Patienten mit Gon- und/oder Koxarthrose zu überprüfen.

Fan I, Govil D, King MG et al. How effective are exercises delivered digitally (requiring internet), amongst patients with hip or knee osteoarthritis? A systematic review and meta-analysis. Osteoarthritis and Cartilage. 2024; 32, 3: 254–265, ISSN 1063–4584
https://doi.org/10.1016/j.joca.2023.11.011

Abstract

How effective are exercises delivered digitally (requiring internet), amongst patients with hip or knee osteoarthritis? A systematic review and meta-analysis

Ziel

Ziel dieser systematischen Übersichtsarbeit und Metaanalyse ist es, die Auswirkungen von digital durchgeführten Übungen auf Schmerzen, körperliche Funktion und Lebensqualität bei Menschen mit Gon- oder Koxarthrose zu beschreiben.

Methoden

Eingeschlossen wurden Artikel aus randomisierten Kontrollstudien, in denen die Verschreibung von digital angeleiteten Übungen (die einen Internetzugang erfordern) bei Menschen mit symptomatischer primärer Gon- und/oder Koxarthrose untersucht wurde. Das Risiko einer Verzerrung wurde anhand der Skala der Physiotherapie-Evidenzdatenbank bewertet, und der Grad der Evidenz wurde gemäß dem Grading of Recommendations Assessment, Development and Evaluation beurteilt.

Ergebnisse

Die digital vermittelten Übungen wurden über synchrone und asynchrone Methoden (oder eine Kombination aus beiden) angeleitet. Das digital vermittelte Training war reinen Schulungsmaßnahmen in Bezug auf Schmerzen und körperliche Funktion bei Personen mit Gonarthrose überlegen, mit qualitativ hochwertigen Belegen für die langfristige Verbesserung der Lebensqualität (standardisierte mittlere Differenz −0,35, 95 %-KI −0,59 bis −0,12, p=0,003). Darüber hinaus zeigte sich Evidenz dafür, dass digital vermittelte Übungen für Personen mit Gon- oder Koxarthrose kurz- und langfristig mit einer persönlichen Trainingsanleitung vergleichbar sind, mittelfristig trifft dies nur für Menschen mit Gonarthrose zu.

Diskussion

Die Überprüfung ergab bei einer sehr geringen bis geringen Qualität der Evidenzlage, dass digital angeleitete Übungen in Bezug auf Schmerzen, Funktion und Lebensqualität mit persönlich vermittelten Übungen vergleichbar sind. In Ermangelung einer höherwertigen Evidenz würden wir vorläufig empfehlen, dass Gesundheitsdienstleister Menschen mit Gon- oder Koxarthrose die Wahl zwischen persönlichem oder digitalem Training lassen. Weitere Arbeiten sind erforderlich, um die Reichweite, den Zugang, die Akzeptanz und die Umsetzung dieser Programme in verschiedenen Bevölkerungsgruppen zu verstehen.

49.2 Kommentar

49.2.1 Zusammenfassung

Die vorliegende Metaanalyse berücksichtigt alle wichtigen Standards zur systematischen Berichterstattung, zur methodischen und inhaltlichen Bewertung der eingeschlossenen Studien und zur abschließenden Qualitätsbewertung der Evidenz auf Basis der Datenlage und kann deshalb als hochwertig eingestuft werden. Sie inkludiert 13 randomisiert kontrollierte Studien mit 2609 Teilnehmenden mit Gon- und/oder Koxarthrose, bei denen die Wirksamkeit eines digital über das Internet angeleiteten Kraft- oder Ausdauertrainings im Vergleich zu anderen Trainingsformaten (z. B. 1:1-Anleitung vor Ort) oder anderen Kontrollbedingungen (z. B. Schulungsbroschüre, Regelversorgung) untersucht wurde. Die digital angeleiteten Interventionen (z. B. Videokonferenz oder App) konnten synchron und/oder asynchron gestaltet sein, bei Letztgenannten wurden auch vollautomatisierte Anwendungen ohne menschliche Interaktion berücksichtigt.

Zusammenfassend weisen die Ergebnisse darauf hin, dass digitale Trainingsanwendungen passiven Schulungsmaßnahmen hinsichtlich Schmerzreduktion, Verbesserung der körperlichen Funktionsfähigkeit und der gesundheitsbezogenen Lebensqualität überlegen sind und vergleichbare Effekte aufweisen wie Trainingsinterventionen mit direktem Patientenkontakt. In Zusammenschau der Befunde ist die Qualität der Evidenzlage derzeit jedoch als eingeschränkt zu beurteilen. Die Autoren empfehlen deshalb zunächst, Trainingstherapie sowohl online als auch im direkten Austausch mit Therapeuten und Therapeutinnen bedarfsgerecht anzubieten. Zudem sind weitere Studien erforderlich, um die Reichweite, den Zugang, die Akzeptanz und die Umsetzung der digitalen Programme in unterschiedlichen Patientengruppen besser zu verstehen.

49.2.2 Praxistipp

E-Health-Anwendungen spielen in der Sport- und Bewegungstherapie chronischer Erkrankungen eine immer wichtiger werdende Rolle. Auch der diskutierte Beitrag verdeutlicht, dass Trainingsangebote über Apps oder Web-Browser und über Videokonferenzen gute Alternativen zu den klassischen Trainingsformaten bieten. Neue rechtliche Rahmenbedingungen ermöglichen es, physiotherapeutische Leistungen per Videosprechstunden anbieten und abrechnen zu können. Zudem gibt es mit den digitalen Gesundheitsanwendungen (DiGAs) neue Vergütungsmodelle, die nach erfolgter positiver Evaluation durch das Bundesministerium für Arzneimittel und Medizinprodukte (BfArM) eine Kostenerstattung der Apps über die gesetzlichen Krankenversicherungen (GKV) ermöglichen (BfArM 2023). Mittlerweile sind mehrere trainingstherapeutische DiGAs im Verzeichnis des BfArM gelistet, die beispielsweise auch als begleitende Maßnahme zur Anleitung eines Heimtrainings genutzt werden können (BfArM 2024).

49.2.3 Wissenschaftliche Einordnung

Digitale Anwendung zur Anleitung des Trainings waren in den letzten Jahren zunehmend Gegenstand wissenschaftlicher Studien, und die Ergebnisse rechtfertigen und befürworten den grundsätzlichen Einsatz dieser Therapieformate (Chen, Or, und Chen 2021; Moreno-Ligero et al. 2023; Xie et al. 2021). Dennoch bleiben viele Fragen offen. Im Kontext der Physiotherapie stellt sich insbesondere auch die Frage, ob eine vollautomatische digitale Anwendung geeignet ist, um Personen mit Arthrose adäquat in ein Training einzuweisen. Dieser Frage wurde in einer Studie an 54 Personen mit Koxarthrose nachgegangen, in der eine Trainingseinheit einmal durch eine Physiotherapeutin und ein anderes Mal durch eine voll automatisierte App angeleitet wurde. Hier zeigte sich u. a., dass die Anleitung durch die App der Anleitung durch eine Therapeutin in Hinblick auf die Qualität der Bewegungsausführung unterlegen war und dies insbesondere bei komplexeren Übungsformen (Durst et al. 2020). Zudem konnte nachgewiesen werden, dass bei Nutzung der App die technische Affinität einer Person das Ausmaß der Fähigkeit die Übung adäquat ausführen zu können, positiv beeinflusst (Sassenberg et al. 2022).

Diese Befunde verdeutlichen beispielhaft, dass die Auswahl und Anwendung digitaler Therapieformen immer auch unter Berücksichtigung der individuellen persönlichen und umweltbezogenen Voraussetzungen der Patientinnen und Patienten getroffen werden sollte.

TAKE HOME MESSAGE

- Trainingstherapeutische Angebote über Apps, Web-Browser oder Videokonferenzen stellen räumlich und zum Teil auch zeitlich unabhängige Alternativen zu den klassischen Face-to-face-Trainingsformaten bei der Behandlung der Gon- und Koxarthrose dar. Das Ausmaß der digitalen Interaktion mit dem Therapeuten bzw. der Therapeutin sollte hierbei unter Berücksichtigung der individuellen Voraussetzungen und Bedürfnisse der Patientinnen und Patienten gewählt werden.
- Neue rechtliche Rahmenbedingungen ermöglichen diesbezüglich die Vergütung physiotherapeutischer Leistungen per Videosprechstunden, zudem werden die im DiGA-Verzeichnis des BfARM gelisteten digitalen Gesundheitsanwendungen von den gesetzlichen Krankenversicherungen erstattet.

LITERATUR

Bannuru RR, Osani MC, Vaysbrot EE, et al. OARSI guidelines for the non-surgical management of knee, hip, and polyarticular osteoarthritis. Osteoarthritis Cartilage, 2019; 27: 1578–89.

Bundesinstitut für Arzneimittel und Medizinprodukte (BfArM). Das Fast-Track-Verfahren für digitale Gesundheitsanwendungen (DiGA) nach § 139e SGB V. Ein Leitfaden für Hersteller, Leistungserbringer und Anwender. Version 3.5 vom 28.12.2023. DiGA-Leitfaden Version 3.5 (bfarm.de).

Bundesinstitut für Arzneimittel und Medizinprodukte (BfArM). DiGA-Verzeichnis. Zugriff am 21.02.2024. https://diga.bfarm.de/de/verzeichnis.

Chen T, Or CK, Chen J. Effects of technology-supported exercise programs on the knee pain, physical function, and quality of life of individuals with knee osteoarthritis and/or chronic knee pain: A systematic review and meta-analysis of randomized controlled trials. J Am Med Inform Assoc, 2021; 28: 414–23.

Durst J, Roesel I, Sudeck G, Sassenberg K, Krauss I. Effectiveness of Human Versus Computer-Based Instructions for Exercise on Physical Activity-Related Health Competence in Patients with Hip Osteoarthritis: Randomized Noninferiority Crossover Trial. J Med Internet Res, 2020; 22: e18233.

Hagen KB, Smedslund G, Osteras N, Jamtvedt G. Quality of Community-Based Osteoarthritis Care: A Systematic Review and Meta-Analysis. Arthritis Care Res (Hoboken), 2016; 68: 1443–52.

Jacobs H, Callhoff J, Albrecht K, et al. Use of physical therapy in patients with osteoarthritis in germany: an analysis of a linkage of claims and survey Data. Arthritis Care Res (Hoboken), 2021; 73: 1013–22.

Katz JN, Arant KR, Loeser RF. Diagnosis and Treatment of Hip and Knee Osteoarthritis: A Review. Jama, 2021; 325: 568–78.

Moreno-Ligero M, Moral-Munoz JA, Salazar A, Failde I. mHealth intervention for improving pain, quality of life, and functional disability in patients with chronic pain: systematic review. JMIR Mhealth Uhealth, 2023; 11: e40844.

Sassenberg K, Roesel I, Sudeck G, Bernecker K, Durst J, Krauss I. The Relation of Attitude Toward Technology and Mastery Experience After an App-Guided Physical Exercise Intervention: Randomized Crossover Trial. JMIR Form Res, 2022; 6: e28913.

Stöve J, et al. S2k-Leitlinie Gonarthrose. In AMWF-Leitlinien-Register Nr. 033/004, edited by Deutsche Gesellschaft für Orthopädie und orthopädische Chirurgie. 2018. AWMF Online.

Xie SH, Wang Q, Wang LQ, Wang L, Song KP, He CQ. Effect of Internet-Based Rehabilitation Programs on Improvement of Pain and Physical Function in Patients with Knee Osteoarthritis: Systematic Review and Meta-analysis of Randomized Controlled Trials. J Med Internet Res, 2021; 23: e21542.

KAPITEL

50

Katja Schimske

Rehabilitation nach Amputation

50.1 Einleitung

Die Rehabilitation von Menschen mit einer Amputation stellt eine komplexe und interdisziplinäre Herausforderung dar (Glapa et al., 2021). Generell zielt die Rehabilitation darauf ab, durch eine koordinierte Kombination von Maßnahmen die Funktionen zu verbessern und die Eigenaktivität zu fördern, um die Teilhabe der Betroffenen in allen Lebensbereichen wieder zu maximieren (WHO, 1981).

Angesichts eines fehlenden Amputationsregisters in Deutschland (Karbe, 2020) wird die Anzahl der jährlichen rehabilitationspflichtigen Patientinnen und Patienten mit einer Amputation auf 16.000–18.000 geschätzt (Glapa et al., 2021). Daher ist es aufgrund mangelnder statistischer Daten schwierig zu bestimmen, wie viele Patientinnen und Patienten tatsächlich rehabilitative Maßnahmen erhalten haben (Glapa et al., 2021).

Rehabilitation ist unabdingbar, um die körperlichen Fähigkeiten von Menschen mit einer Amputation zu verbessern (Turner et al., 2022). Angemessene und evidenzbasierte Rehabilitationsansätze für spezifische Amputationsgruppen können einen positiven Einfluss auf die Lebensqualität der Betroffenen haben und zu einer nachhaltigen Verbesserung führen (Enweluzo et al., 2023; Turner et al., 2022; Ülger et al., 2018). In der Studie von Gailey et al. (2020) wird das Evidence-Based Amputee Rehabilitation Program, kurz EBAR-Programm, bei Patientinnen und Patienten mit einer Unterschenkelamputation (TTA) untersucht.

Abkürzung	Englische Bezeichnung	Deutsche Bezeichnung
6MWT	6-Minute-Walk-Test	6-Minuten-Geh-Test
AMP	Amputee Mobility Predictors	Amputee Mobility Predictors
AMPPro	Amputee Mobility Predictors with Prothesis	Amputee Mobility Predictors mit Prothese
AMPnoPro	Amputee Mobility Predictors without Prothesis	Amputee Mobility Predictors ohne Prothese
EBAR-Programm	Evidenced-Based Amputee Rehabilitation-Programm	Evidenzbasiertes Amputations-Rehabilitations-Programm
LLA	„lower limb amputation“	Amputation der unteren Extremität
TTA	„transtibial amputation“	Transtibiale Amputation

Gailey R, Gaunaurd I, Raya M et al. Effectiveness of an evidence-based amputee rehabilitation program: A pilot randomized controlled trial. Phys Ther. 2020;100(5):773–7787.
https://pubmed.ncbi.nlm.nih.gov/31951260/

Abstract

Effectiveness of an evidence-based amputee rehabilitation program: A pilot randomized controlled trial

Hintergrund

Trotz der Häufigkeit von Amputationen der unteren Gliedmaßen („lower limb amputation“) erhält nur ein kleiner Prozentsatz der Betroffenen nach der Amputation tatsächlich eine Physiotherapie und wird so rehabilitiert, dass das volle Funktionspotenzial von ihnen ausgeschöpft werden kann. Es besteht die Notwendigkeit, ein Rehabilitationsprogramm zu entwickeln, das auf die spezifischen Beeinträchtigungen und Einschränkungen von Menschen mit Amputationen der unteren Gliedmaßen abzielt.

Ziel

Ziel dieser Studie war es festzustellen, ob das evidenzbasierte Rehabilitationsprogramm für Amputierte die funktionelle Mobilität von Menschen mit einseitiger Unterschenkelamputation (TTA) verbessern würde, die bereits eine Physiotherapie und ein Prothesentraining absolviert haben.

Studiendesign

Bei dieser Studie handelte es sich um eine randomisierte, einfach verblindete klinische Pilotstudie mit Wartelistenkontrolle.

Setting

In dieser Studie wurden Teilnehmer untersucht, die in unterschiedlichem Umfang eine stationäre und/oder ambulante Rehabilitation nach Amputation durchlaufen hatten.

Teilnehmende

Zu den Teilnehmenden dieser Studie gehörten Veteranen und Nicht-Veteranen mit einseitiger TTA aufgrund von Gefäßerkrankungen und Traumata.

Intervention

Diese Studie umfasste ein rezeptbasiertes Rehabilitationsprogramm für Menschen mit Amputationen.

Messungen
Die Werte wurden mit dem Amputee Mobility Predictor mit (AMPPro) und ohne Prothese (AMPnoPro) und dem 6-Minuten-Geh-Test (6MWT) zu Beginn und am Ende der 8-wöchigen Intervention ermittelt.
Ergebnisse
Die Interventionsgruppe verbesserte sich bei den AMPPro-Werten (36,4 auf 41,7), den AMPnoPro-Werten (23,2 auf 27,1) und der 6MWT-Distanz (313,6 auf 387,7 m). Die Effektgröße für die Intervention war sehr groß (1,32). Im Gegensatz dazu zeigte die Kontrollgruppe auf der Warteliste keine Veränderung der AMP-Pro-Werte (35,3 zu 35,6), der AMPnoPro-Werte (24,7 zu 25,0) und der 6MWT-Distanz (262,6 m zu 268,8 m).
Einschränkungen
Die Stichprobengröße war gering. Insgesamt wurden 326 potenzielle Kandidaten gescreent, von denen 306 die Einschlusskriterien nicht erfüllen konnten oder nicht zur Studienteilnahme bereit waren.
Schlussfolgerung
Menschen mit einseitiger TTA, die am Evidence-Based Amputee Rehabilitation Program teilnahmen, zeigten eine signifikante Verbesserung der funktionellen Mobilität, wobei die Verbesserung der meisten Teilnehmer (66,7 %) mindestens eine K-Stufe (58,3 %) und mehr als die minimal nachweisbare Veränderung (66,7 %) umfasste.

50.2 Kommentar

50.2.1 Zusammenfassung

In der vorliegenden Studie von Gailey et al., 2020 wurde die Wirksamkeit eines evidenzbasierten Rehabilitationsprogramms bei Menschen mit einseitiger TTA hinsichtlich der Aktivitätsbeeinträchtigung untersucht. Das Ziel war es, festzustellen, ob das EBAR-Programm mit einem gezielteren Übungsansatz die funktionelle Mobilität von Patientinnen und Patienten, die bereits eine Physiotherapie und prothetische Schulung erhalten hatten, verbessert. Die randomisierte und einfach verblindete klinische Pilotstudie vergleicht ein 8-wöchiges Rehabilitationsprogramm in der Interventionsgruppe mit einer Kontrollgruppe. Die Ergebnisse wurden anhand des Amputee Mobility Predictors (AMP) und des 6-Minuten-Geh-Tests (6MWT) gemessen.

Das EBAR-Programm zeigte bei der Interventionsgruppe eine statistische wie auch klinisch signifikante Verbesserung der Mobilität, während für die Kontrollgruppe keine Veränderungen verzeichnet werden konnten. Fast 60 % der Teilnehmenden der EBAR-Gruppe erreichten ein höheres Mobilitätslevel im Vergleich zu der Kontrollgruppe.

Obwohl die Stichprobengröße klein war, deuten die Ergebnisse darauf hin, dass Menschen mit TTA von dem EBAR-Programm mit einem gezielteren Übungsansatz profitieren können und die Teilnahme zu einer Verbesserung der prothetischen Mobilität auf Aktivitätsebene führen kann.

50.2.2 Praxistipp

Der Einfluss der Mobilität gilt als einer der wichtigsten Prädiktoren für die Lebensqualität von Menschen mit Amputationen (Fatima, 2023). Zur Verbesserung der Funktionalität und Lebensqualität von Personen mit einer Amputation an unteren Extremitäten ist ein multidisziplinärer Ansatz erforderlich, der sich auf Aktivität und Partizipation konzentriert (Fatima, 2023; Lee et al., 2023). Das von Gailey et al., 2020 entwickelte EBAR-Programm erfüllt vollumfänglich diese Anforderungen und bietet einen Rehabilitationsansatz für Personen mit Unterschenkelamputation. Die Studienergebnisse haben gezeigt, dass qualifizierte Physiotherapie auf der Ebene von Aktivität und Partizipation notwendig ist, um die prothetische Mobilität zu verbessern.

Das EBAR-Programm geht über 8 Wochen und besteht aus 3 Trainingseinheiten pro Woche, jeweils 60 Minuten lang. Es umfasst 3 Bereiche:

- ein 15-minütiges kardiopulmonales Aufwärmprogramm,
- ein 10-minütiges Flexibilitätsprogramm und
- ein 35-minütiges individuelles Übungsprogramm.

Das Aufwärmprogramm besteht aus verschiedenen Übungen an unterschiedlichen Trainingsgeräten, die alle 2 Wochen intensiviert werden. In den ersten beiden Wochen erhalten die amputierten Personen ein von den Physiotherapeutinnen und Physiotherapeuten vorgegebenes manuelles Dehnungsprogramm für Beine, Becken und Rumpf, das ab der 3. Woche selbstständig durchgeführt wird. Das individuelle Trainingsprogramm beinhaltet 5 Komponenten:

- Rumpf- und Beinkräftigung,
- Gleichgewicht und Koordination,
- Gewichtsbelastung,
- Haltungskontrolle sowie
- Training im Umgang mit der Prothese.

Erreichen Teilnehmende in einer AMP-Aufgabe nicht den maximalen Wert, wird ein Trainingsbedarf abgeleitet. Die Übungsinhalte werden basierend auf der Bewertung der AMP-Aufgaben durch das Fachwissen der Physiotherapeutinnen und Physiotherapeuten aufbereitet. Die Übungen werden alle 2 Wochen entsprechend einer Neubewertung des AMP angepasst oder intensiviert.

AMP ist ein Messinstrument, das die funktionellen Fähigkeiten sowie die Mobilität mit und ohne Prothese beurteilt (AMPPro und AMPnoPro). Die Bewertung erfolgt anhand von Mobilitätsleveln, auch K-Level genannt (K0 bis K4). Aufgrund seiner kurzen Anwendungsdauer (10–15 Minuten), der überschaubaren Ausrüstung und der unkomplizierten Bewertung (Skala von 0 bis 2) ist AMP besonders gut für den Einsatz in der Physiotherapie geeignet (Gailey et al., 2002). Zudem weist AMP eine hohe Retest-Reliabilität (r=0,96), Interrater-Reliabilität (r=0,99) und Intrarater-Reliabilität (r=0,97) auf und steht in starker Korrelation mit dem 6-Minuten-Geh-Test (r=0,78) (Gailey et al., 2002).

Die physiotherapeutische Praxis kann von den Inhalten des EBAR-Programms profitieren und die Erkenntnisse in bestehende rehabilitative Programme einfließen lassen. Es ist jedoch wichtig zu beachten, dass das EBAR-Programm stets unter Berücksichtigung der individuellen rehabilitativen Voraussetzungen und mit spezifischen Modifikationen in die Praxis integriert werden sollte.

50.2.3 Wissenschaftliche Einordnung

Die Bedeutung einer erfolgreichen Rehabilitation ist unbestreitbar. Die physischen Veränderungen nach einer Amputation sollten angemessen behandelt und in die Rehabilitation einbezogen werden, um die Anpassung an das Leben von Menschen mit einer Amputation zu verbessern und wiederherzustellen (Fatima, 2023).

Die Erkenntnisse aus der Studie von Gailey et al. (2020) stellen einen ersten angemessenen und evidenzbasierten Rehabilitationsansatz für Patientinnen und Patienten mit Unterschenkelamputation dar. Das EBAR-Programm und die Verwendung des AMP können bei der klinischen Entscheidungsfindung und der Verschreibung wirksamer Rehabilitationsinterventionen bei Menschen mit TTA helfen. Einige Inhalte des EBAR-Programms werden bereits in der S2k-Leitlinie für Majoramputationen an der unteren Extremität empfohlen (Greitemann et al., 2019).

Dupuis et al. (2023) konnten ebenfalls einen positiven Einfluss von körperlicher Aktivität und Bewegung (1–3× pro Woche) auf die Mobilität bei Menschen mit einer Amputation an der unteren Extremität belegen. Dennoch ist der aktuelle Forschungsstand hinsichtlich der Amputationen begrenzt. Die Rehabilitation nach Beinamputation wird ein Schwerpunkt zukünftiger Studien sein (Ülger et al., 2018). Es besteht ein großer Bedarf an rehabilitativen Studien (Dupuis et al., 2023), der eine Überarbeitung und Weiterentwicklung des Rehabilitationsprozesses fordert (Turner et al., 2022). Es bedarf evidenzbasierter Studien zu Rehabilitationsansätzen, die speziell auf verschiedene Amputationsgruppen zugeschnitten sind, um die Lebensqualität von Menschen mit einer Amputation langfristig zu verbessern (Enweluzo et al., 2023; Ülger et al., 2018). Hierfür sind aussagekräftige Studien mit größeren Stichproben, höherer statistischer Aussagekraft und vermehrter methodischer Transparenz erforderlich.

TAKE HOME MESSAGE

Die physiotherapeutische Rehabilitation bei Menschen mit einer TTA sollte sich auf die Aktivität und Partizipation fokussieren, um die Mobilität der Patientinnen und Patienten zu verbessern und infolgedessen die Lebensqualität langfristig zu erhöhen. Für die Umsetzung einer aktiven und evidenzbasierten Therapie ist es wichtig, neben dem Training von Kreislauf, Kraft und Flexibilität auch die Gleichgewichtsfähigkeit, die Koordination, die Haltung und das Prothesenhandling zu trainieren.

Physiotherapeutinnen und Physiotherapeuten sollten die Therapie sowohl mit als auch ohne Prothese durchführen und dabei die individuellen Bedürfnisse der Patientinnen und Patienten berücksichtigen. Um entsprechende Effekte zu erzielen, sollte das Training über den gesamten Rehabilitationsprozess (in der Regel 6–8 Wochen) 3× pro Woche für jeweils 60 Minuten durchgeführt werden.

LITERATUR

Dupuis, F., Ginis, K. A. M., MacKay, C., Best, K. L., Blanchette, V., Cherif, A., Robert, M. T., Miller, W. C., Gee, C., Habra, N., Brousseau-Foley, M., Zidarov, D., 2023. Do Exercise Programs Improve Fitness, Mobility, and Functional Capacity in Adults With Lower Limb Amputation? A Systematic Review on the Type and Minimal Dose Needed. Arch. Phys. Med. Rehabil. S0003–9993(23)00605–6. https://doi.org/10.1016/j.apmr.2023.10.011.

Enweluzo, G. O., Asoegwu, C. N., Ohadugha, A. G. U., Udechukwu, O. I., 2023. Quality of Life and Life after Amputation among Amputees in Lagos, Nigeria. J. West Afr. Coll. Surg. 13, 71–76. https://doi.org/10.4103/jwas.jwas_28_23.

Fatima, S. Z., 2023. Life of an amputee: predictors of quality of life after lower limb amputation. Wien. Med. Wochenschr. 1946 173, 329–333. https://doi.org/10.1007/s10354-022-00980-9.

Gailey, R., Gaunaurd, I., Raya, M., Kirk-Sanchez, N., Prieto-Sanchez, L. M., Roach, K., 2020. Effectiveness of an Evidence-Based Amputee Rehabilitation Program: A Pilot Randomized Controlled Trial. Phys. Ther. 100, 773–787. https://doi.org/10.1093/ptj/pzaa008.

Gailey, R. S., Roach, K. E., Applegate, E. B., Cho, B., Cunniffe, B., Licht, S., Maguire, M., Nash, M. S., 2002. The amputee mobility predictor: an instrument to assess determinants of the lower-limb amputee's ability to ambulate. Arch. Phys. Med. Rehabil. 83, 613–627. https://doi.org/10.1053/apmr.2002.32309.

Glapa, K., Wolke, J., Hoffmann, R., Greitemann, B., 2021. [Rehabilitation following the amputation of an extremity]. Orthopade 50, 900–909. https://doi.org/10.1007/s00132-021-04173-x.

Greitemann et al., 2019. Leitlinie eines speziellen Rehabilitationskonzeptes. Rehabilitation nach Majoramputation an der unteren Extremität (proximal des Fußes).

Karbe, D., 2020. Versorgung von Menschen nach Amputation. Heilberufe 72, 16–19. https://doi.org/10.1007/s00058-020-1889-8.

Lee, L. S., Hitzig, S. L., Mayo, A., Devlin, M., Dilkas, S., MacKay, C., 2023. Factors influencing physical activity among individuals with lower limb amputations: a qualitative study. Disabil. Rehabil. 45, 1461–1470. https://doi.org/10.1080/09638288.2022.2065539.

Turner, S., Belsi, A., McGregor, A. H., 2022. Issues faced by people with amputation(s) during lower limb prosthetic rehabilitation: A thematic analysis. Prosthet. Orthot. Int. 46, 61–67. https://doi.org/10.1097/PXR.0000000000000070.

Ülger, Ö., Yıldırım ⊠ahan, T., Çelik, S. E., 2018. A systematic literature review of physiotherapy and rehabilitation approaches to lower-limb amputation. Physiother. Theory Pract. 34, 821–834. https://doi.org/10.1080/09593985.2018.1425938.

WHO, 1981. Disability prevention and rehabilitation., Technical Report Series 668. World Health Organization, Geneva.

VIII Gynäkologie, Geriatrie und Innere Medizin

Ann Katrin Cordes

KAPITEL 51

Beckenbodentraining in der Behandlung von Frauen mit Belastungsinkontinenz prinzipiengeleitet, effektiv und abwechslungsreich gestalten

51.1 Einleitung

In der Behandlung von Frauen mit Belastungsinkontinenz ist Beckenbodentraining das Mittel der 1. Wahl (S2k-Leitlinie „Harninkontinenz der Frau“, Deutsche Gesellschaft für Gynäkologie und Geburtshilfe – DGGG, 2023). Obwohl in der entsprechenden Leitlinie empfohlen wird, dabei Krafttrainingsprinzipien zu berücksichtigen, bleibt in vielen Studien zur Thematik unklar, inwieweit dies geschieht. Detaillierte Beschreibungen der Interventionen fehlen häufig (Todhunter-Brown et al., 2022).

Ziel der randomisiert kontrollierten Studie von Luginbuehl et al. war es, zwei detailliert beschriebene Varianten von Beckenbodentraining hinsichtlich ihrer Effektivität in der Behandlung von Frauen mit Belastungsinkontinenz zu untersuchen und herauszufinden, ob das Training effektiver ist, wenn es neben willkürlichen Beckenbodenkontraktionen auch reflektorische Beckenbodenkontraktionen enthält.

Luginbuehl H, Lehmann C, Koenig I et al. Involuntary reflexive pelvic floor muscle training in addition to standard training versus standard training alone for women with stress urinary incontinence: a randomized controlled trial. Int Urogynecol J. 2022;33(3):531–540. https://pubmed.ncbi.nlm.nih.gov/33566173/

Abstract

Involuntary reflexive pelvic floor muscle training in addition to standard training versus standard training alone for women with stress urinary incontinence: A randomized controlled trial

Einleitung und Hypothese

Obwohl die unwillkürliche, reflexive Kontraktion der Beckenbodenmuskulatur in Situationen, die eine Belastungsharninkontinenz hervorrufen, von entscheidender Bedeutung zu sein scheint, wurde in den bisherigen Leitlinien nur das Training bewusst eingesetzter Beckenbodenkontraktionen berücksichtigt. 2 Beckenbodenmuskelprotokolle wurden hinsichtlich ihrer Wirkung auf die Belastungsharninkontinenz bei Frauen verglichen: das eine konzentrierte sich auf die Standardphysiotherapie mit bewusst eingesetzten Beckenbodenkontraktionen, das andere beinhaltete zusätzlich ein unwillkürliches reflexives Beckenbodentraining.

Methoden

Diese Studie wurde konzipiert als 3-fach verblindete, prospektive, randomisierte, kontrollierte Studie an Frauen, die an Belastungsharninkontinenz litten. Untersucht wurden 2 physiotherapeutische Interventionsgruppen: die Kontrollgruppe mit Standardphysiotherapie (n = 48) sowie die Experimentalgruppe mit Standardphysiotherapie plus unwillkürliches, reflexives Beckenbodentraining, ausgelöst durch Ganzkörperbewegungen wie Sprünge (n = 48). Beide Interventionen dauerten 16 Wochen (9 persönliche physiotherapeutische Konsultationen und 78 eigenständige Trainingseinheiten). Die Gruppenunterschiede und die Entwicklung im Laufe der Zeit wurden hinsichtlich des primären Endpunktes anhand der International Consultation on Incontinence Modular Questionnaire Urinary Incontinence short form (ICIQ-UIsf) mithilfe von Regressionsmodellen mit gemischtem Effekt analysiert.

Ergebnisse

Der ICIQ-UIsf-Wert verringerte sich im Laufe der Zeit für beide Gruppen signifikant um etwa 3 Punkte von etwa 10 auf ca. 7 Punkte, wobei es zu keinem Zeitpunkt Gruppenunterschiede gab.

Diskussion

In dieser Studie wurde kein zusätzlicher Nutzen bei Belastungsharninkontinenz durch ein zusätzlich zum Standardtraining eingesetztes unwillkürliches, reflexives Beckenbodentraining festgestellt. Beide Trainingsprotokolle zeigten ähnliche klinisch relevante Verbesserungen; allerdings war die Inkontinenz nach den Eingriffen immer noch moderat. Zukünftige Studien sollten funktionsorientierte Trainingsmethoden für Beckenbodenmuskelhypertrophie, intramuskuläre Koordination und Kraft erproben und anwenden, die eher dem konventionellen Skelettmuskeltraining entsprechen, d. h. mit höherer Intensität und Steigerung weiterer Workout-Parameter durchgeführt werden.

51.2 Kommentar

51.2.1 Zusammenfassung

Luginbuehl et al. verglichen in ihrer randomisiert kontrollierten Studie die Effektivität zweier Varianten von Beckenbodentraining und griffen dabei das immer präsenter werdende reflektorische Beckenbodentraining auf. Die zufällig eingeteilten, vergleichbaren Gruppen nahmen an einem identisch strukturierten Trainingsprogramm teil, welches sich inhaltlich jedoch, wie im Abstract beschrieben, unterschied. Um sicherzustellen, dass alle Personen einer Gruppe gleich behandelt werden, wurde mit detaillierten Therapieplänen gearbeitet, die bereits 2015, als Anhang des Studienprotokolls, publiziert wurden (Luginbuehl et al., 2015).

Die Forschenden konnten in beiden Gruppen hinsichtlich des primären Assessments eine deutliche Verbesserung der Symptomatik beobachten und kamen deshalb zu dem Schluss, dass beide Therapiepläne gleichermaßen effektiv sind. Das ergänzende reflektorische Beckenbodentraining erwies sich weder als effektiver noch als weniger effektiv. Die vollständige Beschwerdefreiheit konnte in keiner der beiden Gruppen erreicht werden, weshalb weitere Studien, z. B. mit einer höheren Trainingsintensität oder einem längeren Trainingszeitraum, empfohlen werden.

51.2.2 Praxistipp

Die von Luginbuehl et al. entwickelten Therapiepläne verdeutlichen, wie Trainingsprinzipien auch im Beckenbodentraining berücksichtigt werden können. Für Physiotherapeutinnen und -therapeuten, die (noch) keine weitreichende Expertise auf dem Gebiet der Beckenbodentherapie haben, liefern die detaillierten Therapiepläne (Luginbuehl et al., 2015) eine solide Basis für die Arbeit mit Betroffenen. Einen beispielhaften Trainingsplan für die erste Trainingswoche, der an den Therapieplan von Luginbuehl et al. (2015) angelehnt ist, zeigt ➤ Tab. 51.1.

Betont werden muss auch beim Beckenbodentraining die Bedeutung des selbstständigen Trainings außerhalb der Physiotherapie, das zu einer starken Erhöhung der Trainingsfrequenz führt. Damit dies gelingen kann, müssen die Patientinnen im Rahmen der Physiotherapie entsprechend geschult werden. Bezüglich des ergänzenden reflektorischen Beckenbodentrainings kann festgehalten werden, dass dieses in der beschriebenen Ausführung den Effekt des Beckenbodentrainings insgesamt nicht zu verstärken scheint.

Für die Praxis bedeutet das, dass insbesondere ältere Patientinnen mit weiteren Gesundheitsproblemen zum jetzige Zeitpunkt ruhigen Gewissens auch ohne das körperlich mitunter sehr fordernde reflektorische Beckenbodentraining behandelt werden können. Für alle andere Patientinnen kann das reflektorische Beckenbodentraining als abwechslungsreiche Ergänzung eingesetzt werden.

Tab. 51.1 Beispielhafter Trainingsplan für die erste Trainingswoche mit zwei Übungsvarianten, angelehnt an Luginbuehl et al. (2015)

Trainingsplan für Woche 1		
1. Physiotherapeutische Behandlung		
Ziel: Die Patientin ist in der Lage, die Beckenbodenmuskulatur (BBM) willkürlich, korrekt und isoliert maximal zu kontrahieren.		
Inhalte der Therapie: Erheben der Anamnese und Erklären der Funktionen des Beckenbodens. Anleitung der isolierten Kontraktion der BBM (Öffnungen des Beckenbodens zusammenziehen und nach innen, Richtung Kopf anheben). Anleitung der Übungen für das selbstständige Training zu Hause (entweder Variante 1 oder Variante 2).		
Selbstständiges Training zu Hause		
	Variante 1) Training mit reflektorischen Anteilen	**Variante 2) Klassisches Training**
Ziel:	Motorisches Lernen und Leistung	Motorisches Lernen
Übung:	Isolierte Kontraktionen der BBM	Isolierte Kontraktionen der BBM
Muskelaktivität:	Konzentrisch-isometrisch, explosiv	Konzentrisch, langsam
Intensität:	90–100 % der Maximalkraft	60–70 % der Maximalkraft
Wiederholungen:	3×2–3 Sek. Halten	8
Sätze:	3	1
Pause:	60 Sek.	Entfällt
Frequenz:	3×/Tag & 3×/Woche	3×/Tag & 3×/Woche
Position:	Rückenlage	Sitz auf Lehnstuhl

51.2.3 Wissenschaftliche Einordnung

Obwohl für Frauen mit Belastungsinkontinenz Beckenbodentraining als Mittel der 1. Wahl empfohlen wird, ist noch immer unklar, wie hoch z. B. Frequenz und Intensität für einen maximalen Effekt angesetzt werden müssen (Todhunter-Brown et al., 2022). Luginbuehl et al. liefern mit der transparenten Beschreibung der durchgeführten Interventionen eine hervorragende Ausgangsbasis für weitere Forschungsprojekte. Auch wenn die Forschenden zu dem Ergebnis kommen, dass mit den entwickelten Therapieplänen eine Linderung der Belastungsinkontinenz erreicht werden kann, bleibt das Ziel der vollständigen Beschwerdefreiheit unerreicht. In zukünftigen Studien sollte deshalb untersucht werden, wie das Beckenbodentraining noch effektiver gestaltet werden kann, z. B. durch die Verlängerung der Trainingsphase auf mindestens 6 Monate oder die noch konsequentere Umsetzung der Trainingsprinzipien.

TAKE HOME MESSAGE

Auch Beckenbodentraining ist „richtiges" Training. Es sollte dementsprechend auf Basis von Trainingsprinzipien geplant und durchgeführt werden. Für die Praxis bietet der Trainingsplan von Luginbuehl et al. (2015) eine gute Grundlage.

LITERATUR

Deutsche Gesellschaft für Gynäkologie und Geburtshilfe – DGGG (federführend). S2k-Leitlinie „Harninkontinenz der Frau", Registernummer 015-091. AWMF 2023; Gültigkeit verlängert bis 31.12.2026. Im Internet: https://register.awmf.org/de/leitlinien/detail/015-091 (Zugriff: 13.05.2024).

LUGINBUEHL H., LEHMANN C., BAEYEBS J.-P., KUHN A., RADLINGER L. 2015. Involuntary reflexive pelvic floor muscle training in addition to standard training versus standard training alone for women with stress urinary incontinence: study protocol for a randomized controlled trial. Trials. 2015; 16:524.

TODHUNTER-BROWN A., HAZELTON C., CAMPBELL P., ELDERS A., HAGEN S., MCCLURG D. 2022. Conservative interventions for treating urinary incontinence in women: an Overview of Cochrane systematic reviews. Cochrane Database of Systematic Reviews 2022, Issue 9. Art. No.: CD012337.

Bärbel Junginger

KAPITEL 52 Standardisierte „Assessments" zur Beurteilung der Beckenbodenmuskulatur ergänzt durch apparative Methoden im Clinical-Reasoning-Prozess und für weitere Forschung auf dem Gebiet der Beckenboden(muskel)dysfunktionen

52.1 Einleitung

Die Physiotherapie auf dem Gebiet der Behandlung von Symptomen des uro-gynäkologisch-proktologischen Formenkreises ist äußerst facettenreich und fordert die Expertise von Physiotherapeutinnen und Physiotherapeuten auf vielen Ebenen. Sie beschäftigt sich im biopsychosozialen Modell sehr mit den sozialen Bereichen, denn Betroffene weisen häufig ein großes Vermeidungsverhalten auf (Scham, Rückzug u. v. m.).

Betrachtet man den biomedizinischen Bereich, so untersuchen, beurteilen und behandeln Physiotherapeutinnen und Physiotherapeuten – wie allgemein im MSK-Bereich – neuromuskuläre-fasziale Verbindungen des Beckenbodens und hier eben auch die Beckenbodenmuskulatur (BBM resp. PFM für „pelvic floor muscles").

Die Behandlung setzt sich zusammen aus „patient education" (Erläuterung und Vermittlung der Untersuchungsergebnisse im Konsens mit den individuellen Symptomen) und Aufklärung und Verhaltensänderungen (Coaching) sowie der Beeinflussung von Strukturen und Funktionen. Außerdem ist die Selbstwirksamkeit („self-efficacy") zu fördern, denn eine hohe und kompetente Mitarbeit der Patientinnen und Patienten ist notwendig.

Zur „patient education" und Beeinflussung der Dysfunktionen steht eine umfangreiche Untersuchung von Strukturen und Funktionen an erster Stelle. Spezifische Assessments zur Erkennung von Beckenbodenmuskelfunktionen und -dysfunktionen kommen zum Einsatz, Muskelgewebe des Beckenbodens (BB) sowie dessen neurale Verbindungen und fasziale Verbindungen („connective tissue"), die Muskelfasern und -faszikel werden evaluiert und getestet.

Um hier eine einheitliche Sprache zu sprechen und um Standards festzulegen, existieren in den beiden führenden internationalen Gesellschaften dieses Fachbereichs, der International Continence Society (ICS) und der International Urogyneclogy Association (IUGA), „Standardisation and Terminology Committees", wo regelmäßig Spezialistinnen und Spezialisten Terminologie-Reports erstellen (https://www.ics.org/standards/icsstandards2024). Es werden Begriffe definiert und anhand von Neuerungen aus eigenen und Bezugswissenschaften (Anatomie, Physiologie, Neurologie u. v. m.) überprüft und Updates verfasst. Im vorliegenden umfangreichen Dokument sind für die klinische und wissenschaftliche Anwendung 185 separate „terms" (Definitionen/Beschreibungen) aufgelistet, die sich mit der Untersuchung der BBM beschäftigen. Die Begriffe Symptome, Zeichen („signs"), Untersuchungen („investigations") und Diagnosen werden den Strukturen des Beckenbodens und den Funktionen und Dysfunktionen der BBM gegenübergestellt.

Die Überarbeitung der ursprünglichen Arbeit von 2005 enthält 119 neue und 37 geänderte Benennungen; nur 29 (16 %) sind unverändert. Die Vereinheitlichung der Terminologie ist für die Dokumentation in der Klinik und zur wissenschaftlichen Vergleichbarkeit von Studien(ergebnissen) unabdingbar. Strukturen und Funktionen werden in den „Assessments der BBM" aufgelistet, Untersuchungsapparaturen und -technologien vervollständigen das Bild und gehen in den Clinical-Reasoning-Prozess ein. Im Hintergrund stehen fast 300 Referenzen zur evidenzbasierten Therapie von BBM-Dysfunktionen.

Frawley H, Shelly B, Morin M et al. An International Continence Society (ICS) report on the terminology for pelvic floor muscle assessment. Neurourol Urodyn. 2021;40(5):1217–1260. doi: 10.1002/nau.24658 Neurourol Urodyn. 2021;40(5):1217–1260. https://pubmed.ncbi.nlm.nih.gov/33844342/

Abstract

An International Continence Society (ICS) report on the terminology for pelvic floor muscle assessment

Einleitung

Die Terminologie für die Beurteilung der weiblichen und männlichen Beckenbodenmuskulatur („pelvic floor muscles", PFM) hat sich seit dem ersten Dokument zur Standardisierung der Terminologie für die Funktion und Dysfunktion der PFM im Jahr 2005 erheblich erweitert. Neue Begriffe haben Eingang in die Bewertungsberichte gefunden, und es wurden neue Untersuchungen zur Messung der PFM-Funktion und -Dysfunktion entwickelt. Eine Aktualisierung dieser Terminologie war erforderlich, um die Begriffe und ihre Definitionen umfassend zu dokumentieren und die Bewertungsmethode und die Interpretation der Ergebnisse zu beschreiben und darüber hinaus die Bewertungsverfahren zu standardisieren und die diagnostische Entscheidungsfindung zu erleichtern.

Methoden

Dieser Bericht führt die Beiträge der Mitglieder des Standardisation Committee der Arbeitsgruppe 16 der International Continence Society (ICS) mit den Beiträgen anerkannter Experten auf diesem Gebiet und externer Gutachter zusammen. Es wurde ein logischer, sequenzieller, klinisch ausgerichteter Bewertungsrahmen geschaffen, anhand dessen der Bewertungsprozess abgebildet wurde. Innerhalb der Kategorien und Unterkategorien wurde jedem Begriff eine numerische Kodierung zugeordnet. In einem transparenten Prozess wurden in 12 Runden alle Definitionen von Arbeitsgruppen und externen Prüfern eingehend untersucht und zusätzlich umfangreiche interne Definitionen erarbeitet, wobei die Entscheidungen im Rahmen einer gemeinsamen Stellungnahme (Konsens) getroffen wurden.

Ergebnisse

Es wurde ein Terminologiebericht für die Symptome, Anzeichen, Untersuchungen und Diagnosen im Zusammenhang mit der PFM-Funktion und -Dysfunktion erstellt, der 185 verschiedene Definitionen/Deskriptoren umfasst. Der Bericht ist klinisch orientiert und definiert die gängigsten Beurteilungsprozesse. Klarheit und Benutzerfreundlichkeit waren die Hauptziele, damit sie von Klinikern und Forschenden verschiedener Disziplinen interpretiert werden können.

Schlussfolgerung

Zur Unterstützung der klinischen Praxis und als Anregung für die Forschung wurde ein konsensbasierter Terminologiebericht für die Bewertung der Funktion und Dysfunktion der Beckenbodenmuskulatur erstellt.

52.2 Kommentar

52.2.1 Zusammenfassung

In dem dargestellten Bereich behandeln Physiotherapeutinnen und Physiotherapeuten interdisziplinär und erstellen ihre eigene Diagnose – angeglichen an unser System, erhalten deutsche Physiotherapeutinnen und Physiotherapeuten in erster Instanz Diagnosen vermittelt. Jedoch ist eine eigene Untersuchung wichtig. Symptome, die Patientinnen und Patienten berichten, müssen mit eigenen „assessments" anhand von „signs" durch eine klinische Untersuchung in Form von visueller Beobachtung, physischer Inspektion, einfachen Tests und den Erkenntnissen durch digitale Palpation im Clinical-Reasoning-Prozess eingeordnet und eine eigene Therapie generiert werden (unter Einbeziehung der Patientenzentrierung). Ergänzt werden sie durch Untersuchungen („investigations"), mittels Apparaturen (EMG-Geräte, bildgebender Ultraschall, MRI) und durch bestimmte Technologien (Oberflächen-EMG, Fine-wire-EMG etc.). Hierfür sind neben spezieller Software spezifische Kenntnisse zur Bedienung, Anwendung und Auswertung vonnöten. Dies ist teilweise sehr komplex und nicht erschwinglich für den flächendeckenden, klinischen Einsatz und deshalb nur in Zentren und im wissenschaftlichen Kontext zu nutzen (Dynamometrie, MRI etc.). Manche Technologien halten aber trotzdem Einzug in die klinische Praxis, da sie – als Beispiel sei der Ultraschall genannt – auch als „visuelles Biofeedbackverfahren" genutzt werden könnten (dynamischer rehabilitativer Ultraschall, DRUS).

Ein neuro-myo-fasziales Assessment und eine funktionelle „Diagnose der BBM" ist für die Lehre und die Standardisierung in der Klinik und der Wissenschaft wichtig. In diesem Dokument abgebildete Strukturen und Funktionen der BBM sind Muskelgewebe und Faszien/fasziale Schichten („connective tissue"), die die Muskelfasern und -faszikel umgeben, sowie Nervengewebe.

Begriffe zum Thema „PFM assessments" sind bei Frauen und Männern ausgewiesen, die sich mit unterschiedlichen Symptomen des Beckenbodens präsentieren. „Assessment-Techniken" werden äußerlich (per perineum) und innerlich (per vaginam/per rectum) angewandt. Größtenteils finden diese am Beckenboden mittels Palpation (v. a. intern) statt, wofür eine Checkliste in Form einer Tabelle zur Standardisierung vorliegt (Ausgangsstellung, welche Seite wird getestet, Anzahl der Finger für die vaginale Testung, Orientierung des Ortes der Palpation u. v. m.) sowie Details zur Dokumentation (z. B. rechts/links; ein Finger etc.).

Erkenntnisse, die bei der Durchführung von „assessments" durch 1. visuelle Observation, 2. physische Inspektion und 3. einfache Tests gefunden werden, benennt man als „signs" (Zeichen, Hinweise). Im Allgemeinen wird die Muskulatur im Ruhezustand, bei Kontraktion und beim Anwenden einer Erhöhung des intraabdominellen Druckes (IAD) getestet.

Meist fehlen für BBM-Begriffe normative Daten zur Struktur und Funktion, was es erschwert, den Befund als „normal" oder „abnormal" einzustufen oder zu interpretieren. Zusätzlich ist der klinische Nutzen dieser Begriffe aufgrund fehlender Validität, Reliabilität und Empfindlichkeit für Veränderungen sowie diagnostischer Testgenauigkeit (Sensitivität, Spezifität) vieler häufig verwendeter klinischer BBM-Bewertungsmethoden, -untersuchungen und -diagnosen unbekannt. Daher ist dieses Dokument nicht als evidenzbasierte Empfehlung dahingehend gedacht, welche Tests in eine BBM-Bewertung einbezogen werden sollten. Vielmehr hat es das Ziel, derzeit verwendete Begriffe zu definieren und zu beschreiben und für spätere Untersuchungen Empfehlungen für oder gegen eine Nutzung auszusprechen. Die Evidenz für oder gegen die Nutzung eines Begriffs oder eines Assessments wird mit Spannung erwartet (und bedarf vieler Studien – ein Appell an die Forschung).

In der Zwischenzeit wird ein Rat für die Untersucher ausgesprochen: Bei der Interpretation klinischer Befunde sollte man große Vorsicht walten lassen. Dies gilt vor allem bei Befunden, die durch visuelle Beobachtung, digitale Palpation und mittels verfügbarer Beurteilungsinstrumente bestimmt werden. Trotz ihrer weit verbreiteten klinischen Anwendung können sie zu subjektiven Ergebnissen führen und sich stark variabel darstellen.

Für genauere „investigations" ist die Morphometrie und Funktion der BBM notwendig, und es existieren mechanische und technologische Methoden. Die Ergebnisse sind akkurater. Bei technischen Messmethoden ist es wichtig, sich darüber im Klaren zu sein, dass die Ergebnisse mit unterschiedlichen Apparaturen unterschiedliche Messergebnisse bringen. Dies ist für die Klinik und für die Forschung von Bedeutung (Vergleichbarkeit ist nicht unbedingt gegeben). Die Ergebnisse und die Interpretation von physiologischen und funktionellen Messungen der BBM sind spezifisch. Auch Geräteeigenschaften und Spezifikationen der Software beeinflussen Ergebnisse. Elektrodengrößen, Rohdaten und verarbeitete Daten bedürfen genauer Markierung. Dies ist besonders wichtig, da in Zukunft mit neuen Messvorrichtungen und -methoden gerechnet wird, deren Einbettung in die Routine ansteht.

Genannte Methoden sind: Dynamometer und Myotonometer, Manometer, Elektromyografie (mit deren Schwierigkeiten wie Artefakte, Crosstalks von anderen Muskeln, oberflächiges und intramuskuläres EMG) sowie bildgebende Verfahren, allen voran der Ultraschall (US). Hier werden sämtliche am Beckenboden angewandten Verfahren aufgelistet: der 2D-, 3D-, 4D- und Tomographic US, transabdomial, introital, perineal, endovaginal und endoanal und schließlich die US-Elastografie; ergänzend MRI und Algometrie (Schmerz-Assessment).

52.2.2 Praxistipp

Die Autorinnen und Autoren empfehlen den Untersuchern, zur Dokumentation der Symptome die Begriffe zu nutzen, die die Patientinnen und Patienten benutzt haben, und auf Interpretationen zu verzichten. Die Begründung liegt in der Möglichkeit, die Symptome dann als „patient-reported outcomes" für Folgetermine und Nachkontrollen verwenden zu können.

Ein Ziel der Standardisierung zur Verbesserung der Vergleichbarkeit eigener Patienten mit den Studienergebnissen ist ein Test-Retest-Verfahren für die eigene Praxis sowie das Therapie-Outcome. Darüber hinaus besteht die Vereinheitlichung von Studienergebnissen mit eigenen Patienten in Form von „single case studies".

Wenn möglich, ist folgende Reihenfolge einzuhalten:

- die Region der Bewertung,
- die Art der durchgeführten Bewertung,
- der Name („Begriff") der durchgeführten Prüfung/Bewertung,
- die Definition dieses Begriffs,
- die Beschreibung,
  - wie die Untersuchung vorgenommen wird,
  - wie die Untersuchung be- und ausgewertet wird und
  - welche Terminologie zur Beschreibung des Ergebnisses verwendet wird.

Hierfür ist eine Checkliste zur Durchführung der Assessments für Praxis und Wissenschaft angeraten und in einer Box in der Studie von Frawley et al. (2021) aufgeführt.

Äußere, durch Beobachtung und digitale Palpation (am Perineum), innere „assessments" per vaginaler und rektaler Palpation werden in Ruheposition und bei Kontraktion/Relaxation der BBM sowie teilweise bei Erhöhung des intraabdominellen Druckes (IAD) durchgeführt. Hier ist der Begriff des Valsalva-Manövers explizit verändert worden zu „bearing-down", nachdem eine Studie unterschiedliche Reaktion der BBM auf das Valsalva-Manöver gezeigt hat (Baessler et al. 2017).

Als Beispiel für einen Ablauf soll – auf Basis des vorliegenden Dokuments – das Verhalten des Beckenbodens bei **einer Kontraktion** der BBM dienen:

- **1. Assessment: Inspektion per perineum:**
  - Benennung hier: **willentlich durchgeführte Kontraktion** (selbst initiierte Aktivierung der BBM)
  - **Bewertung:** anwesend, unsicher, abwesend; Antwort kann genauer beschrieben werden mit: perineale Elevation (kranioventral) – Bewegung von Vulva (w), Perineum, Anus = normal, keine Veränderung, Spezifizierung Frau/Mann oder perineale Depression (dorsokaudal)
- **2. Assessment: externe Palpation am Beckenboden (per perieum)**
  - **Palpation der einzelnen Muskeln des Beckenbodens:** M. bulbospongiosus/bulbocavernosus, M. ischiocavernosus, M. tranversus perinei – Bewertung: anwesend, unsicher, abwesend
- **3. Assessment: interne Palpation am Beckenboden (per vaginam)**
  - **Tonus** (spezifisch und neueste Erkenntnisse im Dokument) (Worman et al. 2023a, b).
  - **Wahrnehmung der Untersuchenden:** eine straffende, hebende und schnürende Aktivität am palpierenden Finger – **Bewertung:** keine Kontraktion, korrekte Kontraktion (kraniale und ventrale Bewegung), Kontraktion nur unter Zuhilfenahme anderer Muskeln, unsicher, pressen (abwesend – „non-contraction PFM"; keine willentliche und willkürliche Kontraktion der BBM).
    Im Dokument ist eine Auflistung vieler Spezifizierungen zur Ausführung und Bewertung zu finden: Position des Palpationsfingers; digitaler Muskeltest (ICS-Skala: abwesend, schwach, normal/besser moderat, stark; Oxford Grading 0–5; Brink Skala u. v. m.); Bewegungsrichtung bei Kontraktion (Elevation normal, Depression, keine Veränderung); Ausdauer (repetitive Anspannungen, Dauer der Kontraktion und – neu – „Fatigue"); Relaxation; Koordination; Co-Kontraktion – nur bei Frauen: urethrale Hebung, Levatorschluss, Größe des Levator hiatus.

- **4. „Investigations"** für die BBM-Kontraktion am Beispiel Ultraschall (US) – Untersuchung der Bewegung des anorektalen Winkels (M. levator ani) und des Blasenhalses:
  - **Perinealer US:** Blasenhalsparameter – kranioventrale Bewegung (Schaer et al., 1999) in Relation zur Symphyse – Vektorgleichung: Vektorlänge $\sqrt{} = (\Delta x^2 + \Delta y^2)$
  - Untersuchung der Bewegung des anorektalen Winkels (Verlagerung nach kranioventral und Interpretation der Kontraktion der BBM) – in mm/cm.
  - Speziell beim Mann: Bewegung (in mm/cm) von:
    - urethrovesikaler Verbindung („junction") – kranioventrale Bewegung erwartet;
    - anorektaler Verbindung (s. oben bei Frau) – kranioventrale Bewegung erwartet;
    - Peniswurzel – kranioventrale Bewegung – (Verkürzung des M. bulbocavernosus)…
    - Mid-Urethra – dorsale Bewegung (Kontraktion des quergestreiften urethralen Sphinkters).

52.2.3 Wissenschaftliche Einordnung

Jahrzehntelanges Fokussieren auf unterschiedliche Trainingsprogramme (nicht vollständig: – PFM-Training, Paula-Methode, hypopressive Methode u. v. m.) hat eine große Wissenslücke auf anderen Ebenen zur Folge. Zu diesem Ergebnis kommen auch die Autorinnen und Autoren und sprechen sich – wegen mangelnder Datenlage – für eine große Vorsicht bei der Interpretation von klinischen Befunden aus.

Aus diesem Grund ergeht an die Forschung ein dringender Aufruf, die klinimetrischen Eigenschaften von genutzten Assessments zu evaluieren, um valide und reliable Methoden zur Verfügung zu haben. Dies gilt insbesondere für die eher subjektiven Methoden der visuellen Beobachtung und der digitalen Palpation.

TAKE HOME MESSAGE

Für die Beckenbodenrehabilitation existieren sehr viele Assessments, die von Spezialistinnen und Spezialisten – neben der Anamneseerhebung – angewandt werden und die Basis darstellen, eine gezielte Beckenbodentherapie zu generieren. Die daraus gewonnenen Erkenntnisse (Beobachtungen; aber auch erhobene Messparameter) leiten den Clinical-Reasoning-Prozess. Es gilt zu beachten, dass diese Erkenntnisse häufig subjektiv sind und erst das Einbeziehen von apparativen Untersuchungen das Bild komplettiert. An die Wissenschaft ergeht die Aufforderung, an der Güte der Assessments weiterzuarbeiten, dabei jedoch die Machbarkeit im klinischen Einsatz im Blick zu behalten.

LITERATUR

Baessler K, Metz M, Junginger B. Valsalva versus straining: There is a distinct difference in resulting bladder neck and puborectalis muscle position Neurourol Urodyn. 2017;36(7):1860–1866. doi: 10.1002/nau.23197. Epub 2017 Jan 31.

Worman R, Stafford RE, Cowley D, Prudencio CB, Hodges PW. Evidence for increased tone or overactivity of pelvic floor muscles in pelvic health conditions: a systematic review. Am J Obstet Gynecol. 2023a;228(6):657–674. e91. doi: 10.1016/j.ajog.2022.10.027. Epub 2022 Oct 28. PMID:37272325.

Worman R, Stafford RE, Cowley D, Hodges PW. Methods used to investigate tone of pelvic floor muscles in pelvic healthconditions: A systematic review. Continence. 2023b;6:10059.

Schaer GN, Perucchini D, Munz E, Peschers U, Koechli OR, Delancey JO. Sonographic evaluation of the bladder neck in continent and stress-incontinent women. Obstet Gynecol. 1999; 93(3):412-6. doi: 10.1016/s0029–7844(98)00420-7. PMID:10074990.

KAPITEL

53

Annette Bretin

Gütekriterien eines mobilen vaginalen Biofeedback-Trainers zur Anwendung in der Beckenbodenrehabilitation

53.1 Einleitung

Kommerziell erhältliche vaginale Biofeedback-Trainer können Beckenbodendysfunktionen und Lebensqualität positiv beeinflussen (Jochum et al., 2022). Sie haben daher gewinnbringendes Potenzial für den Einsatz in der Beckenbodenrehabilitation. Die vorgestellte Studie untersucht exemplarisch wissenschaftliche Gütekriterien des Biofeedback-Trainers Elvie.

Czyrnyj CS, Bérubé MÈ, Brooks K et al. Reliability and validity of a mobile home pelvic floor muscle trainer: The Elvie Trainer. Neurourol Urodyn. 2020;39(6):1717–1731. https://pubmed.ncbi.nlm.nih.gov/32557767/

Abstract

Reliability and validity of a mobile home pelvic floor muscle trainer: The Elvie Trainer

Ziel

Die Reliabilität und Validität der Kraftmessung und Aufgabenerkennung durch den Elvie Trainer wurden anhand eines intravaginalen Dynamometers (IVD) und der Ultraschallbildgebung (US) bewertet.

Methoden

Die Frauen wurden aus örtlichen Physiotherapiekliniken rekrutiert. Beim 1. Besuch wurden Kraft und Tonus der Beckenbodenmuskulatur (PFM) manuell beurteilt. Die Frauen führten 2 Sätze mit je 3 Wiederholungen in Ruhe, MVC-PFM (maximale willkürliche Kontraktion des Beckenbodens) und mit maximalem Valsalva-Manöver (MVM) in Rückenlage und im Stehen durch, wobei der Elvie Trainer sich in situ befand. Die Frauen absolvierten eine weitere Reihe von Ruhe- und MVC-Wiederholungen mit einem speziell angefertigten IVD in situ.

Beim 2. Besuch wurden die Kraft und der Tonus der Beckenbodenmuskulatur erneut manuell gemessen. Die Frauen führten 2 Sätze mit je 3 Wiederholungen der Aufgaben „Ruhe", „PFM-MVC" und „MVM" in Rückenlage und im Stehen durch, wobei der Elvie Trainer sich in situ befand. Die gleichzeitige US-Bildgebung wurde dann während eines letzten Satzes von PFM-MVC- und MVM-Wiederholungen in Rückenlage und im Stehen erhoben, wobei der Elvie-Trainer in situ verblieb.

Die Zuverlässigkeit wurde anhand von Intraclass-Korrelationskoeffizienten bewertet. Die Validität wurde anhand von Spearman/Pearson-Korrelationen und Receiver-Operator-Characteristic-Kurven bewertet.

Ergebnisse

An der Studie nahmen 30 Frauen teil. Die MVC-Kraftergebnisse des Elvie Trainers wiesen eine ausgezeichnete Reliabilität innerhalb eines Untersuchungstermins und eine gute Reliabilität zwischen den Untersuchungsterminen auf, waren jedoch deutlich niedriger als die IVD-Messwerte und wiesen eine ungünstige Relation zu den IVD-Kraftergebnissen auf. Der Elvie Trainer war in der Lage, die korrekte/falsche Durchführung einer PFM-MVC zu differenzieren.

Schlussfolgerungen

Der Elvie Trainer weist eine akzeptable Reliabilität innerhalb eines Untersuchungstermins und zwischen 2 Untersuchungsterminen auf und kann die korrekte Durchführung von PFM-MVCs erkennen. Die Kraftmessung des Elvie Trainers ist jedoch kein gültiger Indikator für die PFM-Stärke und sollte nicht zur Bestimmung des Outcomes verwendet werden.

53.2 Kommentar

53.2.1 Zusammenfassung

Mithilfe eines standardisierten Protokolls wurden Gütekriterien des Beckenbodentrainers Elvie untersucht. Die Intraklassenkorrelation zeigte sowohl eine exzellente Verlässlichkeit der Kraftmessungen innerhalb eines Tages als auch eine gute Reliabilität der Kraftmessungen über zwei verschiedene Tage hinweg. Aus Sicht der Autorinnen und Autoren könnte die geringe Varianz der gemessenen Kraftleistungen die Reliabilität jedoch beeinflusst haben.

Gegenüber der Kraftmessung mit vaginaler Palpation und intravaginalem Dynamometer erwies sich die Messung des Elvie Trainers als nicht valide. Zudem waren die Kraftmessungen möglicherweise abhängig von der Positionierung der Sonde innerhalb der Vagina. Mit einer hohen Sensitivität und Spezifität konnte im Vergleich zur Ultraschalluntersuchung hingegen gezeigt werden, dass das Gerät eine sehr hohe Erkennungsrate zwischen Kontraktion und erhöhtem intraabdominellem Druck aufwies und daher eine gute von einer schlechten Kontraktionsausführung unterscheiden konnte.

53.2.2 Praxistipp

Die sichere Unterscheidung des Trainers zwischen Beckenbodenkontraktionen und intraabdominellem Druck führt dazu, dass die Patientinnen auch ohne therapeutische Aufsicht ein valides Feedback über die Qualität ihres Trainings erhalten. Das Gerät kann somit einen positiven Beitrag zur konservativen Beckenbodenrehabilitation leisten, auch wenn die Kraftmessung quantitativ weniger Aussagekraft hat. Zur Implementierung in die physiotherapeutische Praxis ist es Aufgabe des Fachpersonals, die Gütekriterien von mobilen Beckenbodentrainern zu kennen und die Potenziale des Gerätes durch Edukation an die Patientinnen weiterzutragen, um ihre individuellen Fortschritte adäquat bewerten zu können.

Da die Messungen des Elvie Trainers möglicherweise von der Positionierung innerhalb der Vagina beeinflusst wurden, ist eine therapeutische Begleitung anzustreben, in der der korrekte Sitz der Sonde geprüft wird. Zudem ist eine Unterstützung bei individuellen Anwendungsproblemen relevant, um die Adhärenz der Patientinnen zu erhöhen.

53.2.3 Wissenschaftliche Einordnung

Die Resultate wissenschaftlich untersuchter Gütekriterien von Biofeedback-Trainern sind aufgrund unterschiedlicher Bauarten nicht identisch. Beispielsweise zeigte eine zuvor veröffentlichte Studie über die Gütekriterien des FemFit-Trainers zwar eine ähnliche Reliabilität, jedoch korrelierten die Kraftmessungen signifikant mit denen der Palpation und des intravaginalen Dynamometers (Cacciari et al., 2020).

Bis heute ist nicht jedes kommerziell erhältliche Gerät hinsichtlich seiner Güte wissenschaftlich untersucht worden. Es sollte sowohl im Interesse der Gesundheitsversorger als auch der Hersteller sein, den Nutzen aller auf dem Markt befindlichen Geräte wissenschaftlich zu belegen, damit sie zielführend für die therapeutische Versorgung und den Privatgebrauch genutzt werden können.

Zur Erhöhung der Adhärenz können weitere Kriterien relevant sein. In einer Studie mit dem EMY-Kegel-Trainer bewerteten die Patientinnen den spielerischen Charakter, die Praktikabilität und die Effizienz des Gerätes positiv (Jochum et al., 2022). Dufour et al. (2019) konnten dagegen zeigen, dass technische Schwierigkeiten, ein umständliches Einführungsmanöver und Unbehagen mit einem Gerät die Akzeptanz der Patientinnen verringerten.

TAKE HOME MESSAGE

Der vaginale Biofeedbacktrainer Elvie weist eine akzeptable Wiederholbarkeit der Messungen auf und kann eine korrekte von einer falschen Übungsdurchführung unterscheiden. Er ist jedoch nicht zur Messung von Beckenbodenkraft und -tonus geeignet.

Die Messdaten verschiedener Biofeedbacktrainer sind untereinander nicht vergleichbar.

LITERATUR

CACCIARI, L. P., KRUGER, J., GOODMAN, J., BUDGETT, D. & DUMOULIN, C. 2020. Reliability and validity of intravaginal pressure measurements with a new intravaginal pressure device: The FemFit. Neurourology and Urodynamics, 39, 253–260.

DUFOUR, S., FEDORKOW, D., KUN, J., DENG, S.X. & FANG, Q. 2019. Exploring the impact of a mobile health solution for postpartum pelvic floor muscle training: pilot randomized controlled feasibility study. JMIR mHealth and uHealth, 7, e12587.

JOCHUM, F., GARBIN, O., GODET, J., RAGUENEAU, M., MEYER, C., BILLECOCQ, S., LECOINTRE, L., AKLADIOS, C. & ALINE, H. 2022. Prospective evaluation of the connected biofeedback EMY Kegel trainer in the management of stress urinary incontinence. Journal of Gynecology Obstetrics and Human Reproduction, 51, 102280.